认知行为治疗
图解指南

Learning cognitive-Behavior Therapy
An Illustrated Guide

第 2 版

人民卫生出版社

·北 京·

图书在版编目（CIP）数据

认知行为治疗图解指南／（美）杰西·H. 赖特
（Jesse H. Wright）主编；李占江，米丝主译. — 北京：
人民卫生出版社，2021.10（2024.5重印）

 ISBN 978-7-117-32103-7

 Ⅰ．①认… Ⅱ．①杰… ②李… ③米… Ⅲ．①行为治
疗–图解 Ⅳ．①R749.05-64

中国版本图书馆 CIP 数据核字（2021）第 195458 号

人卫智网	**www.ipmph.com**	医学教育、学术、考试、健康、
		购书智慧智能综合服务平台
人卫官网	**www.pmph.com**	人卫官方资讯发布平台

图字：01-2018-4109 号

认知行为治疗图解指南

Renzhi Xingwei Zhiliao Tujie Zhinan

主　　译：李占江　米　丝
出版发行：人民卫生出版社（中继线 010-59780011）
地　　址：北京市朝阳区潘家园南里 19 号
邮　　编：100021
E - mail：pmph @ pmph.com
购书热线：010-59787592　010-59787584　010-65264830
印　　刷：三河市尚艺印装有限公司
经　　销：新华书店
开　　本：710×1000　1/16　印张：16
字　　数：305 千字
版　　次：2021 年 10 月第 1 版
印　　次：2024 年 5 月第 2 次印刷
标准书号：ISBN 978-7-117-32103-7
定　　价：98.00 元

打击盗版举报电话：**010-59787491**　E-mail：**WQ @ pmph.com**
质量问题联系电话：**010-59787234**　E-mail：**zhiliang @ pmph.com**

认知行为治疗
图解指南

Learning cognitive-Behavior Therapy
An Illustrated Guide

第 2 版

原　著　Jesse H. Wright　Gregory K. Brown
　　　　Michael E. Thase　Monica Ramirez Basco

主　译　李占江　米　丝

译　者（按姓氏汉语拼音排序）
　　　　李晓琪　李占江　孟繁强　米　丝
　　　　谭　玲　王鹏翀　张　艺

视频译者　米　丝　崔　洁

译者单位　首都医科大学附属北京安定医院

人民卫生出版社
·北　京·

中文版序

得知中文版《认知行为治疗图解指南》即将出版,我感到无比激动,因为这一有效的治疗方法将传播到千千万万把认知行为治疗(CBT)作为或准备作为主要治疗方法的中国临床工作者手中。我仍十分愉快地记得我在中国访问期间受到本书译者李占江博士的热烈欢迎,我会永远珍惜我们在教授同事和学员们 CBT 时所做的工作。李博士是 CBT 领域的世界领导者,为在中国和其他国家推广 CBT 做出了重要的贡献。

我第一次接触 CBT 是在 1979 年,当时我很荣幸地遇到了 Aaron Beck 博士,他接受了我作为他的徒弟。我立刻就被 CBT 的实用性、有效性和广泛适用性所打动了。到现在,我最初的印象也并没有被时间冲淡——事实上,现在我越发认为 CBT 是有用的,因为我已经研究和实践了 30 多年。作为一名精神科医生,我通常联合使用认知行为治疗与药物治疗,并发现这种联合治疗方式非常适合更严重形式的精神疾病,例如我在临床实践中见到的难治性抑郁、慢性双相抑郁、严重的焦虑障碍和精神分裂症。大量的随机对照试验研究证实了我的临床观点——CBT 对各种精神疾病有效。

自 20 世纪 60 年代 Aaron Beck 概述其基本理论以来,CBT 已经从一种鲜为人知的治疗方式发展成一种占主导地位的心理治疗方法。展望未来,CBT 很可能会得到更广泛的应用。但我们还需要创新,才能让更多的患者得到有效的治疗,并使那些对标准治疗反应不充分的患者得到帮助。第 2 版的《认知行为治疗图解指南》讨论了一些"第三浪潮"的疗法,如基于正念的认知疗法和辩证行为治疗,它们提供了与 CBT 相关的替代性方法。计算机辅助 CBT 和移动应用程序(App)的新发展令人兴奋,它们有望成为治疗师提高工作效率的潜在工作方式,这样他们就可以在有限的时间内治疗更多的患者。我希望这本书的中文版读者能够加强他们基础 CBT 的理论与技术,并成为这种不断革新的心理治疗发展的一部分。

Jesse H. Wright 博士

译者前言

经过几年的努力,这本实用性高、操作性极强的认知行为治疗指南终于与大家见面啦!

当前,我国社会心理服务体系建设试点工作已接近开花结果阶段。社会心理服务涵盖了心理健康问题的心理咨询与教育、精神障碍和心理行为问题的心理治疗干预、慢性重性精神疾病的康复和患者回归社会等各项内容。在这一过程中,心理咨询与心理治疗技术所起的作用越来越受到政府和民众的重视。因此,社会上对心理治疗与咨询服务的需求发展很快,心理治疗与咨询从业人员数量也处于井喷式增长状态。遗憾的是,各方面的从业人员在应用心理治疗与咨询的相关技术时会感到困惑:在众多的心理治疗与咨询理论流派中,哪些流派、哪些技术更适合自己的服务对象呢?目前,我国心理服务人员无论认同还是不认同认知与行为疗法,绝大多数从业人员均应用了认知行为领域的相关理论和技术来服务于广大民众和患者。所以,本书对于初步进入心理健康服务领域的人员来说是一本必读之书。同时,对于心理治疗师、心理咨询师、精神科医师、心理学和精神病学专业研究生,以及其他有关专业人员,本书也是学习和提高自己的认知行为治疗水平的经典必备参考书。

我为什么来隆重推荐该书呢?不仅是因为我们翻译了这本书,更重要的是,它具有如下的特点:①本书简明扼要、重点突出地阐述了认知行为治疗的基本原理、基本技术和基本流程,便于读者准确理解和熟练掌握认知行为治疗原理和技能。②学习认知行为治疗时,观摩与技能训练是必经之路。本书提供了23个作者们进行认知行为治疗的角色扮演视频,并提供了25道技能训练习题,为读者进行认知行为治疗的观摩和技能训练提供了素材和指导——这是其他现有的认知行为治疗书籍所不具备的。③在认知行为治疗学习中,初学者以及实践者会遇到各种各样的困难。本书为读者提供了最常见的6大难题的解决之道,可帮助读者进一步提高学习效果。④本书针对认知行为治疗目前的发展现状、可能遇到难治性精神障碍的干预原则和策略也进行了阐述,为读者进一步提升自己的心理治疗能力指明了方向。⑤本书是依据美国精神科住院医师培训主任协会确定的住院医师认知行为治疗核心胜任力而编写的。基于我们多年来进行认知行为治疗的系列培训的经验,这些内容特别适合我国专业人员学习认知行为治疗的基本理论和技术时采用。

　　尽管我们的翻译团队在专业术语的规范性和准确把握原作者原意上付出了极大的努力——特别是在视频翻译中这一点更为突出,但由于能力有限以及文化的差异,译文或视频字幕中难免出现不妥甚至错误之处,敬请读者及有关专家批评斧正。人民卫生出版社对于本书的引进、翻译、出版给予了大力支持,在此一并表示衷心感谢!

李占江　博士、教授

首都医科大学临床心理学系主任

首都医科大学附属北京安定医院副院长

2021 年 8 月

原版前言

　　Aaron T. Beck 博士是我们首席导师及先驱者,他做了许多变革性的工作。当我们写下这本《认知行为治疗图解指南》(第 2 版)时,我们内心对他怀着无上崇高的敬意。早在 50 多年前,他就开始了在认知过程方面的研究,那时精神疾病的心理社会治疗还没有循证医学作为基础。如今,已有大量的循证证据表明认知行为治疗对于多种精神问题卓有成效。而且,认知行为治疗目前已成为一种一线治疗方法,它疗愈着世界各地成千上万的患者。Aaron T. Beck 博士提出了认知行为治疗的核心原则,引领并激励了接下来几十年的科研工作,并将职业生涯延续至晚年以传授其智慧。没有他的这些伟大贡献,就没有这本书的诞生。

　　除此之外,本书还融入了其他老师和同事的想法,我们也十分感激他们。本书所描述的概念是无数研究者和临床工作者倾心奉献的成果,是他们增加了认知行为治疗的知识基础。我们的学生作为教育者在认知行为治疗的发展上也扮演了重要角色。本书是基于我们在美国路易斯维尔大学和宾夕法尼亚大学的部分教学课程,以及在一些专业组织会议上的报告编写。学生和同事们给我们提出了反馈和建议,这使得我们在如何帮助他人成为成功的认知行为治疗师方面有了更多丰富的知识。

　　本书的目的在于提供一种简单易学的指导方法,来帮助读者们获取认知行为治疗的必要技能和胜任力。我们首先追溯认知行为治疗模型的源头,并概述核心理论和技术。然后我们将描述认知行为治疗的治疗关系,解释如何在认知行为治疗模型下进行个案概念化,并详细介绍治疗结构化的有效方法。如果你理解了这些认知行为治疗的基本特征,那么你还应该有一个稳固的平台来学习特定的认知和行为改变程序,这部分内容会在本书的中间几个章节进行讲解(例如:修正自动思维的方法,治疗低动力、兴趣缺乏和回避的行为策略,以及修正非适应性核心信念的干预)。最后几个章节则超越了基本技能,旨在帮助读者们学习复杂及严重病例的认知行为治疗策略,以及降低自杀风险的方法。因为在第 1 版出版之后,越来越多的证据表明认知行为治疗对于自杀患者是有效的,所以我们希望读者们能够补充学习这些可能挽救生命的方法(见第 9 章"降低自杀风险的认知行为治疗")。

　　本书在第 1 版基础上的修订是增加了与认知行为治疗相关的治疗方法,

可作为替代或者补充治疗方法。这些方法包括辩证行为疗法、正念认知疗法，以及幸福感疗法。尽管这些方法我们无法在本书中充分介绍，但在第10章"慢性、严重或复杂性精神障碍的治疗"当中，我们将引导读者把它们作为替代性的方法，因为这些方法适用于人格障碍、慢性或反复发作性抑郁症患者。而后我们还会推荐一些可供进一步阅读和学习的内容。最后一章主要是提供建议，包括如何获得认知行为治疗的胜任力，如何避免或应对职业倦怠，以及作为一名认知行为治疗师该如何继续积累知识和经验。

美国精神病住院医师培训主任协会（American Association of Directors of Psychiatric Residency Training, AADPRT）对进行认知行为治疗所需的胜任力进行了具体地描述。本书的第11章"培养认知行为治疗的胜任力"对此进行了讨论。然而，我们并未围绕这些胜任力来编辑本书，因为我们希望将本书作为一本指南，来有效指导更为广泛的读者群体，包括采用各种多样化的治疗原则的临床工作者和实习生。尽管如此，我们还是提供了一些背景信息和练习题目，以期帮助精神科住院医师和其他想要掌握 AADPRT 要求的胜任力所需技能的人。

我们发现要想抓住认知行为治疗的本质，最好的方式就是把阅读和教学式治疗结合起来。最好是有机会观看正在做的治疗——无论是通过观看视频、角色扮演，还是观摩真实的治疗。本书包括23个教学演示视频，这些视频展示了临床工作者与患者之间的互动（视频信息以及获取方式请阅读后面的视频指导部分）。下一步是和患者一起来练习这些方法，最理想的方式是在一位受训过的认知行为治疗师的细心督导之下进行。为了能帮助读者建立认知行为治疗的技能，我们在书中包含了各种习题和难题指导。设计习题的目的是增强读者运用认知和行为技术的能力。而难题指导则是在治疗遇到挑战时，帮助读者找到解决的途径。

当我们在演示视频中描述病史的时候，我们表现得好像这些都是真实案例。但事实上，这些是我们基于治疗类似问题的临床经验模拟出的案例。全书都使用了模拟真实案例描述患者的方式，因为这样比较便于书写，而且这种交流方式也更便于阅读这些案例资料。当使用这些案例资料时，我们修改了性别、背景信息以及其他数据，以保护我们和同事治疗过的患者身份。另外，当我们在描述非特定案例时，为了避免出现"他或她"这种生硬的措辞，我们还刻意避免了涉及性别的人称代词。

借助工作表、清单、思维日记和其他记录练习，能够增强对认知行为治疗的应用。因此，我们在书中还加入了许多这样的实用表格，来帮助读者在计划和实施认知行为治疗时使用。正文和附录1"工作表与清单"中都有示例。附录 1 还提供了它的免费完整版下载,更丰富的版本可见于美国精神病学协会的网站 http://www.appi.org/wright。

要成为一名训练有素的认知行为治疗师,学习历程可以是令人兴奋和富有成效的。阅读认知行为治疗的丰富历史,有助于在广泛的哲学、科学和文化框架下找出这种治疗干预的定位。学习认知行为治疗这种方法背后的理论,能够拓宽对精神疾病的心理学理解,并且能够为心理治疗实践提供宝贵的指导。同时,学习认知行为治疗的方法还能够提供务实的、经验证实有效的工具,来解决广泛的临床问题。

我们希望读者能够从这本书里发掘有价值的、有益于认知行为治疗学习的内容。

Jesse H. Wright 博士

Gregory K. Brown 博士

Michael E. Thase 博士

Monica Ramirez Basco 博士

视频指导

本书的设计通过三种主要方式来帮助读者学习认知行为治疗，即阅读、观看和操作。基于以上目标，本书附带的视频对认知行为治疗的重要特征进行了演示。

示范视频中，自愿参与的临床工作者对常用的认知行为治疗方法进行了演示。视频风格自然、简洁，因为我们的目的是展示临床工作者在实际治疗中能够用到的技术，而非付费聘请演员按照剧本演出很顺利、很专业的视频。我们想要展示现实中的干预是怎样的，因此就会同时呈现真实治疗过程所具有的优势与不完美。所以我们邀请了经受过不同训练的临床工作者们，请他们根据自己使用认知行为治疗的经验来演绎。Catherine Batscha（护理实践博士），扮演一名焦虑障碍的患者（由第一作者 J. H. W. 访谈）；Gerry-Lynn Wichmann（医学博士），精神科住院医师，扮演一名患有抑郁症的孕妇（由另一名精神住院医师 Meredith Birdwhistell 博士访谈）；Eric Russ（哲学博士），心理学家，扮演一名患有抑郁症的年轻男性，在领悟认知行为治疗方面有困难，因而做出了必要的改变（由本书合作作者 G. K. B. 访谈）；Francis Smith（骨科学博士），精神科住院医师，扮演一名低自尊、在离开家乡之后患上抑郁症的男子（由认知行为治疗的顶尖专家 Donna Sudak 博士访谈）；Millard Dunn（哲学博士），一名退休英语教授，扮演一位与抑郁症斗争的老年患者（由一位经验丰富的私人执业认知行为治疗师 Lloyd Kevin 博士访谈）；Maria Jose Lisotto（医学博士），也是一名精神科住院医师，扮演一位强迫障碍的女性患者（由心理学家 Elizabeth Hembree 博士访谈）；Delvin Barney 扮演一位有自杀念头的学生（由合作作者 G. K. B. 访谈）。

我们并没有把案例中的单次治疗完整地展示出来，而是请这些临床工作者对认知行为治疗的关键技术进行示范，以达到简要呈现技术的效果，例如建立合作性的治疗关系、日程设置、识别自动思维、证据检验、对恐惧刺激的暴露，以及修正核心信念。之所以选择这样的方式，是因为我们想要在这些核心技术在书中出现的时候，能够直接链接到示范视频，对这些技术重点进行解释。

这些视频按照相关内容在书中出现的先后排序，而且读者还可以在阅读相关内容的同时观看视频。例如，前两段视频是为第 2 章"治疗关系：合作经验主义的运用"配套设计的。我们推荐读者在观看视频之前，先阅读书中关于示范视频中的技术的讲解。

　　我们还建议读者去观看其他的治疗视频作为本书视频的补充,这样就能看到不同的技术应用范例和风格。我们推荐一些大师级认知行为治疗师如 A. T. Beck、Christine Padesky、Jacqueline Persons 所制作的整节治疗的视频,列表见附录 2"认知行为治疗资源"。

　　本书所描绘的临床案例以及相应的视频均为虚构,如有雷同,纯属巧合。这些视频是由志愿者们完成的,他们自愿示范了治疗中的重要访谈技术。

视频获取

　　书中提供的视频目录包含了示范视频的名字以及大致的播放时间,举例如下:

　　视频 1　准备开始——应用 CBT:Wright 博士和 Kate(12:17)

　　英文版示范视频可通过网址 http://www.appi.org/wright 进行导航,使用嵌入式视频播放器则可在线观看。

　　中文版视频可通过人卫图书增值平台观看:

　　1. 下载"人卫图书增值"App,注册并登录,使用 App 中"扫码"功能,扫描封底圆标二维码。

　　2. 刮开圆标二维码下方灰色涂层,获得激活码,输入激活服务。

　　3. 使用 App 中"扫码"功能,扫描书中的二维码即可浏览相应资源。

章节中讨论的视频

　　第 2 章　治疗关系:合作经验主义的运用
　　视频 1　准备开始——应用 CBT:Wright 博士和 Kate(12:17)
　　视频 2　修正自动思维:Wright 博士和 Kate(8:48)

　　第 4 章　结构化与教育
　　视频 3　议程设置:Wichmann 博士和 Meredith(3:16)
　　视频 4　议程设置中的困难:Brown 博士和 Eric(2:50)
　　视频 1　准备开始——应用 CBT:Wright 博士和 Kate(12:17)

　　第 5 章　处理自动思维
　　视频 5　引出自动思维:Sudak 博士和 Brian(9:09)
　　视频 6　使用思维记录的困难:Brown 博士和 Eric(6:30)
　　视频 7　使用意象发现自动思维:Brown 博士和 Eric(6:44)
　　视频 8　证据检验:Sudak 博士和 Brian(11:58)
　　视频 2　修正自动思维:Wright 博士和 Kate(8:48)
　　视频 9　发展可替代的理性思维:Sudak 博士和 Brian(8:50)

致谢

由于有同事和朋友们的大量的支持,我们才能完成这样一本附带示范视频的书籍。我们由衷地感激在视频中扮演治疗师和患者的志愿者们:Catherine Batscha 博士、Gerry-Lynn Wichmann 博士、Meredith Birdwhistell 博士、Eric Russ 博士、Francis Smith 博士、Donna Sudak 博士、Millard Dunn 博士、Lloyd Kevin Chapman 博士、Maria Jose Lisotto 博士、Elizabeth Hembree 博士和Delvin Barney。他们为广大读者们演示了认知行为治疗技术,为本书做出了巨大贡献。视频的录制工作由路易斯维尔大学的 Ron Hrrison 和 Michael Peak 以及费城 Ries 视频制作公司鼎力支持。Ron Harrison 和本书的作者们共同对视频进行了剪辑。

因为有路易斯维尔大学的 Carol Wahl 的灵感相助,本书才得以以文字、视频、习题和工作表相结合的方式面世。她在书稿统筹方面惊人地专业,而且异常镇定,在我们完成这本书的过程中担当了我们主要的排忧解难顾问。

利益声明

Jesse H. Wright 博士在《走向幸福生活》(*Good Days Ahead*)程序中享有股份,此计算机程序在本书中曾有提及。他受政府资助(R21-MH57470,R41-MH62230,RO1-MH082762,R18-HSO24047)开发此软件,并测试计算机协助的认知行为治疗。关于这个项目的利益冲突,和一项与路易斯维尔大学合作的计划一同接受管理。他保留了 Empower Interactive 和 Mindstreet 的所有权,并收到了来自 Simon & Schuster、Guilford 出版社和美国精神病学协会出版社的图书版税。Gregory K. Brown 博士和 Michael E. Thase 博士参与了 Wright 博士关于计算机协助的认知行为治疗项目(RO1-MH082762)的研究,Monica Ramirez Basco 博士参与了由 R21-MH57470 支持的研究项目,但是所有的合作作者(Brown 博士、Thase 博士以及 Basco 博士)均未在《走向幸福生活》程序中享有股份,或存在其他利益关联。

目录

习　　题

难 题 指 导

视　　频

第 1 章　认知行为治疗的基本原理

认知行为治疗建立在一套非常成熟的原理之上，这些原理用于治疗计划的制订，以及指导治疗师的具体行动。第 1 章开篇旨在解释这些核心概念，并阐释认知行为基本模型是如何影响特定技术的发展的。我们开始简要回顾了认知行为治疗的历史背景，把认知行为治疗的基本原理与几千年前首先提出的一些概念联系起来（Beck et al. 1979；D. A. Clark et al. 1999）。

认知行为治疗的起源

认知行为治疗被熟知的两条核心原则是：①我们的认知对情绪和行为有着控制性的影响；②我们如何行动对我们的思维模式和情绪有着强烈的影响。早在认知行为治疗被描述（Beck et al. 1979）的两千年之前，斯多葛学派哲学家 Epictetus，Cicero，Seneca 和其他学者便发现了这个观点中的认知因素。例如，希腊的斯多葛学派哲学家在《指南》（*Enchiridion*）一书中写道，"人们的苦恼并非来自所发生的事情，而是来源于对事情的看法"（Epictetus 1991, p. 14）。另外，在东方哲学传统中，比如道教和佛教，认知也同样被视为决定人们行为的主要力量（Beck et al. 1979；Campos 2002）。

发展健康思维方式能够减少痛苦，或是增强幸福感，这种观点在不同年代、不同文化中都是共同的主题。古代的波斯哲学家 Zoroaster 以三座基石作为教学的基础：良好的思维，良好的行为和良好的交谈。Benjamin Franklin，美国奠基人之一，广泛地介绍了建设性态度的发展，因为他相信这些态度会对行为产生好的影响（Isaacson 2003）。在 19 世纪和 20 世纪之间，欧洲哲学家们，包括 Kant，Heidegger，Jaspers 和 Frankl 仍在继续发展这个观点，即有意识的认知过程在人类生存中扮演着重要角色（D. A. Clark et al. 1999；Wright et al. 2014）。例如，Frankl（1992）总结道，找到生命的意义有助于对抗绝望感和幻灭感。

Aaron T. Beck 是第一个将认知和行为干预用于情绪障碍，使其理论与方法全面发展的人(Beck 1963,1964)。尽管 Beck 脱离了精神分析的概念,但他提到,他的认知理论受到许多后弗洛伊德分析师工作的影响,如 Adler,Horney 和 sullivan。他们都聚焦于自我意象的修正,这使得对于精神障碍和人格结构的认知行为概念化发展得更加系统(D. A. Clark et al. 1999)。Kelly(1995)的人格结构理论(核心信念或自我图式)、Ellis 的理性情绪疗法,都对认知行为治疗的理论和方法的发展做出了贡献(D. A. Clark et al. 1999;Raimy 1975)。

　　Beck 的早期构想主要集中在抑郁和焦虑障碍的非适应性信息过程的作用上。他在 20 世纪 60 年代早期发表的一系列论文中描述了抑郁症的认知概念化,即抑郁症状与三个方面的负性思维模式有关:自我、世界与未来("负性认知三角";Beck 1963,1964)。于是 Beck 提出了一种认知为取向的治疗来修正功能失调性认知及其相关行为,这项提议后来被大量的研究进行验证(Cuijpers et al. 2013;Wright et al. 2014)。Beck 与其他认知行为治疗的奠基人所概述的理论及方法已被广泛应用于各种各样的疾病,包括抑郁症、焦虑障碍、进食障碍、精神分裂症、双相障碍、慢性疼痛、人格障碍和物质滥用。目前已有成百上千的认知行为治疗的对照试验,对各种精神障碍进行了研究(Bandelow et al. 2015;Butler 和 Beck 2000;Cuijpers et al. 2013)。

　　20 世纪 50 年代和 60 年代,临床研究者们开始应用 Pavlov,Skinner 和其他实验行为主义学者的观点,认知行为治疗模型的行为成分便始于此(Rachman 1997)。Joseph Wolpe(1958)和 Hans Eysenck(1966)是探索行为干预潜在作用的先驱,如脱敏疗法(逐级与恐惧物体或情境进行接触)和放松训练。许多早期应用行为原则的心理治疗并不太重视精神障碍的认知过程,而是聚焦于通过强化来塑造可测量的行为,以及通过暴露程序来消除恐惧反应。

　　随着行为治疗研究的展开,大量杰出的研究者,如 Meichenbaum(1977),Lewinsohn 及其同事,开始将认知理论和策略加入他们的治疗程序中来。他们指出,认知的观点提高了行为干预的内涵和深度,也有利于对行为干预的理解。在应用 Lewinsohn 的行为理论过程中,Addis 和 Martell(2004)观察到,抑郁症患者通常不能从环境中获得足够的正强化,以维持适应性行为。患者们变得更加不愿意活动,抑郁也随之加重。对于愉悦性或掌控性活动缺乏兴趣,可导致更多的抑郁症状,如悲伤、乏力、快感缺乏,而这些症状反过来会引起活动减少进一步加重。随着时间的推移,这种模式会产生一种恶性循环,而逐渐发展为严重抑郁。而且,Beck

早在一开始就提倡将行为技术纳入治疗,因为他发现这些技术能够有效减轻症状,而且还提出了认知与行为的闭合关系的概念。尽管有些纯化论者还是想要争论是该单独使用认知方法还是单独使用行为方法,但多数的务实主义治疗师都认为,无论在理论还是实践方面,认知治疗和行为治疗都是一对有效的搭档。

D. M. Clark(1986;D. M. Clark et al. 1994)和 Barlow(Barlow 和 Cerney 1988;Barlow et al. 1989)在制订惊恐障碍的治疗程式上,为认知理论和行为理论的结合做出了很好的示范。他们观察到,惊恐障碍患者具有典型的认知症状群(例如对于身体疾患或者失控的灾难性恐惧)和行为症状群(例如逃避或回避)。大规模的研究已证实,认知技术(修正恐惧认知)和行为技术(包括暴露疗法、呼吸训练和放松训练)的结合是有效的(Barlow et al. 1989;D. M. Clark et al. 1994;Wright et al. 2014)。

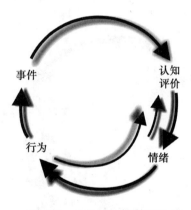

图 1-1　认知行为基本模型

认知行为模型

认知行为模型的基本元素已在图 1-1 中展示。认知过程在此模型中被赋予了核心地位,因为人们通常是围绕认知评价的环境,或在认知评价当中,来评估事件的意义(例如:痛苦的事件,反馈或缺乏来自他人的反馈,对既往事件的记忆,身体感觉)。而且,认知往往是跟情绪反应相关的。例如,Richard,一位社交焦虑障碍患者,准备去参加邻居的聚会,出现了以下想法:"我不知道该说什么……大家会发现我的紧张……我会看起来像个不合时宜的人……我会紧张得双手紧握,想要立即离开。"不难预测,这些非适应性认知会激发出情绪和生理反应:严重的焦虑、身体紧张和自动唤醒。他开始流汗,紧张不安,感觉口干。他的行为反应也是有问题的。他并未选择面对现实,努力去获取应对社交场景的技能,而是选择了打电话给聚会的主人,声称自己得了流感。

对恐惧场景的回避强化了 Richard 的负性想法,并且成了想法、情绪和行为恶性循环的一部分,进一步加重了他的社交焦虑。每一次他回避社交场景的时候,他对于自己无能和脆弱的信念就会加强。这些恐惧认知进而放大了他的情绪上的不适,而且使得他更加不可能胜任社交活动。Richard的认知,情绪和行为在图 1-2 中进行了呈现。

在治疗类似 Richard 的问题时,认知行为治疗师会动用不同的方法,来解决认知行为治疗基本模型中导致病理性功能的三个部分:认知、情绪和行为。例如,Richard 可能会被教授如何去识别和改变他忧心忡忡的想法,使用放松技巧或意象练习来降低焦虑情绪,进行逐级练习来打破回避模式,并且建立社交技能。

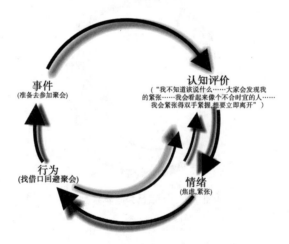

图 1-2　认知行为治疗的基本模型:社交恐惧患者举例

在详细描述认知行为治疗的理论和方法之前,我们还想解释一下图 1-1中概括的模型是如何在临床中应用的,以及它与众多精神障碍的病因学和治疗概念的联系。认知行为治疗的基本模型是帮助临床工作者概念化临床问题,并运用特定认知行为治疗技术的框架结构。作为一个工作模型,它被有意地加以简化,以把临床工作者的注意力直接指向想法、情绪和行为之间的关系,并且指导治疗干预。

认知行为治疗师同时还认识到,在精神障碍的遗传学和治疗方面,生物过程(例如基因、脑功能、神经内分泌系统、炎症)、环境与人际影响和认知行为元素之间,存在着复杂的相互联系(Wright 2004;Wright 和 Thase 1992)。认知行为治疗模型假设认知和行为改变是由生物学过程介导的,而精神科药物和其他生物学治疗方式也同样影响着认知(Wright et al. 2014)。最近的研究支持了这一假设,其结果表明,药物治疗和认知行为治疗可能作用于不同脑区,而且当这些治疗起效时,会对脑环路产生代偿性作用(例如,见McGrath et al. 2013)。

在认知行为治疗模型的运用中需考虑生物学的影响,药物和心理联合治疗的研究为此提供了佐证。认知行为治疗与药物治疗联合可提高疗效,尤其对于严重患者,如慢性或难治性抑郁症,精神分裂症和双相障碍(Hollon et al. 2014;Lam et al. 2003;Rector 和 Beck 2001)。然而,高效价的苯二氮䓬类药物,如阿普唑仑,会降低认知行为治疗的疗效(Marks et al. 1993)。

为了给治疗提供全方位的指导,我们强烈推荐综合、全面的治疗方案,这包括认知行为、生物、社会和人际四个方面的考虑。第 3 章"评估与案例解析"对建立多元化个案概念化的方法进行了讨论和演示。除此之外,这一章还介绍了认知行为治疗的核心理论与方法。

基 本 概 念

认知加工的水平

Beck 和他的同事们发现,认知加工分为三个基本水平(Beck et al. 1979;D. A. Clark et al. 1999;Dobson 和 Shaw 1986)。认知的最高水平是意识,即可在理性基础上采取决定的一种觉知状态。意识注意允许我们:①监测和评定与环境的互动反应,②联结过去的回忆和现在的体验,③控制和计划未来的行动(Sternberg 1996)。在认知行为治疗中,治疗师鼓励适应性意识思维过程的建立和应用,如理性思维和问题解决。治疗师还会通过另外两种认知水平:自动思维和图式,竭力帮助患者识别和改变非适应性认知(Beck et al. 1979;D. A. Clark et al. 1999;Wright et al. 2014)。自动思维和图式均以相对自动化的信息加工过程为特征:

自动思维(automatic thoughts)是指当我们处在场景之中(或回忆事件时)脑中快速涌现的认知。尽管我们可能下意识知道这些自动思维的出现,但往往这些认知并不是建立在谨慎地理性分析之上的。

图式(schemas)是指作为行动模版的核心信念,或信息加工过程的基本原则。它使得人们具备了一项关键的功能：从环境中对信息进行显示，过滤，编码和赋予意义。

相较于精神动力学取向的心理治疗，认知行为治疗并不假定存在特定的结构或防御来阻止意识中的想法（D. A. Clark et al. 1999）。相反，认知行为治疗强调的是使用技术来帮助患者发现和修正自动思维及图式，尤其是那些和情绪症状相关的，如抑郁、焦虑或愤怒。认知行为治疗会让患者学习"对自己的想法进行思考"，以期将自动化认知意识化并加以控制。

自动思维

每天出现在我们脑海中的大量的想法其实是认知过程的一部分，而这种认知过程仅仅处在完全意识思维的表面之下。这些自动思维通常是私人化的，未经言说的，在我们评价事件的意义时快速闪现的。D. A. Clark 和他的同事们用"前意识"一词来描述自动思维，因为这些认知只有在我们刻意去关注时才会被识别和理解。例如抑郁或焦虑的精神障碍患者，常常会体验到大量非适应性的或歪曲的自动思维。这些思维会产生痛苦的情绪反应和功能失调性行为。

出现自动思维的一个最重要的线索就是强烈情绪的出现。Martha 是一位患有重性抑郁的女性，通过她的治疗范例，我们演示了事件、自动思维和情绪的关系（图 1-3）。

事件	自动思维	情绪
我妈妈打电话问我为什么忘了姐姐的生日	"我又搞砸了。" "我总是无法取悦她。" "我什么事也做不好。" "这有什么用？"	难过，愤怒
考虑工作上的一个大项目	"这任务对我来说太繁重了。" "我绝不可能按时完成它。" "我无法面对我的老板。" "我会失去工作，以及我生活中的 　其他的一切。"	焦虑
我老公抱怨我总是很易怒	"他真的打击到我了。" "作为妻子我很失败。" "我做什么事都开心不起来。" "为什么没有人想待在我身边？"	难过，焦虑

图 1-3　Martha 的自动思维

在这个例子中,从 Martha 的自动思维可以看到抑郁症负性偏倚认知的共同特点。尽管她很抑郁,在家庭和工作方面都有很多问题,但她的真实功能其实要比她过度批判的自动思维表现出来的要好很多。大量的研究证实,抑郁症、焦虑障碍和其他精神障碍患者存在着高频率的歪曲的自动思维(Blackburn et al. 1986;Haaga et al. 1991;Hollon et al. 1986)。在抑郁症中,自动思维的主题通常集中在无望、低自尊和失败上。焦虑障碍患者的自动思维通常包括对危险、伤害、失控的预测,或者无法应付威胁(D. A. Clark et al. 1990;Ingram 和 Kendall 1987;Kendall 和 Hollon 1989)。

每个人都有自动思维;自动思维并不仅仅发生在抑郁、焦虑或其他情绪障碍患者身上。通过识别自身的自动思维和运用其他认知过程,治疗师能够提高对基本概念的理解,增强与患者的共情,并且深化对自身认知行为模式的觉知,而这些模式通常会对治疗关系产生影响。

按照本书惯例,我们建议通过习题练习的方式来帮助学习认知行为治疗的核心原则。大多数习题都是和患者进行认知行为治疗的实践演练,或是同事一起进行角色扮演练习,但是也有一些习题是要求读者检查自己的想法和感受。第一个练习是写下一个自动思维的例子。尝试着从你自己的生活场景中选一个。如果想不出来自己的例子,你也可以使用一个你访谈过的患者的例子。

【习题 1-1】识别自动思维:思维记录三栏表

1. 在一张纸上画下三栏表,每一栏的标题分别为"事件"、"自动思维"和"情绪"。

2. 现在回想一个近期使你情绪受到扰动的场景(或回忆一个事件),如焦虑、愤怒、悲伤、身体紧张或高兴。

3. 尝试想象着回到这个场景当中,就好像它发生时那样。

4. 在这个场景中有什么自动思维出现?把事件、自动思维和情绪在思维记录三栏表中记录下来。

有时候自动思维是符合逻辑的,是对现实场景的准确反映。例如,Martha 正面临失业的风险,或者她的丈夫不断批评她的行为,这都有可能是真实的。认知行为治疗并不会去粉饰真实存在的问题。如果一个人正面临着显著的困难,治疗师应该表示理解和共情,同时使用认知行为的方法来帮助其解决困境。然而,在精神障碍患者中,通常有很多绝佳的机会来指出他们推理上的错误,或者其他认知歪曲,而这些都是可以通过认知行为治疗的干预来修正的。

认知歪曲

在最初的解析中,Beck(1963,1964;Beck et al. 1979)提出,情绪障碍患者在自动思维和其他认知上有典型的逻辑错误。随后的研究证实,病理性信息加工过程中产生的认知歪曲是非常重要的。例如,相比于对照组,抑郁症患者认知歪曲的出现要频繁得多(Lefebvre 1981;Watkins 和 Rush 1983)。Beck 及其同事们(1979;D. A. Clark et al. 1999)描述了认知歪曲的 6 种主要类型:选择性提取,主观推断,过度概括,夸大和缩小,个人化,绝对化(全或无)思维。每种认知歪曲的定义及举例见表 1-1。

表 1-1   认知歪曲

选择性提取(有时也称作"忽略证据"或"心理过滤器")
定义:仅根据一小部分信息就得出结论。为了证实自己对现实的偏见,而过滤或忽视掉显而易见的信息。
举例:一位低自尊的抑郁症男性患者没有收到老朋友的节日贺卡。他想:"我失去了我所有的朋友;不会再有人来关心我了。"他忽视了他还收到了其他朋友的贺卡,他的老朋友在过去 15 年里一直给他寄贺卡,而过去的这一年老朋友由于搬家和换工作非常地忙碌,另外他还和其他朋友都保持着非常好的关系这些证据。

主观推断
定义:在证据相互矛盾或缺乏证据的情况下得出结论。
举例:一位恐惧电梯的女性被问到如果她乘坐电梯,电梯坠落的概率有多大。她回答说概率是 10% 或者更高,电梯会坠到地上,她会受伤。许多人都试图说服她,其实发生灾难性电梯事故的概率是微乎其微的。

过度概括
定义:从一件或几件孤立的事情中得出结论,并且不合逻辑地把结论推广到更多的领域中去。
举例:一位抑郁的大学生在测验中得了 B。他为此感到不满。当他出现"我生活里充满了不合格;我什么事都做不对"的想法时,即发生了过度概括。

夸大和缩小
定义:夸大或缩小某一属性、事件或感觉的意义。
举例:一位惊恐障碍的女性在惊恐发作时开始感到头重脚轻。她想:"我会晕倒;我可能会心脏病发作或中风。"

个人化
定义:当仅有很少的理由或毫无理由时,便将外部事件和自身进行关联。为负性事件承担过度的责任或责备。
举例:经济一直在下滑,以前成功的企业现在甚至难以符合年度预算。公司正在考虑裁员。众多因素导致了预算危机,但是其中一位经理却想:"这是我的错;我应该早就看到会有这样的事情发生,并且采取相应的措施;是我毁了公司。"

续表

绝对化(全或无)思维

定义:在评价自己、个人体验或他人时,仅使用两极评价中的一种(例如:全好或全坏,完全失败或完全成功,一无是处或完美无缺)。

举例:Dan 是一位患有抑郁症的男性,他将自己和他的朋友 Ed 进行比较。Ed 看起来有一个美好的婚姻,孩子们都在学校表现很好。尽管他的朋友在家庭方面的确很幸福,他的生活也远没有达到理想状态。Ed 在其他方面是有困扰的,比如工作不顺,经济拮据,身有疾患。当 Dan 跟自己说"Ed 什么都有了;我却什么也没有"的时候,他产生了绝对化思维。

从表 1-1 的举例中你可能会注意到,认知歪曲之间其实有很多的重叠。Dan 使用了绝对化思维,同时也忽略了表明自身能力的证据,还缩小了他朋友 Ed 的问题。他在没有收到节日贺卡时出现了选择性提取(忽略证据),同时还有全或无思维("没人会再来关心我了")。在运用认知行为方法减少认知歪曲时,治疗师往往会教患者,最重要的目标仅仅是认识到自己产生了认知歪曲,而非去识别每一个所出现的逻辑上的错误。

图式

在认知行为理论中,图式被定义为信息加工过程的基本模版或规则,自动思维相对浅层,而图式是处于更深层次的(D. A. Clark et al. 1999;Wright et al. 2014)。图式是持久的思维准则,它的形成始于早期童年,会受到基因和一系列生活经验的影响,包括:父母的教导和示范,正式和非正式的教育活动,同辈经验,创伤和成功经历。

Bowlby(1985)及其他学者观察到,人们需要发展图式来管理每天所遇到的大量的信息,并及时地采取恰当的决定。例如,如果一个人有一项基本规则是"谋划在先",那么她不太可能会去花很多时间去争论打无准备之仗的好处。相反,她会自动地开始为成功完成新任务而做好准备工作。

D. A. Clark 及其同事们(1999)提出将图式分为三大类:

1. 简单图式

定义:关于环境自然属性的规则,日常活动的实际管理,于心理学影响很小或无影响的自然法则。

举例:"开车时要保持戒备";"好的教育能带来成功";"暴风雨来临时要躲避"。

2. 中间信念和假设

定义:影响自尊、情绪调节和行为的条件规则,比如"如果……那么……"的陈述句式。

举例："我必须要完美才能被接受","如果我不一直取悦别人,他们就会排斥我","如果我努力工作,我就能成功"。

3. 关于自我的核心信念

定义:对与自尊相关的环境信息进行解释的全面而绝对的规则。

举例："我不可爱","我是愚蠢的","我很失败","我是一个好的朋友","我可以相信他人"。

在我们的临床实践中,我们通常不会和患者去解释不同层次的图式(例如中间假设和核心信念)。我们发现大多数患者意识到图式或核心信念(我们会用一些替代性的词语)对自尊和行为的巨大影响后,他们便能从中获益。我们也会告诉患者所有人都是同时具备适应性(健康的)图式和非适应性核心信念的。我们进行认知行为治疗的目的是识别和建立适应性图式,同时努力去修正或降低非适应性图式的影响。适应性与非适应性图式的简短列表见表1-2。

图式和自动思维的关系在"压力-素质假说"中有详细的描述。Beck 及其他学者已经表明在抑郁症和其他疾病中,非适应性图式可以保持休眠状态,或者变得不那么显著,直到某件痛苦的生活事件的发生将其激活(Beck et al. 1979;D. A. Clark et al. 1999;Miranda 1992)。非适应性图式随后被加强,刺激并促使产生更多浅层的负性自动思维。Mark 是一位中年男性,他在被解雇之后出现了抑郁,在他的治疗中有对上述现象的演示。

表1-2 适应性及非适应性图式

适应性图式	非适应性图式
不管发生什么事情,我总能够想办法应付。	如果我选择做一件事,我就一定要成功。
如果在一件事情上我够努力,我就能掌握它。	我是愚蠢的。
我是幸存者。	我是个骗子。
别人能信任我。	我和别人在一起时从来都不自在。
我是可爱的。	离开了男人(女人),我什么都不是。
人们尊重我。	要获得别人的接纳,我就一定要完美无缺。
如果我预先准备,我通常能做得更好。	不管我做什么,我都不会成功。
没有多少事能吓住我。	这世界对我来说,真是太可怕了。

出处:摘自 Wright et al. 2014。

Mark 在失业之前并不抑郁,但是他在找新工作遇挫后便开始经常自我怀疑。当 Mark 看着当地报纸上的就业选择时,他脑海里充斥着各种自动思维,比如"他们不想雇我","我永远也找不到和之前一样好的工作","即使我收到了一份面试,我会紧张到不知道说什么"。在开始认知行为治疗之后,治疗师能够帮助 Mark 发现许多关于胜任能力的图式,这些图式多年来深藏于他内心,盘旋于浅层认知之下。其中一个是"我永远不够好",这个核心信念在他好的时候一直处于休眠状态,但是现在被激活了,每次当他尝试去找工作的时候,就会有大量的负性自动思维涌出。

抑郁和焦虑障碍的信息加工过程

除了自动思维,图式和认知歪曲的理论和方法,还有许多重要成分对认知取向治疗的发展产生了影响。我们简述了一些抑郁和焦虑障碍的研究结果,以拓宽治疗方法的理论背景,这些治疗方法会在后面的章节中详细介绍。抑郁和焦虑障碍的病理性信息加工过程的主要特征在表 1-3 中进行了总结。

表 1-3　抑郁和焦虑障碍的病理性信息加工

抑郁障碍的主要特征	焦虑障碍的主要特征	抑郁和焦虑障碍的共同特征
无望	害怕伤害或危险	自动化信息加工过程增强
低自尊	对潜在威胁相关信息的注意增强	非适应性图式
对环境的负性看法	高估情境中的风险	认知歪曲频率升高
负性主题的自动思维	与危险、风险、不可控性和无能有关的自动思维	问题解决的认知能力降低
错误归因	低估应对恐惧情境的能力	对自我,尤其是对缺陷和问题的感知注意增强
对负性反馈的过度评价	对躯体刺激的错误解释	
在需要努力或抽象思维的认知任务上表现不佳		

出处:摘自 Wright et al. 2014。

无望与自杀的关系

抑郁障碍方面,与临床最相关的一项研究结果便是无望与自杀之间的关系。许多研究都已表明抑郁障碍人群更容易有高水平的无望感,这种缺乏希望的感受会增加自杀的风险(Beck et al. 1975,1985,1990;Fawcett et al. 1987)。抑郁症住院患者在出院之后随访 10 年,发现无望感是最重要的自杀预测因子(Beck et al. 1985)。在门诊患者的相关研究中也发现了类似的结果(Beck et al. 1990)。Brown,Beck 以及他们的同事将这些观察结果应用于临床工作,发现与常规治疗相比,认知治疗可降低自杀企图的概率。他们应用的这种治疗方法包括特定的自杀预防策略,比如针对近期自杀风险进行叙述性访谈以帮助指导治疗,建立安全计划,找出活下来的理由,建立希望工具箱,利用引导想象任务来让患者练习使用应对自杀风险的技能。因为我们认为降低自杀风险的认知行为治疗方法应该是一项基本临床技能,所以我们在之后的章节中对这部分内容进行了介绍(见第9章"降低自杀风险的认知行为治疗")。

抑郁障碍的归因方式

Abramson 等人(1978)及其他学者提出,抑郁患者对那些被他们负性曲解的生活事件的赋义(归因)有3种形式:

1. **内归因与外归因**。抑郁障碍与对生活事件的内归因有关,这些事件在患者身上存在着内向的偏差。因此,抑郁个体常常会对负性事件产生过度的自责。相反,非抑郁人群更有可能会将坏事的发生归结于外部力量,如坏运气、命运或他人行为。

2. **整体归因与特定归因**。抑郁患者不会把负性事件看成只有孤立的或有限的意义,而是会从中总结出,这些事件的发生有着深远的,全局性的或囊括一切的含义。而非抑郁的人则具备相对良好的能力来屏蔽那些负性事件,防止它们对自己的自尊和行为反应产生广泛的影响。

3. **固定归因与可变归因**。在抑郁障碍中,负性的或糟糕的状况会被视为不可改变的,也不可能在未来发生改善。非抑郁人群的思维方式则更为健康,他们相信,负性的状况或环境会随着时间自然好转(例如"这也会过去的")。

抑郁障碍的归因方式研究受到了批判,因为早期研究的对象为学生和其他非临床人口,另外还有一些调查结果与其结论并不一致。然而,已有的证据便足以支持抑郁障碍的归因方式是存在歪曲的,而且认知行为治疗方法有助于扭转这种偏差的认知过程。在我们的临床工作当中,我们发现许多抑郁患者已经能够领会到他们的思维方式是歪曲的,其歪曲方式包括内归因、整体归因和固定归因。

对反馈反应的歪曲

一系列关于对反馈反应的调查研究都揭示了抑郁患者与非抑郁人群的不同,而这对于治疗具有显著的意义。研究发现抑郁组被试会低估所被给予的正性反馈的数量,在完成任务方面,当被告知他们的表现很差后,他们便不愿再付出努力。而对照组的非抑郁被试则表现出一种"积极的利己偏

倚"模式,他们会听到多于实际给予的正性反馈,或是淡化负性反馈的意义
(Alloy and Ahrens 1987)。

因为认知行为治疗的目标是帮助患者建立精确和合理的信息加工方
式,治疗师需要识别和处理可能出现的反馈歪曲。做到这一点的一个主要
方法就是在各个治疗过程中提供和询问详细的反馈,这在第 2 章"治疗关
系:合作经验主义的运用"和第 4 章"结构化与教育"中进行了描述。这些技
术将治疗经验作为一种学习机会,让患者学习该如何适当地倾听,回应以及
给予反馈。

焦虑障碍的思维方式

经历焦虑障碍的人在信息加工过程方面表现出了一些特征性的偏倚
(见表 1-3)。其中一个功能失调的部分是,对于环境中潜在威胁的信息的关
注增高。例如,表 1-1 中描述了一位电梯恐惧症的女性,她会听到电梯里发
出的声音,并因此担心电梯的安全。而一个没有这种恐惧的人则很有可能
很少或根本注意不到这些刺激。焦虑障碍的患者通常还会把这些触发他们
恐惧的事物,视为非现实性的危险,或认为它们极有可能会引起伤害。许多
惊恐障碍的患者都害怕惊恐发作,或是引发惊恐发作的场景,担心这些会引
发灾难性的损害,他们甚至会担心可能引发心脏病发作、中风和死亡。

其他信息加工过程的研究显示,焦虑障碍患者常常低估自己的管理或
应对能力,包括对恐惧场景、失控感、负性自我陈述的高频出现、躯体刺激的
错误理解,以及对于未来灾难风险的过度评估。了解这些信息加工过程偏
倚的不同类型,可以帮助临床工作者对焦虑障碍患者进行治疗的计划和
实施。

学习、记忆和认知能力

抑郁症往往与注意集中能力,以及有挑战的、需要努力的或抽象学习和
记忆功能表现的显著受损有关(Weingartner et al. 1981)。抑郁和焦虑障碍均
表现出问题解决的能力和任务表现的下降(D. A. Clark et al. 1990)。在认知
行为治疗中,有特定的干预措施(例如结构化、心理教育方法和演练)来处理
这些认知表现的缺陷,这些技术的目的是增强患者的学习效果,并帮助他们
提高问题解决的技能(见第 4 章"结构化与教育")。

治疗方法概述

当临床工作者们开始学习认知行为治疗时,他们有时会把它误解为只

是一些技术和干预手段的集合。如此一来，他们便忽略了一些认知行为治疗最重要的组成部分，而直接奔向技术的应用，比如思维记录，活动计划或暴露治疗。这其实是非常容易误入歧途的，因为认知行为治疗因其有效的干预而闻名，而且患者也总是喜欢参与到特定的练习中去。然而，如果你过早地聚焦或过于偏重于技术的使用，你会错过认知行为治疗的精华部分。

在选择和应用技术之前，你需要先建立个案概念化，这会将认知行为理论直接与患者独特的心理结构及其一系列问题相连接（见第 3 章"评估与案例解析"）。个案概念化是认知行为治疗师非常重要的工作指导。认知行为治疗的其他核心特征包括高度合作的治疗关系，苏格拉底提问技术的艺术性运用，以及有效的结构化和心理教育（表 1-4）。本书旨在帮助读者获得认知行为治疗的重要基本技术，以及学习常见精神疾病的特定干预方法。在这里，作为序篇，我们仅对治疗方法进行简要地概述，在接下来的章节中还会对这些方法进行详细描述。

表 1-4　认知行为治疗的主要方法

问题取向的聚焦

个体化的个案概念化

合作经验主义治疗关系

苏格拉底提问

使用结构化、心理教育和演练来促进学习

引出和修正自动思维

发现和改变图式

使用行为技术扭转无助、自我挫败行为和回避模式

建立认知行为治疗技能以预防复发

治疗的时长与模式

认知行为治疗是一种问题取向治疗，通常以短程治疗的方式进行。对于不复杂的抑郁或焦虑障碍，治疗通常需要 5～20 次。然而，如果患者存在共病情况，或是具有慢性或难治性症状，就需要更长的治疗时间。人格障碍、精神病或双相障碍的认知行为治疗需要延长到 20 次以上。另外，慢性或反复发作性疾病则适用前紧后松（例如第一个月每周进行 1 次或 2 次治疗）的治疗方式，而之后还需要治疗师在更长的时间里不断地对患者进行巩固治疗。在这方面有经验的精神科医生可以在短期治疗中结合认知行为和药物治疗，以帮助复发性抑郁障碍，双相障碍或其他慢性疾病的稳定期

患者。

　　在这种传统的治疗模式下,认知行为治疗通常每次持续 45~50 分钟。然而,有时我们需要按照患者的需求来制订治疗的时间,提高治疗的效率和/或增强疗效。例如,更长的治疗时间——90 分钟或更长时间——在焦虑障碍的快速治疗中已经有了成功的应用(Ost et al. 2010),而且在创伤后应激障碍(McLean 和 Foa 2011)或强迫障碍(Foa 2010)中也尤为有效。短于 50 分钟的治疗通常适用于住院患者、精神病,或是具有其他对注意集中能力有极大干扰的严重症状的患者(Kingdon 和 Turkington 2004;Stuart et al. 1997;Wright et al. 2009)。另外,如第 4 章“结构化与教育”中详细阐述的那样,如果结合计算机辅助的认知行为治疗,简短治疗便已显示出对抑郁症有效(Thase et al. 2017;Wright 2016;Wright et al. 2005)。

　　另外,还有一种可供有经验的精神科医生或护士使用的简短治疗模式。这种简短治疗作为传统“50 分钟治疗”的替代性治疗方式,可与药物和某些治疗辅助手段相结合,例如计算机辅助的治疗或自助手册。本章的两位作者,也是两位精神科医生(J. H. W. 和 M. E. T.),使用简短治疗模式对他们的一部分患者进行了治疗,并合著了《高效短程认知行为治疗图解指南》(*High-Yield Cognitive-Behavior Therapy for Brief Sessions : An Illustrated Guide*)(Wright et at. 2010),以帮助临床工作者学习替代性的治疗方法。但我们推荐实习生以及其他认知行为治疗的学生先学习如何运用传统的 45~50 分钟治疗模式。在基础阶段,牢固地掌握基本方法比尝试缩短治疗时间更为重要。

聚焦于“此时此地”

　　认知行为治疗是一种问题取向治疗,它强调“此时此地”,因为对目前问题的关注有助于制订行为计划来对抗无望、无助、回避和拖延等症状。而且,相对于很久之前发生的事件的反应,近期事件的认知和行为反应也更便于获得,且更加准确。另外一个主要针对目前功能进行工作的好处是,能够减少治疗关系中的依赖和退行。

　　尽管认知行为治疗的干预通常都是聚焦于当前事件、想法、情绪和行为的,然而建立一种纵向的观点,包括考虑早期童年发展、家庭背景、创伤、正性及负性发展经历、教育、工作史和社会影响,对于充分理解患者和制订治疗计划也是非常关键的。

个案概念化

　　当我们在认知行为治疗的过程中,以及尽我们所能地工作时,我们感觉到个案概念化直接指导着每一个问题、每一个非言语反应、每一项干预，以及我们为了增强与患者的沟通而在治疗风格上做的种种调整。换而言之，我们有一个深思熟虑的策略，而不是靠"拍脑袋"做治疗。当你要学习成为一名有效的认知行为治疗师时，你就需要练习建立解析，将诊断评估的信息，对患者独特背景的观察，和认知行为理论结合到一起，形成详细的治疗计划。个案概念化方法详见第 3 章"评估与案例解析"。

治疗关系

有益治疗关系的许多特征在认知行为治疗、心理动力学治疗、非指示性治疗以及其他常见形式的心理治疗中是共通的。这些特征包括理解、友好和共情。像所有优秀治疗师一样，认知行为治疗师也应该具备在压力之下形成信任和表现镇静的能力。然而，相较于其他众所周知的治疗，认知行为治疗的治疗关系有所不同，它是以高度合作、强烈的经验主义聚焦，以及使用行为导向干预措施为特点的。

Beck 及其同事们（1979）创造了"合作经验主义"一词，用以描述认知行为治疗中患者与治疗师的关系。患者和治疗师在一起工作时更像是一个调查组，他们要共同建立关于各种认知和行为的准确性和应对价值的假设。然后他们还要共同合作，发展更健康的思维方式，建立应对技巧，并修正无效的行为模式。认知行为治疗师通常会比其他方法的治疗师更加积极主动。他们会帮助患者对治疗进行结构化，给予反馈，并训练患者如何建立认知行为治疗的技能。

治疗师还会鼓励患者在治疗关系中承担重要的责任。患者会被要求给予治疗师反馈，帮助设置治疗日程，和在日常生活场景中练习认知行为治疗的干预方法。总之，认知行为治疗的治疗关系特征是开放性沟通，并用工作取向的，实用主义的，团队取向的方法来解决问题。

苏格拉底式提问

认知行为治疗中使用的提问方式和合作经验主义的治疗关系是一致的，它的目标是帮助患者识别和改变非适应性的认知。苏格拉底式提问是针对患者进行提问，以引发患者的好奇心和求知欲。治疗师会努力让患者参与到学习过程中来，而不是对治疗的概念进行说教式的报告。苏格拉底式提问的一种专业形式叫"引导发现"，即治疗师通过一系列提问来揭露非功能性的认知或行为模式。

结构化和心理教育

认知行为治疗使用结构化方法,如日程设置和反馈,来最大化每一次治疗的效率,帮助患者付诸努力达成痊愈,并增强学习效果。在设置治疗日程时,应尽力使其明确地指导本次治疗的方向,并且对于日程的进展要可评估。例如,一项好的清晰的日程设置可能会是"制订一个重返工作的计划"、"缓解和儿子关系的紧张"或"找到渡过离婚难关的方法"。

在治疗期间,治疗师指导患者使用日程来有效地探索重要议题,同时避免无助于达成治疗目标的离题。然而,当发现新的重要议题或想法,或现有日程达不到理想结果时,治疗师也可以从目前的日程当中脱离出来。患者和治疗都应该互相进行常规性的反馈,以检验彼此是否互相理解,并对治疗的方向进行指导。

认知行为治疗中还会运用各种各样的心理教育方法。治疗中的教育通常会借用患者的生活场景来演示治疗中的概念。一般治疗师会简短地进行解释,然后进行提问,来促使患者参与到学习过程中。有很多工具可以协助治疗师提供心理教育。在自助书籍、手册、评定量表和计算机项目中均有相关的举例。这些工具的详细描述请阅读第 4 章"结构化与教育"。

认知重建

认知行为治疗的大部分工作目的都是帮助患者识别和改变非适应性自动思维和图式。最常用的方法是苏格拉底式提问。另外,思维记录在治疗中也非常常用。通过填写记录表抓住自动思维,往往能够激发患者产生更合理的思维方式。

其他常用方法包括识别认知歪曲、检验证据(辩论式分析)、再归因/责任再分配(修正归因方式)、列举理性的可替代思维和认知演练。认知演练是指通过意象或角色扮演来练习新的思维方式。这种方法一般在治疗师的帮助下在治疗过程中进行。或者在患者已具备使用演练技术的经验之后,把它当作家庭作业带回家去独自练习。

认知重建的整体策略是在治疗中识别自动思维和图式,教会患者改变认知的技能,然后让患者进行一系列的家庭作业练习,来帮助他们把治疗中的收获拓展到现实场景中去。在患者能够轻松修正牢固的非适应性认知之前,往往需要反复多次的实践。

行为技术

认知行为治疗模型强调认知和行为的关系是双向的。以上所描述的认知技术如果被成功应用,会对行为也产生有益的影响。同样,行为的积极变化也通常与观念的改善或其他所希望的认知修正有关。

认知行为治疗中使用的大多数行为技术的目的是帮助患者:①更多地参与到能够改善情绪的活动中来,②改变回避或无望的模式,③逐渐面对恐惧场景,④建立应对技能,⑤减轻痛苦情绪或自动唤醒。在第6章"行为技术Ⅰ:改善情绪、提升动力、完成任务和问题解决"中,我们对抑郁和焦虑障碍的有效行为技术进行了详细描述。你将要学习的一些最重要的干预方法包括:行为激活,逐级暴露(系统脱敏),逐级任务分配,活动与愉悦事件计划,呼吸训练和放松训练。这些技术能够为你帮助患者减轻症状,促使积极改变提供有力的工具。

建立预防复发的认知行为治疗技能

认知行为治疗的好处之一就是能让患者获得降低复发风险的技能。学习如何识别并改变自动思维,使用常用的行为技术,以及运用上述提及的其他干预方法,能够帮助患者管理未来症状复发的触发因素。例如,如果一个人学会了如何识别自动思维中的认知歪曲,那么他/她在治疗结束后遇到痛苦场景时,便能够更好地避免灾难性思维。在认知行为治疗的后期,治疗师经常会特别聚焦于帮助患者识别潜在的问题,即那些极有可能引发困难的问题,以预防复发。然后使用演练技术来练习有效的应对方式。

为了演示认知行为治疗方法中的预防复发技术,我们以一位因自杀企图住院的出院患者为例,尽管其症状已经得到很大改善,目前也没有再出现自杀企图,但是一项好的认知行为治疗计划仍然应该包括讨论回归家庭和工作时可能面临的挑战,并应当在随后训练患者掌握应对这些挑战的方法。除此之外,这位患者的认知行为治疗还应包括建立详细的安全计划。

总　　结

认知行为治疗是精神障碍心理治疗中应用最广的方法之一。这种治疗方法的基本理论是认知对人类情绪和行为有着至关重要的作用,这一观点可从古代哲学家的作品一直追溯到现代。认知行为治疗起源于 20 世纪 60 年代初,其创始人是 Aaron T. Beck 和其他一些有影响力的精神科医生以及心理学家。认知行为治疗有大量的实验研究基础,其基本理论及其疗效均已得到检验,这使它与其他方法区分开来。

成为一名熟练的认知行为治疗师,需要学习基本理论和方法,观摩认知行为治疗案例,并与患者一起练习治疗方法。在这一章中,我们介绍了认知行为治疗的核心概念,比如认知行为模型、识别与修正自动思维的重要性、图式对于信息加工过程和心理病理学的影响,以及在设计治疗措施时行为原理的重要功能。接下来的章节将会详细解释和演示如何将认知行为治疗的基本原理应用于临床工作。

（米　丝　译　李占江　校）

参 考 文 献

Abramson LY, Seligman MEP, Teasdale JD: Learned helplessness in humans: critique and reformulation. J Abnorm Psychol 87(1):49–74, 1978 649856

Addis ME, Martell CR: Overcoming Depression One Step at a Time: The New Behavioral Activation Approach to Getting Your Life Back. Oakland, CA, New Harbinger, 2004

Alloy LB, Ahrens AH: Depression and pessimism for the future: biased use of statistically relevant information in predictions for self versus others. J Pers Soc Psychol 52(2):366–378, 1987 3559896

Bandelow B, Reitt M, Röver C, et al: Efficacy of treatments for anxiety disorders: a meta-analysis. Int Clin Psychopharmacol 30(4):183–192, 2015 25932596

Barlow DH, Cerney JA: Psychological Treatment of Panic. New York, Guilford, 1988

Barlow DH, Craske MG, Cerney JA, et al: Behavioral treatment of panic disorder. Behav Ther 20:261–268, 1989

Beck AT: Thinking and depression. Arch Gen Psychiatry 9:324–333, 1963 14045261

Beck AT: Thinking and depression, II: theory and therapy. Arch Gen Psychiatry 10:561–571, 1964 14159256

Beck AT, Kovacs M, Weissman A: Hopelessness and suicidal behavior: an overview. JAMA 234(11):1146–1149, 1975 1242427

Beck AT, Rush AJ, Shaw BF, et al: Cognitive Therapy of Depression. New York, Guilford, 1979

Beck AT, Steer RA, Kovacs M, Garrison B: Hopelessness and eventual suicide: a 10-year prospective study of patients hospitalized with suicidal ideation. Am J Psychiatry 142(5):559–563, 1985 3985195

Beck AT, Brown G, Berchick RJ, et al: Relationship between hopelessness and ultimate suicide: a replication with psychiatric outpatients. Am J Psychiatry 147(2):190–195, 1990 2278535

Blackburn IM, Jones S, Lewin RJP: Cognitive style in depression. Br J Clin Psychol 25 (Pt 4):241–251, 1986 3801730

Bowlby J: The role of childhood experience in cognitive disturbance, in Cognition and Psychotherapy. Edited by Mahoney MJ, Freeman A. New York, Plenum, 1985, pp 181–200

Brown GK, Ten Have T, Henriques GR, et al: Cognitive therapy for the prevention of suicide attempts: a randomized controlled trial. JAMA 294(5):563–570, 2005 16077050

Butler AC, Beck JS: Cognitive therapy outcomes: a review of meta-analyses. Journal of the Norwegian Psychological Association 37:1–9, 2000

Campos PE: Special series: integrating Buddhist philosophy with cognitive and behavioral practice. Cogn Behav Pract 9:38–40, 2002

Clark DA, Beck AT, Stewart B: Cognitive specificity and positive-negative affectivity: complementary or contradictory views on anxiety and depression? J Abnorm Psychol 99(2):148–155, 1990 2348008

Clark DA, Beck AT, Alford BA: Scientific Foundations of Cognitive Theory and Therapy of Depression. New York, Wiley, 1999

Clark DM: A cognitive approach to panic. Behav Res Ther 24(4):461–470, 1986 3741311

Clark DM, Salkovskis PM, Hackmann A, et al: A comparison of cognitive therapy, applied relaxation and imipramine in the treatment of panic disorder. Br J Psychiatry 164(6):759–769, 1994 7952982

Cuijpers P, Berking M, Andersson G, et al: A meta-analysis of cognitive-behavioural therapy for adult depression, alone and in comparison with other treatments. Can J Psychiatry 58:376–385, 2013 23870719

Dalai Lama: Ethics for the New Millennium. New York, Riverhead Books, 1999

Dobson KS, Shaw BF: Cognitive assessment with major depressive disorders. Cognit Ther Res 10:13–29, 1986

Epictetus: Enchiridion. Translated by George Long. Amherst, NY, Prometheus Books, 1991

Eysenck HJ: The Effects of Psychotherapy. New York, International Science Press, 1966

Fawcett J, Scheftner W, Clark D, et al: Clinical predictors of suicide in patients with major affective disorders: a controlled prospective study. Am J Psychiatry 144(1):35–40, 1987 3799837

Foa EB: Cognitive behavioral therapy of obsessive-compulsive disorder. Dialogues Clin Neurosci 12:199–207, 2010 20623924

Frankl VE: Man's Search for Meaning: An Introduction to Logotherapy. Boston, MA, Beacon Press, 1992

Haaga DA, Dyck MJ, Ernst D: Empirical status of cognitive theory of depression. Psychol Bull 110(2):215–236, 1991 1946867

Hollon SD, Kendall PC, Lumry A: Specificity of depressotypic cognitions in clinical depression. J Abnorm Psychol 95(1):52–59, 1986 3700847

Hollon SD, DeRubeis RJ, Fawcett J, et al: Effect of cognitive therapy with antidepressant medications vs antidepressants alone on the rate of recovery in major depressive disorder: a randomized clinical trial. JAMA Psychiatry 71(10):1157–1164, 2014 25142196

Ingram RE, Kendall PC: The cognitive side of anxiety. Cognit Ther Res 11:523–536, 1987

Isaacson W: Benjamin Franklin: An American Life. New York, Simon & Schuster, 2003

Kelly G: The Psychology of Personal Constructs. New York, WW Norton, 1955

Kendall PC, Hollon SD: Anxious self-talk: development of the Anxious Self-Statements Questionnaire (ASSQ). Cognit Ther Res 13:81–93, 1989

Kingdon DG, Turkington D: Cognitive Therapy of Schizophrenia. New York, Guilford, 2004

Lam DH, Watkins ER, Hayward P, et al: A randomized controlled study of cognitive therapy for relapse prevention for bipolar affective disorder: outcome of the first year. Arch Gen Psychiatry 60(2):145–152, 2003 12578431

Lefebvre MF: Cognitive distortion and cognitive errors in depressed psychiatric and low back pain patients. J Consult Clin Psychol 49(4):517–525, 1981 6455451

Lewinsohn PM, Hoberman HM, Teri L, et al: An integrative theory of depression, in Theoretical Issues in Behavior Therapy. Edited by Reiss S, Bootzin R. New York, Academic Press, 1985, pp 331–359

Marks IM, Swinson RP, Basoglu M, et al: Alprazolam and exposure alone and combined in panic disorder with agoraphobia: a controlled study in London and Toronto. Br J Psychiatry 162:776–787, 1993 8101126

McGrath CL, Kelley ME, Holtzheimer PE, et al: Toward a neuroimaging treatment selection biomarker for major depressive disorder. JAMA Psychiatry 70(8):821–829, 2013 23760393

McLean CP, Foa EB: Prolonged exposure therapy for post-traumatic stress disorder: a review of evidence and dissemination. Expert Rev Neurother 11(8):1151–1163, 2011 21797656

Meichenbaum DH: Cognitive-Behavior Modification: An Integrative Approach. New York, Plenum, 1977

Miranda J: Dysfunctional thinking is activated by stressful life events. Cognit Ther Res 16:473–483, 1992

Öst LG, Alm T, Brandberg M, Breitholtz E: One vs five sessions of exposure and five sessions of cognitive therapy in the treatment of claustrophobia. Behav Res Ther 39(2):167–183, 2001 11153971

Rachman S: The evolution of cognitive behavior therapy, in Science and Practice of Cognitive Behavior Therapy. Edited by Clark DM, Fairburn CG. New York, Oxford University Press, 1997, pp 3–26

Raimy V: Misunderstandings of the Self. San Francisco, CA, Jossey-Bass, 1975

Rector NA, Beck AT: Cognitive behavioral therapy for schizophrenia: an empirical review. J Nerv Ment Dis 189(5):278–287, 2001 11379970

Sternberg RJ: Cognitive Psychology. Fort Worth, TX, Harcourt Brace, 1996

Stuart S, Wright JH, Thase ME, Beck AT: Cognitive therapy with inpatients. Gen Hosp Psychiatry 19(1):42–50, 1997 9034811

Thase ME, Wright JH, Eells TD, et al: Improving efficiency and reducing cost of psychotherapy for depression: computer-assisted cognitive-behavior therapy versus standard cognitive-bchavior therapy. Unpublished paper submitted for publication; data available on request from authors. Philadelphia, PA, January 2017

Watkins JT, Rush AJ: Cognitive Response Test. Cognit Ther Res 7:125–126, 1983

Weingartner H, Cohen RM, Murphy DL, et al: Cognitive processes in depression. Arch Gen Psychiatry 38(1):42–47, 1981 7458568

Wolpe J: Psychotherapy by Reciprocal Inhibition. Stanford, CA, Stanford University Press, 1958

Wright JH: Integrating cognitive-behavioral therapy and pharmacotherapy, in Contemporary Cognitive Therapy: Theory, Research, and Practice. Edited by Leahy RL. New York, Guilford, 2004, pp 341–366

Wright JH: Computer-assisted cognitive-behavior therapy for depression: progress and opportunities. Presented at National Network of Depression Centers Annual Conference, Denver, Colorado, September, 2016

Wright JH, Thase ME: Cognitive and biological therapies: a synthesis. Psychiatr Ann 22:451–458, 1992

Wright JH, Wright AS, Albano AM, et al: Computer-assisted cognitive therapy for depression: maintaining efficacy while reducing therapist time. Am J Psychiatry 162(6):1158–1164, 2005 15930065

Wright JH, Turkington D, Kingdon DG, Basco MR: Cognitive-Behavior Therapy for Severe Mental Illness: An Illustrated Guide. Washington, DC, American Psychiatric Publishing, 2009

Wright JH, Sudak DM, Turkington D, Thase ME: High-Yield Cognitive-Behavior Therapy for Brief Sessions: An Illustrated Guide. Washington, DC, American Psychiatric Publishing, 2010

Wright JH, Thase ME, Beck AT: Cognitive-behavior therapy, in The American Psychiatric Publishing Textbook of Psychiatry, 6th Edition. Edited by Hales RE, Yudofsky SC, Roberts L. Washington, DC, American Psychiatric Publishing, 2014, pp 1119-1160

第 2 章　治疗关系:合作经验主义的运用

认知行为治疗显著特征之一就是它在治疗关系中采用合作性的、坦诚的和行动取向的风格。尽管治疗师和患者之间的关系像其他形式心理治疗一样并不被认为是改变的主要机制,但是良好的工作联盟也是治疗中至关重要的一部分(Beck et al. 1979)。就像使用其他主流心理治疗方法的临床工作者们一样,认知行为治疗师也会力求提供高度真诚、温暖、积极关注和精准共情的治疗环境,而这也正是所有有效治疗的共同特质(Beck et al. 1979;Keijsers et al. 2000;Rogers 1957)。除了治疗关系的这些非特异性特征以外,认知行为治疗的特征是有一种特殊类型的工作联盟,即合作经验主义,而这与促使认知和行为改变有关。

不同类型心理治疗的治疗关系的研究已多次表明,疗效与治疗师、患者结合的紧密程度有着强大的关联(Beitman et al. 1989;Klein et al. 2003;Wright and Davis 1994)。一篇认知行为治疗关系的综述显示,认知行为治疗联盟的质量可以影响到治疗的效果(Keijsers et al. 2000)。因此,大量证据表明,努力建立认知行为治疗关系对治疗的过程有着强大的影响力。

学习如何建立最有效的治疗关系是贯穿整个职业生涯的。所有的临床工作者都是从他们先前建立关系的基本经验开始这一过程的。通常人们选择心理治疗作为职业的理由是,他们天生具备理解他人的能力,且能够相当敏感、友好、镇定地讨论充满情感的话题。然而,要学习如何把这些天赋发挥到最大,通常还需要大量的临床经验、坚持做个案督导和个人内省。此章我们主要介绍认知行为治疗的治疗关系,在简短讨论治疗的非特异性特征之后,我们会主要集中介绍合作经验主义工作联盟。

共情、温暖和真诚

从认知行为的角度来说,精准的共情是指将自己置身于患者的位置,以感受他们所感所想的能力,在这过程中你需要保持客观,整理出导致患者问题的可能的认知歪曲、不合逻辑的推理或非适应性行为。Beck 及其同事们(1979)强调,正确调整共情和个人热情程度是至关重要的。如果治疗师给人的感觉是疏远的、冷淡的和漠不关心的,那对于疗效的预测则会大打折扣。然而,过分地展现温暖和共情也会适得其反。例如,一个长期低自尊或缺乏基本信任的人,可能会对一个过分热情地尝试表现理解的治疗师作出负面理解(例如"为什么她那么关心一个像我这样的失败者? 如果治疗师那么努力地想要了解我,那她自己一定很寂寞。她想从我这得到什么?")

时机也是进行共情性评论非常重要的一点。一个常见的错误是在患者感觉你还没足够理解他们的处境的时候,就过度地尝试共情。然而,如果你忽略患者表现出来的突出的痛苦情绪,那么即使是在治疗的早期阶段,你也会看起来和患者很没有联结,或是毫无同情心。在考虑进行共情性评论时,有一些很好的问题你可以问自己:我对这个人的生活环境和思维方式有多了解? 这是展现共情的好时机吗? 现在需要什么程度的共情? 现在与患者共情是否有风险?

尽管恰当的共情性评论通常能够帮助加强治疗关系,缓解情绪的压力,但也有一些情况,努力表现理解反而会强化负性的认知歪曲。例如,如果你不断保证,比如"我能理解你的感受",而患者却认为他们已经失败了,或者他们处理不了自己的生活,那么你正好不小心验证了他们自责和无望的信念。如果在患者表达一连串的非适应性认知的时候,你积极地倾听,并反复地点头,她可能会觉得你同意她的结论。或者如果你对一个场所恐惧症的患者,你非常地理解对方患病的痛苦情绪,以致忽略了使用行为技术来打破回避模式,那么治疗的效果也会受到损害。

表现精准共情的一个最重要的点是真诚。真诚的治疗师能够借用言语与非言语方式,诚实、自然并带有情感联结地与患者进行交流,向他们表示治疗师是真的理解他们的处境。真诚的治疗师策略性地给予患者建设性的反馈,而不是尝试去掩饰事实。治疗师会对确实负性的事件和结果如实反映,但他/她通常会努力去寻找患者的力量,来帮助他们更好地应对生活中的这些变迁。因此,认知行为治疗师理想的个人特征之一是真诚的乐观主义,并且相信者具备自我恢复和成长的潜力。

认知行为治疗精准共情的完整表达还包括积极寻找解决方案。仅是敏感地表达关心并不足够。治疗师需要把这种关心转化到减轻患者痛苦,帮助患者处理生活困难的行动中去。因而,认知行为治疗师既要进行适当的共情性评论,还要运用苏格拉底式提问及其他认知行为技术,来鼓励患者发展理性思维,以及建立健康的应对行为。通常最有效的共情反应是利用提问来帮助患者看到问题的新角度,而不是简单地附和他们的非功能性思维。

合作经验主义

认知行为治疗中用以描述治疗关系最常用的名词便是"合作经验主义"。这一词精妙地抓住了治疗联盟中的两处精华。治疗师与患者在治疗过程中保持高度地合作，在制订目标和设置日程、相互进行反馈、把认知行为治疗方法带入日常行动方面，双方是共同承担责任的。治疗师和患者一起把问题思维和行为作为靶点，并经验性地对其准确性与有用性进行检验。当发现其中真的有缺陷时，便针对这些问题制订应对策略，然后加以实践。然而，治疗关系的主要作用是通过经验性视角去看待认知歪曲和无效性行为模式，这样便能有机会帮助患者提升理性，缓解症状和改善个人效率。

本书通过一系列短视频来示范认知行为治疗的核心技术，其中就贯穿了合作经验主义风格的治疗关系。我们建议你现在先来看一下插图中的两段视频，视频演示的是 Wright 博士对 Kate 的治疗，Kate 是一位焦虑障碍的女性。第一个例子演示的是早期的一次治疗，Wright 博士正在帮助 Kate 理解认知行为治疗是如何帮她扭转恐惧思维的模式、焦虑情绪以及对焦虑触发物的回避的。治疗师和患者建立了牢固的关系，才使得他们能够在减轻症状的方向上前进。在第二个例子中，治疗师鼓励 Kate 去做一个实验，来修正一系列的非适应性认知。良好的治疗联盟对于进行这样的治疗工作是非常必需的。

在观看第一个视频之前，我们想提供一些建议，以供读者更好地利用这些示范。正如本书序中提到的那样，我们制作这些演示视频的目的是展示治疗师在实际治疗中应用认知行为治疗的示例。这些视频并没有严格的剧本，也不是对于某种情况的唯一治疗方式的完美演示。尽管我们要求治疗师们尽最大努力地去完成干预，我们也相信这些视频基本上展示了扎实的认知行为干预技术，但你仍然可以思考是否有替代性的方法，或者其他可能更有效的治疗风格。

当我们在课堂上播放这种视频时，即使是像 Aaron T. Beck 这样的大师所做的治疗示范，我们也总能发现治疗师依然是有能力和机会做出与其不一样的治疗。因此，我们建议你在观看这些视频时问自己这类的问题：这些视频是怎样示范认知行为治疗的重要原则的？我喜欢这个治疗师的哪些风格？如果我来做这个治疗，会有什么不一样的地方？另外，和同事或督导师一起观看视频，然后交流笔记，并启发关于治疗干预的新点子，也是一种有益的学习方式。最后，我们想提醒你，这些视频需要按照相应技术在书中的出现顺序来观看。

视频 1　准备开始——应用 CBT：Wright 博士和 Kate(12:17)

视频 2　修正自动思维：Wright 博上和 Kate(8:48)

认知行为治疗中治疗师的主动性

除了有效治疗师都普遍具备的非特异性关系特质之外，认知行为治疗师还需要熟练地在治疗中展现高度的主动性。认知行为治疗师通常致力于治疗的结构化、治疗时间的充分利用和合理安排、案例解析的建立与不断改进，以及认知行为治疗技术的应用。

在治疗早期，患者的症状更明显，也正在认知行为模型的适应过程当中，这时治疗师的主动性往往是最高的。在治疗的这个部分，治疗师通常会承担主导治疗方向的主要责任，并且会花费相当多的时间来解释和演示认知行为治疗的基本概念（见第 4 章"结构化与教育"）。治疗师还需要向治疗注入动力、生机和希望，尤其是当患者严重抑郁，表现出显著的快感缺乏，或精神运动性迟缓的时候。接下来是对于一位抑郁症男性的治疗案例，它示范了治疗师有时是需要主动帮助患者理解和使用认知行为技术的。

案例

在第二次治疗之后，治疗师邀请 Matt 完成一个思维记录表，但是他在完成的时候有些困难。

治疗师：我们说过要花些时间来回顾你上一周的作业，进行得怎么样？

Matt：我不知道。我试过了，但是我真的每天晚上回到家都很累。我总感觉没有足够的时间去完成它。（打开他的治疗笔记本，拿出作业。）

治疗师：我们来看看你在表格上写的内容怎么样？

Matt：好的，但是我觉得我做得不好。

治疗师和 Matt 一起看 Matt 的思维记录表。第一列有一个事件（"妻子说我不再有趣了"）；第二列（想法）没有填写；第三列是他的感受的评分（"难过，100%"）。

治疗师:Matt,我能看出来你在做作业这件事上很受挫。有时当人们在抑郁的时候,做这样的事情确实是很困难的。但是你做了很好的尝试,你找到了一个激起你很多感受的情景。如果可以的话,我们可以在这里把其他列也填写完。

Matt(看起来放心多了):我担心我把它搞砸了,你会认为我没有做尝试。

治疗师:不,我不会评判你。我只是想帮助你用这样的练习来让自己好起来。我们来谈谈当你妻子作出那样的评论时都发生了什么,你准备好了吗?

Matt:嗯。

治疗师:我注意到你写了事件和当时难过的感受。但是在想法那一列你什么也没写。你能回想一下,当你妻子说你不再有趣了的时候,你当时脑海里有什么想法出现吗?

Matt:当时就像被浇了一盆凉水一样。那天上班非常累。所以当我回到家里的时候,我瘫倒到椅子上,开始看报纸。然后她真的打击到了我。我猜这件事实在是太令我沮丧了,所以我不想写下来我当时的想法。

治疗师:这可以理解。我能看出来这件事确实很让你沮丧。但是如果我们能找到你当时的想法,那么或许就能够找到一些方法来打败你的抑郁症。

Matt:我现在能告诉你我的想法了。

治疗师:让我们使用这个思维记录表,写下你当时的想法。(拿出思维记录表,准备填写。)

Matt:好的,我觉得第一个想法是"她受够我了"。然后我开始感到我生命中所有重要的东西都在离我而去。

治疗师:当你感到将要失去的时候,你在想什么?

Matt:我在想:"她肯定会离开我,我会失去我的家庭和我的孩子。我的全部生活都瓦解了。"

治疗师:这些都是令人沮丧的想法。你认为它们完全准确吗?我想知道抑郁症是否会影响你的想法?

然后治疗师解释了自动思维的特点,并帮助 Matt 对这些负性认知进行了证据检验。干预的结果是,Matt 得出结论,即很有可能妻子在努力地维持他们的关系,但却对他的抑郁症越来越感到挫败。Matt 的绝对化认知被消除,而且还建立了应对妻子担心的行为计划,于是他的难过和紧张程度都有所减轻。这个案例示范了治疗师是如何需要采取非常主动的角色,来解释概念,示范认知行为治疗的核心原理,和帮助患者完全参与到治疗过程中的。

你或许已经注意到了,在这段对话的大部分时间里,治疗师说的话都比 Matt 要多。尽管患者之间、每次治疗之间有很大的差异性,治疗师需要认知行为在治疗中说话的多少也有差异,但治疗早期是以治疗师在言语上相对高的主动性为特征的。通常当治疗有所进展,患者已经学习到如何使用认知行为治疗的概念时,治疗师便能够开展治疗的重点,展现共情性的关怀,并向前推进治疗,治疗师会说得越来越少,做得也越来越少。

如老师-教练一般的治疗师

你喜欢教学吗?你有被训练或训练别人的经历吗?因为在认知行为治疗中学习是极其重要的一件事,因而相比其他大多数治疗来说,认知行为治疗的治疗关系更像是老师和学生。好的认知行为治疗的老师-教练会通过一种高度合作的方式传授知识,使用苏格拉底技术鼓励患者全身心地投入到学习过程中来。以下这些治疗关系中的因素能够促进有效的教学与训练:

● **友好**。患者通常认为好的治疗师-老师是友好和和蔼的,不会威胁、过于刺激或责备他们,会使用积极的、建设性的方式来传递信息。

● **注重参与**。如果想要在认知行为治疗中做一个非常有效的老师,那你就需要创造一个有刺激性的学习环境。使用苏格拉底提问和练习题来使治疗活跃起来,以帮助患者参与到学习中来,但是不要给他们太多的材料,或者太复杂的东西,以免超过他们的能力范围。在学习中要强调团队协作和合作的过程。

● **富有创造性**。由于患者往往是带着一种僵化的、单一的思维方式来到治疗当中的,因此治疗师就需要以更具创造性的方式来看待事情和寻找解决方案,来给患者做出表率。尽量使用能激发患者自身创造力的学习方法,然后把这些力量运用到问题的解决上去。

● **赋权**。好的教学常常是把想法和工具交给患者,并允许他们在自己的生活中做出有意义的改变。认知行为治疗的赋权特征很大程度上取决于治疗关系的教育特征。

● **行为导向**。认知行为治疗中的学习并不是被动、呆板的过程。治疗师和患者一起获取知识,并将这些知识运用到真实生活场景中的行为中去。

认知行为治疗中应用幽默感

为什么你应该考虑在认知行为治疗中应用幽默感呢？毕竟，我们多数患者面临的都是非常严重的问题，比如所爱之人的去世、婚姻的破裂、身体疾病和精神疾病的摧残。尝试表现幽默会不会被误解为你想轻视、抹去或忽略患者问题的严重性？患者会不会把你表现幽默的努力当成是一种打击？有没有可能患者会认为你是在取笑他而不是理解他？

当然，在治疗中使用幽默感是有风险的。治疗师需要非常小心地识别出潜在的陷阱，并衡量在治疗关系中加入幽默感后，患者能否从中获益。然而，幽默在提高患者识别认知偏差，表达健康情绪和体验愉悦感的能力方面，是有很多积极的作用的。对许多人来说，幽默是一种高度适应性的应对策略。它能在生活中带来情绪的放松，以及笑容和乐趣（Kuhn 2002）。然而当患者来做治疗的时候，他们通常都已经丧失了幽默感，或体验到了幽默感的严重下降。

在认知行为治疗中使用幽默感有三个主要原因。首先，幽默能使治疗联盟正常化和人性化。幽默是生活中非常重要的一部分，而且通常也是良好关系的一个要素，因此明智而适时的幽默性评论是有利于促进友好、合作的治疗关系的。第二个要使用幽默感的原因是可以帮助患者打破僵化的思考和行为模式。如果治疗师和患者能够温和地一起笑对看问题极端的缺点，那么患者就更有可能会考虑和采纳认知改变。在认知行为治疗中要利用幽默的潜能的第三个原因是，幽默的技能很有可能会被开发、加强和提高，成为战胜症状和应对压力的重要资源。

认知行为治疗中的幽默一般并不是指治疗师或患者开玩笑，而更有可能是指使用夸张的方式来描述坚持非适应性信念或僵化、无效行为模式的影响。这种幽默的关键要素是：①自然而诚恳，②具有建设性，③聚焦于一个外部问题或不协调的思维方式，而不是个人弱点。遵循以上原则的幽默能够松动一系列僵化、非功能性的认知或行为。视频 2 中包括了许多幽默在认知行为治疗中应用的例子。Wright 博士和 Kate 在使用认知行为模型击垮 Kate 的焦虑症状时取得了进步，于是他们能够一起欢笑。

有些治疗师天生擅长在治疗中使用温和的幽默感，但有些却感到这样做很奇怪或很困难。幽默绝不是认知行为治疗的必要部分。所以如果你不喜欢使用幽默感，或者缺少幽默的技能，你可以不去强调治疗的这项因素，而去聚焦于合作经验主义关系的其他要素。然而，我们仍然推荐你去问患者，幽默感是否是他们的长处之一，然后帮助他们使用幽默感来作为一项积极的应对策略。

灵活性与敏感性

由于患者来到治疗中时，有着各种各样不同的期待，生活经历、症状和个人特质，治疗师需要在建立有效工作关系时，适应每个个体的差异。治疗关系应避免单一和一成不变，而是应该灵活地根据个体量体裁衣，以适应每一位患者的独特性。我们建议你在根据个体订制治疗联盟时，要考虑三个主要的临床因素：①环境问题，②社会文化背景，③诊断和症状（Wright and Davis 1994）。

环境问题

目前正面临生活压力，比如丧亲之痛、分手或离婚、失业、经济危机、躯体疾病，是需要对治疗关系进行调整的。举一个我们在临床实践中的例子，比如一位抑郁症女性，她刚刚经历了她十几岁儿子的自杀身亡。由于她的深切悲痛，治疗师需要尽力向她表现共情、理解和支持。在这个治疗的早期不会使用典型的认知行为干预方法，比如思维记录和检验证据，因为治疗师借助温暖的关怀，积极地倾听，和行为干预策略能够更好地回应患者心灵的裂痕和伤痛，并帮助她恢复日常生活的功能。

有时环境影响或应激源会使得患者有特殊的要求。一个婚姻关系糟糕的患者会要求不要把治疗账单寄回家里，以防他的妻子得知他在接受治疗师面诊。一个有外科并发症的人正在考虑和他的医生打官司，他会要求不要联系外科医生来提供他医疗方面的记录。一个正在争夺孩子抚养权的女性会要求治疗师去法庭上为她辩护。在治疗早期遇到这样的要求，我们的一般原则是在表面上接受它们，并尽力满足患者的期待，除非存在需要考虑的伦理冲突或专业界限的问题。然而，有些患者的期待可能是不现实的或具有潜在危害的。如果患者要求过分的友谊或肢体亲密接触，无论是直接的还是暗示性的，治疗师都应当进行识别，并以坚定的伦理立场加以管理（Gutheil and Gabard 1993；Wright and Davis 1994）。一些其他类型的要求，比如在正常时间框架之外延长治疗时间，或过多地接患者打来的电话，都会对治疗联盟有负面的影响。尽管患者有时会举出特殊的环境问题来证明自己的这些要求是合理的，但精明的治疗师会意识到过度给予帮助的危险。

社会文化背景

对社会文化问题具有一定的敏感度是形成可靠、高度功能化的工作联盟的一项必要因素。当要建立治疗关系时，在其他个人变量当中，性别、人种、种族、年龄、社会经济地位、宗教信仰、性取向、肢体残疾和教育水平会对治疗师和患者双方都有影响。尽管治疗师通常会力求公正、尊重地对待不同背景、信念和行为，但是我们会有盲点或知识的缺乏，会因此而干扰到治疗关系，或导致我们和患者的联结彻底失败。而且，如果治疗师的个人特征与患者的期待不匹配，那么患者的偏见会显著地损害他们在治疗中的获益。

要适应治疗联盟中社会文化的影响，有很多有用的策略。首先我们建议在与不同背景患者工作时要进行内省。不要假设自己能对患者的差异百分之百地敏感和包容。治疗师需要高度警惕对待患者的负性反应，或是社会文化因素正在限制自己治疗工作的迹象。你会对某个患者难以表达共情吗？你会在治疗中感到拘谨或是不自然吗？你会害怕和这个患者见面吗？这些反应会不会是由于你的个人偏见和态度造成的？如果你发现自己有这样的反应，那么就去制订一个计划来修正你的负性认知，这样才能更加理解和接纳患者。

第二个策略是采用多种方式来提高自己对社会文化差异知识的认识，这些知识会影响治疗关系。例如，一名异性恋的治疗师对女同性恋、男同性恋、双性恋或跨性别(LGBT)文化的训练有限，他/她注意到自己厌恶和跨性别取向的患者一起工作，那么他/她就可以去阅读关于跨性别经历的文献，参加可以提高敏感度的工作坊，还可以看电影来增强对性取向相关问题的理解(Austin and Craig 2015；Graham et al. 2013；Safren and Rogers 2001；Wright and Davis 1994)。另外，如果治疗师学习了许多不同的宗教传统和生活哲学，那么也能够形成更加有效的治疗联盟。尽管有少量研究显示，有某种宗教信仰的患者更容易对那些有类似宗教背景的治疗师产生亲和力(Propst et al. 1992)，但我们在和不同宗教(或没有特定宗教信仰)的患者进行认知行为治疗时的经验显示，对于不同信仰结构的理解，包容和尊重通常能够促使良好治疗联盟的建立。

治疗师还需要非常精通伦理和性别问题，因为后者会影响治疗的过程(Graham et al. 2013；Wright and Davis 1994)。除了阅读和敏感度训练，我们建议治疗师去和文化差异的专家、自己的同事还有朋友讨论这些问题，这样才能在这些对治疗关系有潜在影响的问题上有一个全面的观点。从同事和朋友给我们的态度反馈中，我们得到了非常有价值的收获。他们帮助我们对人种、种族、性别及其他社会文化因素对治疗过程的影响有了更深的理解。

要想学习更多有关社会文化对于治疗关系的影响，我们建议治疗师花一些时间来检查自己办公室的设置，看是否存在可能使患者感到不舒服的偏见或歧视。等候室的设计是否考虑了肢体残疾或极度超重的人？等候室里的书是否传递了某种偏见？工作人员对待所有的患者是否都是一样的尊重和关注？办公室里的装饰是否传递了一些无意的信息而引发某些种族或文化背景的人的厌恶？如果发现办公室设置的某些特征对于治疗联盟有负面的影响，就去改正它们，去改善治疗师的治疗环境。

诊断和症状

每一位患者的疾病、人格类型和症状群会对治疗关系产生非常大的影响。一个躁狂的患者会表现出侵入性和易激惹，或者表现得过分迷人和有魅力。物质滥用患者经常有一些认知和行为模式使得他们会欺骗治疗师和他们自己。一个进食障碍的人会努力地说服治疗师她的非适应性态度是正确的。

人格障碍和特质也会对有效工作联盟的建立有着非常显著的影响。依赖型的患者会想要依赖治疗师。强迫障碍的人会在治疗谈话中难以表达情绪。分裂型人格的患者会非常地警惕，难以信任治疗师。另外，边缘性人格障碍的人很可能会具有混乱而不稳定的关系，这种特点显然也会被带入到治疗中来。

针对特定情况，包括人格障碍在内的认知行为治疗将在第 10 章"慢性、严重或复杂性精神障碍的治疗"中进行详述。关于如何管理患者疾病和人格结构对治疗联盟的影响，此处我们只列举三个基本策略：

1. **发现潜在的问题**。时刻警惕症状和人格的差异所带来的潜在影响，并时刻准备调整你的行为以适应这些差异。例如，当你和一个受过创伤，正在经历创伤后应激障碍的人一起工作时，你可能需要在建立信任方面特别地注意。或者在打破强迫人格特质患者的僵化时，你要放松，使用幽默，并尝试创造性的方法。如果你怀疑你的进食障碍患者在她的非健康行为（如暴饮暴食、清除行为、滥用泻药、过量运动）的程度方面对你并非完全诚实，那么你需要和她对此进行开放性的讨论。

2. **不要给患者贴标签**。当治疗师轻蔑地使用诊断名词，比如边缘型、酒精依赖或依赖型的时候，便会出现贴标签的问题。对于这类行为的负性态度也许很微妙，藏于表面之下，但也可以是显而易见的。一旦出现了贴标签，治疗关系就会变得疏远或紧张，治疗师对症状进行工作的付出会减少，治疗的质量也很可能会恶化。

3. **努力保持镇静**。像在风暴中努力保持平静那样保持镇静。即使在回应一些充满情感、极富情绪的情景，或是被极为苛刻的患者挑战时，也要保持客观，把握好治疗的方向。要努力提升处理各种临床问题和人格类型的能力，避免过度反应、愤怒行为或防御反应。你的性格或许已经决定了你在必要程度上能保持镇静，然而这种镇静也是可以练习和加强的。提升镇静能力的最有效的方法之一是，建立识别和管理移情与反移情的技能，接下来我们会谈到这部分内容。

认知行为治疗中的移情

移情的概念来源于精神分析和精神动力学治疗，但是在认知行为治疗中，这一概念被极大程度地进行了改进，以便与认知行为理论与技术保持一致（Beck et al. 1979；Sanders and Wills 1999；Wright and Davis 1994）。在其他治疗中，移情现象被看作是先前重要关系（比如父母、祖父母或外祖父母，老师，老板，同事）中的重要因素在当前治疗关系中的再现。然而，在认知行为治疗中，主要聚焦的并不是移情的潜意识成分或防御机制，而是从治疗设置中概括出来的习惯性思维方式与行为方式。例如，如果一个人持有一个根深蒂固的核心信念（例如"我必须掌控一切"），长期保持控制他人的行为模式，那么他也会在治疗关系中表现出同样的认知和行为。

由于认知行为治疗通常是短程的，治疗联盟是坦诚的和高度合作性的，移情的强度往往低于长期的、动力学取向的心理治疗。另外，移情并不是被当作学习或改变的必要或基本机制。然而，了解患者的移情，并有能力使用相关的知识来改善治疗关系，修正非功能性思维模式，也是认知行为治疗非常重要的一部分。

在评估认知行为治疗中的移情时，治疗师要寻找图式和相关的行为模式，后者有可能是在过去的重要关系里建立起来的。这种评估有两个基本功能。第一，治疗师能够通过分析治疗关系来了解患者的核心信念，并现场检验这些认知对患者在重要关系中的行为的影响。第二，治疗师可以设计干预策略，来降低移情对于治疗联盟或治疗效果的负性影响。

如果有证据表明核心信念影响了治疗师与患者的关系，那么治疗师需要考虑以下这些问题：

1. **移情是健康的或是有益的现象吗？** 如果是这样，治疗师可以选择保留对移情的意见，并允许它继续存在。

2. **你认为移情是否有潜在的负面影响？** 或许移情目前的状态是中性的或者良性的，但是在将来有可能会给治疗关系带来难题。当你发现移情反应时，要试着去考虑如果治疗继续进展、关系进一步加强，之后会发生什么。采取一些预防行为（例如，设置严格的边界，详细介绍治疗联盟的合理原则）会有助于避免未来的问题。

3. 现在是否有需要关注的移情反应? 当移情反应正在干扰合作性,阻滞治疗进程,或对治疗有破坏性作用时,治疗师需要立刻采取行动来进行处理。干预方法包括对于移情现象的心理教育使用标准认知行为治疗技术来修正与移情相关的自动思维和图式、行为演练(在治疗中练习可替代的,更健康的行为),以及限制或阻止某种特定的行为。

案例

Carla,一名 25 岁的女性,患有重度抑郁症,由一位中年女性治疗师进行治疗。她与患者公开谈论移情反应,并借此帮助患者发生改变。患者的核心信念(例如,"我永远都不能成为一个称职的人""我永远也无法让我的父母满意""我是个失败者")对治疗关系有负性的影响,因为患者总是将自己和治疗师进行比较,而治疗师是一个成功的专家。Carla 还有自动思维,即治疗师在评判她,认为她很懒惰或者迟钝,因为她总是不能成功地使用认知行为治疗的自助方法。于是,Carla 感到和治疗师很疏远,觉得治疗师很苛刻,而且非常不喜欢她。

治疗师发现 Carla 的父母非常苛刻,总是认为自己比别人差,这些使她陷入了非常紧张的治疗关系。因此,治疗师开诚布公地和她讨论移情反应,然后使用认知行为治疗技术来修正损害合作关系的认知歪曲。

其中有些关于治疗师的认知是需要进行修正的,如:"她什么都有,而我却什么也没有"(一种带有错误认知的自动思维:夸大别人的优势,缩小自己的长处);"如果她真的了解了我,就会发现我是个骗子"(一个在患者和治疗师之间造成障碍的非适应性图式);"我永远也达不到她的标准"(由父母转向治疗师的移情信念)。

在引出这些认知之后,治疗师解释了其他关系中的自动思维、核心信念和行为是如何在治疗中,以及其他当前的人际情境中再现的。然后她向 Carla 保证,她理解并尊重她,希望能够帮助她建立自尊。她们同意使用一种方法来改善 Carla 的自我意象,即定期对治疗联盟进行讨论,并检验她对治疗师的态度和期待的假设。于是治疗发生了进展,治疗关系变成了对 Carla 来说健康的机制,使她能够正确地看待自己,并发展出更现实、更具功能性的态度。

反　移　情

认知行为治疗师的另一项责任是寻找是否存在反移情反应，因为其同样也会干扰合作性治疗关系的建立。在认知行为治疗中，当与患者的关系激发了治疗师的自动思维和图式时，反移情便会出现，而且这些认知会对治疗过程有潜在的影响。由于自动思维和图式能够在你的意识之外运行，所以要想发现反移情反应，一个好的方法就是去识别由自己的认知引发的情绪、躯体感觉或行为反应。通常反移情出现的迹象是你在和患者相处时感到愤怒、紧张或挫败；在治疗中感到无聊；当患者迟到或者取消治疗预约时感到如释重负；与某一特定类型的疾病、症状群或人格特征工作时总是反复出现困难；或发现某一特定的患者格外地吸引你或让你喜欢。

当你怀疑反移情正在出现时，可以运用贯穿此书的认知行为治疗理论和技术，来更好地理解和管理反移情反应。从尝试识别自己的自动思维和图式开始。然后，如果这符合临床并且可行，你就可以对自己的认知进行修正了。例如，如果你有一些自动思维，比如像"这个患者缺乏动机……他在整个治疗过程里做的事情都是徒劳的……这样的治疗毫无用处"，你可以尝试指出你自己的认知歪曲（例如，全或无思维，忽略证据，妄下结论），并改变你的想法，反省出一个关于这个患者的努力和潜质的更平衡的观点。

总　　结

治疗师与患者之间有效的联盟是应用特定认知行为治疗技术的一项必要条件。当治疗师邀请患者参与认知行为治疗的过程中时，他们需要展现出：理解，恰当的共情和友善，以及对于每一位患者独特的症状、信念和社会文化背景的灵活应对。良好的认知行为治疗关系的特征是，高度的合作性和提问与学习的经验主义风格。合作经验主义治疗联盟会让治疗师和患者团结一致，共同确认问题和寻找解决方案。

（米　丝　译　李占江　校）

参 考 文 献

Austin A, Craig SL: Transgender affirmative cognitive behavioral therapy: clinical considerations and applications. Prof Psychol Res Pr 46(1):21–29, 2015

Beck AT, Rush AJ, Shaw BF, et al: Cognitive Therapy of Depression. New York, Guilford, 1979

Beitman BD, Goldfried MR, Norcross JC: The movement toward integrating the psychotherapies: an overview. Am J Psychiatry 146(2):138–147, 1989 2643360

Graham JR, Sorenson S, Hayes-Skelton SA: Enhancing the Cultural Sensitivity of Cognitive Behavioral Interventions for Anxiety in Diverse Populations. Behav Ther (N Y N Y) 36(5):101–108, 2013 25392598

Gutheil TG, Gabbard GO: The concept of boundaries in clinical practice: theoretical and risk-management dimensions. Am J Psychiatry 150(2):188–196, 1993 8422069

Keijsers GP, Schaap CP, Hoogduin CAL: The impact of interpersonal patient and therapist behavior on outcome in cognitive-behavior therapy: a review of empirical studies. Behav Modif 24(2):264–297, 2000 10804683

Klein DN, Schwartz JE, Santiago NJ, et al: Therapeutic alliance in depression treatment: controlling for prior change and patient characteristics. J Consult Clin Psychol 71(6):997–1006, 2003 14622075

Kuhn C: The Fun Factor: Unleashing the Power of Humor at Home and on the Job. Louisville, KY, Minerva Books, 2002

Propst LR, Ostrom R, Watkins P, et al: Comparative efficacy of religious and non-religious cognitive-behavioral therapy for the treatment of clinical depression in religious individuals. J Consult Clin Psychol 60(1):94–103, 1992 1556292

Rogers CR: The necessary and sufficient conditions of therapeutic personality change. J Consult Psychol 21(2):95–103, 1957 13416422

Safren SA, Rogers T: Cognitive-behavioral therapy with gay, lesbian, and bisexual clients. J Clin Psychol 57(5):629–643, 2001 11304703

Sanders D, Wills F: The therapeutic relationship in cognitive therapy, in Understanding the Counselling Relationship: Professional Skills for Counsellors. Edited by Feltham C. Thousand Oaks, CA, Sage, 1999, pp 120–138

Wright JH, Davis D: The therapeutic relationship in cognitive-behavioral therapy: patient perceptions and therapist responses. Cogn Behav Pract 1:25–45, 1994

第 3 章　评估与案例解析

认知行为治疗(cognitive-behavior therapy,CBT)评估患者和进行个案概念化的过程是基于综合治疗模型的。虽然在理解患者疾病时,认知和行为方面的因素是最为强调的,但生物和社会影响也被认为是评估和解析的必要特征。在本章中,我们讨论了 CBT 的适应证、对 CBT 适用的患者特征,以及评估治疗适用性的关键维度。我们还介绍了进行个案概念化和治疗计划制订的实用方法。

评　　　估

CBT 的评估具有任何形式心理治疗评估的基本特征——完整的病史和精神状态检查。应注意患者目前的症状、人际关系、社会文化背景和个人优势,另外还需要考虑成长发育史、遗传、生物因素和躯体疾病的影响。对这些多领域影响的详细评估将有助于得出一个全面的个案解析,详见后文"认知行为治疗的个案概念化"部分。

完成标准访谈和诊断将提供评估患者 CBT 适用性所需的大量信息。自20 世纪 80 年代以来,CBT 已不再限于治疗轻中度抑郁和焦虑障碍,而转为适用于大部分的疾病,这大大拓展了其适用范围(Wright et al. 2014)。例如,在第 10 章"慢性、严重或复杂性精神障碍的治疗"中,我们回顾了双相障碍、精神分裂症、边缘型人格障碍和其他难以处理的状况的 CBT 方案。因此,我们认为大部分经评估需要精神科治疗的患者都是 CBT 的潜在适用人群,不管是单纯 CBT 治疗还是合并适当的药物治疗。

有少数情况是使用 CBT 的绝对禁忌证,例如晚期痴呆、其他严重的遗忘性疾病,以及诸如谵妄或药物中毒等短暂的状态。另外,与其他形式的心理治疗一样,严重的反社会人格、诈病或其他显著损害合作和信任治疗关系发展的情况很可能导致 CBT 适用性差。

第 10 章将讨论更长程的 CBT 治疗方法,即用于治疗慢性、严重或复杂性精神障碍。本章的重点是确定 CBT 预期在 2~4 个月的时限内能够进行工作的患者类型。为此,我们借鉴了早期的精神动力学治疗(Davanloo 1978;

Malan 1973；Sifneos 1972）和 Safran、Segal 深思熟虑后的成果。Safran 和 Segal 开发了半结构化式访谈来评估患者对限定时间内的 CBT 的适用性。尽管这个访谈有出色的心理测量特征，但是 Safran 和 Segal 的方法对于研究设置外的使用是不切实际的，因为完成时间需要 1~2 小时。这里我们所做的介绍得益于 Safran 和 Segal 的贡献，经调整整合到初始评估中，作为标准精神状态评估的一部分。

谁是单纯 CBT 治疗理想的受众？在某种程度上，限定时限的 CBT 最适合于相对急性的，又不是特别严重的焦虑障碍或抑郁障碍，且寻求心理治疗的人。

在这些一般良好预后指标的基础上，我们认为如言语技巧、改变动机、足够的财政资源、安全住房和支持性的家庭成员或亲密朋友等因素是有益的。幸运的是，有良好的证据表明，CBT 的效用不仅限于通常被认为易于治疗的或适合进行心理治疗的患者。适合限定时间治疗的几个附加维度如表 3-1 所示，并将在下文进一步讨论。

表 3-1　认知行为治疗评估患者时需考虑的维度

慢性化和复杂性

对治疗成功的乐观态度

对改变责任的接受性

对认知行为理论的匹配性

评估自动思维和识别相应情绪的能力

参与治疗联盟的能力

保持在聚焦问题上持续工作的能力

表 3-1 中列出的第一个维度是一般预后指标：患者问题的慢性化和复杂性。治疗师应该遵从基本的知识，即长期存在的问题通常需要长程的治疗；同样的道理也适用于抑郁和焦虑障碍的治疗，因共病物质滥用、明显的人格障碍、早期创伤或忽视史或有其他共病状态的患者需要更长程的治疗。患者的治疗史能够提供有关其病情的可治疗性的重要线索。如果你是 25 年来的第十二位治疗师，或者在大量药物和心理治疗失败后被患者要求尝试一种新的方法，那可能需要采用比标准的 12 周或 16 周治疗方案更长和更深入的治疗。

第二个维度，对治疗成功的乐观态度，也是各种形式的助人关系的总体预后指标（Frank 1973）。高水平的悲观会降低患者用多种方式应对治疗的能力。悲观主义可以反映患者对于她有严重困难的有效评估，特别是在先前有未成功治疗的病史时。抑郁症的确倾向于减少所谓的幸福的玫瑰色眼镜(即人们倾向于尽量淡化其问题并高估其优势)。然而,低落可以削弱患者参与治疗练习的能力或通过自我实现的预言,将进步的证据打折扣。由于悲观主义与绝望和自杀意念相关,您应该警惕在某些患者中有明显的悲观情绪可能需要其他治疗甚至住院治疗的可能性。在最极端的意义上,悲观主义可能隐含虚无妄想,这表明需要使用抗精神病药物治疗。

第三个维度,对改变责任的接受性,这与 Prochaska 和 DiClemente(1992)最初描述的动机模型相关,被更完整地阐述为动机访谈的核心部分(Milleretal,2004)。这种方法鼓励寻求治疗者对治疗的期望和担心进行讨论。访谈可以引出人们对他的病情和治疗的大概了解,以及对 CBT 的更具体的知识和期望。对治疗的医学模式表达出强烈偏好的人比对 CBT 有强烈兴趣的人可能需要在开始心理治疗之前进行更多的准备工作。

第四个维度,对认知行为原理的匹配性,主要是患者和治疗师对 CBT 的适宜性的具体印象。正如在日常生活中一样,第一印象是很重要的,在开始治疗之前给予 CBT 高分的人往往比那些形成更负面的初步印象的人反应更好。进行自助练习或家庭作业的意愿是匹配性的另一个关键方面。正如我们在本书中强调的,家庭作业是 CBT 标志性的组成部分。有充分的证据表明,没有定期完成家庭作业任务的患者比那些完成的患者对治疗有效的可能性要小得多(Thase and Callan 2006)。

虽然极度悲观主义可能提示潜在的不良预后,但第五维度,获得自动思维和识别相应情绪的能力,才反映了对于 CBT 的真实能力。坚持在优势的基础上进行治疗,您会发现在抑郁或焦虑情绪状态下能够识别和大声说出自己负性自动思维的患者通常可以在治疗早期就开始使用三栏表和五栏表练习。作为帮助找出负性自动思维的一种方式,在初步评估中,可以向患者询问她在开车或坐在候诊室时所感受到的想法和感受。进一步探讨患者识别和表达负性自动思维能力的问题(例如"在这种情况下你在想什么?"或"当你感觉如此忧伤时,萦绕在你脑海中的想法是什么?")在评估 CBT 的适用性中也很有代表性。难以识别情绪波动是在 CBT 治疗中的一个不足,因为患者会错过识别热点思维(例如与强烈情绪状态一致的负性自动思维)并练习使用认知重建改善情绪的机会。

评估短期治疗适应性的第六个相关维度是关于患者参与治疗联盟的能力。Safran 和 Segal(1990 年)提出,观察治疗中的行为和询问既往的亲密关系可以为评估建立有效治疗关系的能力提供重要的线索。在首次治疗中，直接寻求反馈(例如，"今天的治疗感觉如何")和观察患者联结能力(例如眼神接触、姿势和与治疗师相处的舒适程度)的结果可用于衡量参与有益联盟的能力。询问既往与父母、兄弟姐妹、教师、教练和亲密伴侣的关系质量可以提供有用的信息——特别是在发现重复的失望、拒绝或压迫模式时。同样地，如果患者之前有心理治疗方面的经验，那么他对于第二次的效果的印象就可能传达一些未来可能发生的信息。

第七个也是最后一个维度是患者保持在聚焦问题上持续工作的能力。Safran 和 Segal(1990)认为，这个维度有两个部分：安全能力和聚焦能力。前者是指患者在心理受到威胁时，利用潜在的治疗干扰行为来恢复情感安全感的能力。相比之下，聚焦能力是指在 CBT 治疗结构中工作，并从头到尾对相关话题保持关注的能力。

除了完善既往史、精神检查、CBT 的适用性评价外，我们建议治疗师考虑使用标准化评分量表来衡量症状和跟踪进展。研究已经表明"基于评估的治疗"的确凿效果，其中症状严重程度在每次治疗中都会评估(Forney et al. 2016；Guo et al. 2015)。可以使用一些让患者省时省力的量表。我们通常使用患者健康问卷-9(PHQ-9；Kroenke et al. 2001；Spitzer et al. 1999)评估抑郁，使用广泛性焦虑障碍-7(GAD-7；Spitzer et al. 2006)评估焦虑。两种都可以从网上免费获取(www. phqscreeners. com)。其他可供选择的量表还包括贝克抑郁量表(Beck 1961)，流行病学研究中心抑郁评定量表(CES-D；Radloff 1977)和宾州担忧问卷(Meyer et al. 1990)。

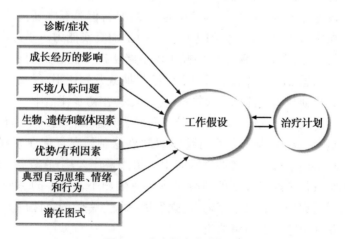

图 3-1　个案概念化流程图

认知行为治疗的个案概念化

个案概念化,或案例解析是你与患者合作的路线图。它汇集了七个关键领域的信息:①诊断和症状;②童年经历和其他成长过程中的影响;③环境和人际问题;④生物、遗传和躯体因素;⑤优势和有利因素;⑥自动思维、情绪和行为的典型模式;⑦潜在图式(图 3-1)。简而言之,你对患者评估的所有重要发现都被视为在形成个案概念化。

初看,在为患者制订具体计划时,综合所有这些信息似乎是一项艰巨的任务。然而,本章描述的系统将为你提供一个务实且易于操作的进行个案概念化的方法。个案概念化的关键步骤是形成工作假设(见图 3-1)。治疗师使用认知行为结构来形成关于患者个体化的理论解析,特别是综合了患者的症状、问题和资源。这种工作假说可直接用于治疗干预。

在治疗早期,个案概念化可能只是一个大纲或框架。你可能并未明确诊断,或者可能仍处于收集信息的阶段,也可能只是刚开始尝试一些 CBT 干预。然而,从治疗开始就考虑案例解析是至关重要的。当你更好地了解患者时,对他的进一步观察和复杂程度添加到案例解析中后,你将能够验证自己的理论,看看它们是否准确,你将了解到你的治疗是否针对目标。如果不是,则需要修改案例解析。例如,如果你开始认识到长期存在的依赖特征正在阻碍进展,则将需要考虑更改治疗方案。如果以前无法识别的优势变得明显,可以改变治疗过程以利用这些有利因素。

在 CBT 的中后期,个案概念化应该成熟到成为一个精心策划的计划,提供一个连贯一致的对每个治疗干预有效的指南。如果你回顾这一部分治疗的视频或录音,在任何一个节点上,你都应该能够对于此时采用的方法与治疗的整个过程说出理由。理想情况下,你也可以说出实现最佳结果所遇到的障碍和克服这些障碍的计划。

我推荐的用于个案概念化的体系是基于认知治疗学院制定的指南而建立的。该组织的网站(http://www.academyofct.org)包含了按认知治疗认证标准编写的案例解析的详细说明,还提供了案例示例。我们将认知治疗学院的个案概念化指南的主要特点提炼为一个个案概念化工作表(图 3-2;另见附录 1"工作表和清单",可用于复印空白表格)。

要完成 CBT 个案概念化工作表,需要进行本章所述的全面评估,还需要了解 CBT 的核心理论和方法。因为你可能尚不具备足够的信息和技能来形成全面理解患者的个案概念化,因此本书目前的目标并不高。我们想介绍一下解析方法，并给出一些例子来说明如何将 CBT 结构用于治疗计划的制订。当你通过本书的其余部分进行工作，并获得 CBT 的更多经验时，你便可以形成专业的个案概念化了。

图 3-2 显示了 Wright 博士治疗 Kate（视频 1 和 2 中的焦虑患者）的个案概念化工作表。

患者姓名：Kate		
诊断/症状：伴有场所恐惧症的惊恐障碍（恐惧驾驶）。主要症状是惊恐发作、过度换气和回避。GAD-7 分数 = 16（中度广泛性焦虑）		
成长影响：——		
环境问题：新的工作地点需要驾车经过一条大河和交通繁忙的桥；儿子已经离家，现在住在离患者 2 个小时车程的地方，丈夫要她和自己一起开车去佛罗里达度假。		
生物、遗传和医学因素：母亲有未经治疗焦虑病史。父亲在 50 岁时突发心脏病死亡。Kate 甲状腺功能减退，维生素 D 水平低；两者均过经治疗。		
优势/有利因素：聪明，表述清晰，有幽默感，有家庭和同事的支持。		
治疗目标：①将惊恐发作减少至一个月一次或更少；②学习减轻焦虑和惊恐的技能；③能够自己开车过桥去上班；④开车去看儿子并和丈夫一起去度假（至少有一部分路程是自己开）。		
事件一	**事件二**	**事件三**
开车去药房取女儿的药	开车去取工作必需品	想开车过桥和同事去新办公室
自动思维	**自动思维**	**自动思维**
"如果有人撞到我怎么办？" "如果我被困在路上了怎么办？" "我做不到。" "如果我回不了家怎么办？"	"我做不到。" "我能让其他人做这个吗？" "我会晕过去的。" "有人要来撞我的车"	"我可能像我父亲一样有心脏病。" "我将从我的车里飞出去。" "我做不到。"
情绪	**情绪**	**情绪**
焦虑，心悸，轻微头疼，晕眩，呼吸困难	焦虑	焦虑
行为	**行为**	**行为**
开车去药房因为没有其他的选择。但是握着方向盘握得特别紧以至于能留下"永久印迹"。如果可以一般会回避类似情景	开车去取必需品但想回避这段路程。寻找逃避的方法	计划回避过桥的方法
图式："我一定会受伤"，"总是保持警惕，世界是很危险的"，"我会像我父亲一样早逝"。		
工作假设：①Kate 对驾驶感到不切实际的恐惧，低估了她对驾驶情况的掌控或管理能力，回避了害怕的刺激（特别是过桥）；②她的家庭背景（例如父亲的猝死、母亲的紧张和过度警惕）促成了这种焦虑模式和回避的形成；③高中时同学车祸死亡引起了对驾驶的恐惧；④当前的环境因素（新的工作地点和驾驶压力）在触发症状方面发挥了作用。		
治疗计划：①通过认知重建（例如证据检验，发现认知偏差，使用思维记录，认知演练）让 Kate 理解她的恐惧是不切实际的，她可以学着应对她的焦虑；②通过呼吸训练、想象和深层肌肉放松提供控制焦虑的方法；③对驾驶情境进行逐级暴露；④后续治疗，聚焦于改变非适应性模式。		

图 3-2　Kate 的个案概念化工作表

案例

Kate 描述了一系列与焦虑有关的症状,包括惊恐发作、过度换气、生理唤醒,回避开车,如经过桥梁、拥堵的高速公路、长途驾驶(超过了她所规定的"安全区")。她几年前有几次惊恐发作,导致了两次去急诊室就医。她的所有检查包括心电图都是正常的。与心脏病专家进行的咨询证实她没有心脏病。Kate 曾在平板玻璃公司担任主管助理,当她被提拔到公司的一个新工厂担任办公室经理时,她开始经历更频繁的惊恐发作(每 2~3 周)。新工厂位于一条大河上,计划在大约 2 个月内开放。当更换办公地点的时间越来越近时,她认为自己可能需要辞职,尽管这份工作是她一直辛苦奋斗才得到的。

Kate 早年的一些成长经历似乎塑造了她对焦虑症状的易感性。Kate 的父母亲都在家中,有一个充满爱心的家庭环境,是家里两个孩子中较小的那个。虽然她的母亲从未接受过焦虑的治疗,但她是一个紧张、多虑的人,似乎过分担心危险,并且跟她的孩子们说这个世界是一个非常危险的地方。

在 Kate 学习开车的时候,她母亲特别关注危险。像大多数父母一样,她反复提示 Kate 要小心,因为青少年司机的事故风险很高。当 Kate 的一名同学在汽车事故中去世时,她母亲因为焦虑和痛苦而变得不堪重负,有将近 6 个月的时间都禁止 Kate 开车。

另外一个创伤性的生活经历导致了 Kate 的惊恐发作和回避驾驶。她二十多岁时父亲突然死于心脏病。这对她来说是致命的打击,并激发了她会遭遇同样命运而早逝的恐惧。

幸运的是,Kate 有一些优势可以在 CBT 的过程中发挥作用。她非常有兴趣了解 CBT,并愿意进行暴露治疗——这是 CBT 治疗焦虑障碍的关键因素。她表述清晰而且聪明、有幽默感。她也没有人格障碍,她的家庭成员和同事们给予了极好的支持。然而,她长期以来一直存在着焦虑症状,其根深蒂固的模式使她回避了开车过桥和超出安全区的远距离驾驶,她的安全区包括家附近熟悉的街道,经常光顾的商店和旧工作地。她的家人、朋友和同事似乎也在不知不觉中参与她精心设计的回避方法(例如开车带她过桥或通过繁忙的街道,保护她不必离开"安全区",帮她跑腿)。

如视频 1 和视频 2(见第 2 章"治疗关系:合作经验主义的运用")所示,Kate 能够有效地和治疗师合作,逐渐靠近目标(图 3-2):"①将惊恐发作减少到一个月一次或更少;②学习减轻焦虑和惊恐的技能;③能够开车过桥去上班;④开车去看儿子并与丈夫一起去度假(至少有一部分路程是自己开)。"

在个案概念化指南中,认知治疗学院建议治疗师采取对可能影响症状表达的认知和行为因素的横向及纵向解析观点。横向解析部分包括考虑目前的主要突发事件(如巨大压力因素如关系破裂、失业、遭遇重大疾病)、激发情境(常常发生的事件如配偶吵架、工作压力、暴露于反复出现焦虑症状的触发因素)所激发的自动想法、情绪和行为。纵向解析观点则需考虑发育过程中的事件和其他成长经历的影响,特别是与核心信念或图式形成有关的因素。

图 3-2 所示的个案概念化工作表包含三个典型事件的横向解析,分析 Kate 当前环境中的典型事件发现与非适应性的认知、情绪和行为相关。在她对第一个事件的反应,对于开车去药房取她女儿的抗生素,有一系列的自动想法,如"如果有人撞到我怎么办? 如果我被困在路上了怎么办? 我做不到……如果我回不了家怎么办?"与这些认知相关的情绪和身体感觉是焦虑、心跳加快、轻微头晕、眩晕、快而不规则的呼吸。尽管在这个例子中 Kate 能够开车去药房,但她确实听起来处于被迫状态。而且她紧紧握住方向盘,以至于感觉可能会留下"永久印迹"。通常 Kate 会回避类似的驾驶情境,从而形成一个慢性焦虑和回避行为的恶性循环。第二个和第三个引发自动思维和焦虑的情况(开车去拿工作用品,和同事一起开车去新办公室)也产生了相似的结果。Kate 有一系列强烈的自动思维(例如"我会昏过去的……我做不到……我可能会像我父亲一样心脏病发作"),因此要么避免开车,要么硬着头皮尝试驾驶。

所以从纵向解析的角度来看,Kate 的早年经历似乎导致了非适应性核心信念的形成,即她周围的世界是危险的,她面对灾难时是脆弱的(例如"我一定会受到伤害""要永远保持警惕,这个世界非常危险""我会和父亲一样早死")。

所有这些观察结合在一起,Wright 博士形成了一个工作假设,其中包括这些主要特征:①Kate 表现出了焦虑障碍典型的认知行为特征:对情境的不切实际的恐惧,低估了她掌控或管理这些情况的能力,强烈的情感和自动唤醒,以及回避恐惧情境;②紧张、警惕危险和亲人的猝死以及母亲可疑的焦虑症家族史可能是形成该病的因素;③同学致命的车祸创伤增加了她的恐惧,使她聚焦于开车的危险;④当前的环境因素(由于工作晋升导致需要驾车跨过大河)可能起到引发症状的作用。

Wright 博士制订的治疗计划和这个工作假设有直接的关系。他决定运用苏格拉底式提问、证据检验、思维记录和认知重建技术,聚焦于改变 Kate 灾难性的自动思维。他还计划让她进行呼吸训练,以减轻或解决她在惊恐发作中所经历的过度换气。该计划最重要的部分是对恐惧刺激进行逐级暴露以达到脱敏效果。这些方法将在第 5 章"处理自动思维"和第 7 章"行为技术 II:降低焦虑和打破回避模式"的相关视频中进行详细解释和说明。

虽然 Wright 博士认为 Kate 的早年经历使她形成了焦虑的核心信念,他选择将大部分治疗的精力都花在使用认知技术来识别和改变自动思维,并实施行为策略来打破她的回避模式上。这些方法与焦虑治疗的认知行为模型一致。在早期的治疗(视频 2"修正自动思维")中,他和 Kate 对年轻时就会死亡的核心信念进行工作。后来的治疗中,他便能够帮助 Kate 理解和修正关于对危险易感的其他图式了。

本书附带的视频中展示的另一种情况说明了如何为抑郁患者进行个案概念化。第 5 章"处理自动思维"和第 8 章"修正图式"包含了对 Brian 的治疗视频,Brian 是一个年轻人,他搬到一座新的城市,开始一份新的工作,在适应这些转变时出了问题,他患上了抑郁。我们建议读者到第 5 章和第 8 章再观看 Sudak 博士对 Brian 进行治疗的视频,因为其中演示的技术在这两章中才进行描述。然而,我们还是要简要地描述这个案例,来作为 CBT 案例解析的另一示例。这个个案概念化(图 3-3)应该可以帮助你更好地理解 Sudak 博士在这个案例中所选择的治疗抑郁障碍的 CBT 技术。

案例

Brian 是一名 25 岁的男子,最近从家乡搬到了费城,因为他工作的信息技术公司被另一家大公司收购。自从搬家以来,他变得越来越孤独和沮丧。这是他第一次远离家乡。他的抑郁症的症状包括情绪低落,睡眠差,食欲减退,体重减轻 10 磅,有许多自责的念头,以及活动兴趣和愉悦感减退。注意力尚好,作为电脑工程师,他的工作表现并没有受到影响。他没有自杀的想法或意图。他的 PHQ-9 得分是 18 分。

自从他搬家以来,Brian 形容自己是"迷失的"。虽然他考虑搬回家,但是在那里他找不到好的工作。他说如果他回家和母亲一起生活,他就个"失败者"。在搬家之前,他在一个合唱团唱歌,平时经常跑步,并喜欢和他的男性朋友们一起娱乐。但是现在,所有这些活动都停止了。在过去的 3 个月里,他下班回到公寓,所有时间都一个人待着。

　　Brian 以前没有抑郁障碍的治疗史。但他指出,自己一直缺乏自信,他记得自己还是孩子的时候就会长时间的陷入悲伤,特别是在拜访他反复无常的父亲之后。尽管他的父亲长期不在身边,却偶尔会毫无征兆地带着礼物或道歉出现。几天之后,父亲又会“像风一样消失”。大学期间与交往了很久的女朋友分手这件事对 Brian 来说是一个灾难。回想起来,他说自己应该去做心理咨询。他从来没有自杀过。Brian 没有躯体疾病史。

　　Brian 是独子,生长在一个纽约州北部的中间地区。在他 18 个月大时,他的父母分居了。父亲有酗酒家族史。没有家庭成员有精神疾病,但 Brian 认为他的母亲患有慢性的、较轻程度的抑郁。丈夫离开她后,她作为一家之主开始工作,现在她是镇上一些汽车旅馆和餐馆的家政服务主管。Brian 与母亲的关系非常亲密。他说母亲“总是站在我这边”。

　　由于经济压力,Brian 高中和大学都做着兼职工作。他说自己“害羞”,然而,他有亲密的男性朋友,从高中毕业后到大学二年级都有稳定的女朋友。当 Brian 发现女友在秘密地和另一个男人约会时,女友就与他分手了。自那以后,Brian 和任何人约会都不会持续很长时间。

　　如图 3-3 所示,个案概念化将 Sudak 博士对 Brian 的成长史和认知行为病理学的主要观察结合在一起,形成了 CBT 的工作假设和治疗计划。你将会看到,Sudak 博士决定在治疗方案中加入抗抑郁药。由于是中到重度症状,Brian 也可以接受单纯的 CBT 治疗。然而,他的早年生活可能就已存在抑郁症状,可疑的抑郁障碍家族史、症状表现充分提示联合治疗可能更有好处。计划中的 CBT 要素旨在扭转自责的自动思维,帮助 Brian 重新积极地参与活动,打破他的社会隔离模式,并修正长期的非适应性核心信念。

　　这里介绍的两个案例解析的例子展示了 CBT 治疗焦虑和抑郁障碍的典型个案概念化。在每个例子中,治疗师整合了患者目前的功能、成长史、生物医学背景,并阐明了与认知行为模型一致的假说。治疗计划直接来自工作假说,并且基于 CBT 治疗焦虑和抑郁障碍的特定结构。我们建议读者现在通过习题 3-1 开始使用 CBT 个案概念化工作表,并且在获得更多 CBT 经验时继续培养形成概念化的技能。第 11 章“培养认知行为治疗的胜任力”有完整的个案概念化和对于这一重要能力的自评练习。

患者姓名:Brian

诊断/症状:重性抑郁发作。治疗开始时 PHQ-9 得分为 18 分(中度抑郁)。主要症状是极度悲伤,低自尊、自责,精力和兴趣的丧失以及社会隔离。无自杀观念。

成长经历的影响:父亲是个酒鬼,当 Brian 18 个月大时,父亲离开了家,但偶尔会试图与 Brian 和他的母亲接触。因为经济拮据,他的母亲不得不找各种家政工作来养家糊口。她很爱 Brian,并且坚定地支持他,他在最近搬到费城之前一直和母亲住在一起。Brian 在青少年和大学时期很害羞,不经常和人约会。当他唯一稳定的女朋友与他分手时,他崩溃了,从那以后他不再约会。大约 6 个月前他搬了以前生活的城市,之后他变得特别孤独。

环境问题:从小城市搬到大城市,开始新工作,结交新朋友和形成新关系的困难,与女友分手。

生物、遗传和躯体因素:母亲可能长期抑郁,但从未得到过治疗。父亲是一个酒鬼。没有躯体疾病史。

优势/有利因素:大学学历;作为电脑工程师有良好的工作技能;在家乡的母亲和男性朋友的支持;对朋友忠诚;以前在合唱团唱歌,有跑步和徒步旅行的兴趣爱好;没有物质滥用。

治疗目标:①减轻抑郁症状(PHQ-9 小于 5);②在关系中建立自信,让自己感到"能够融入";③恢复参与积极的活动和爱好;④能定期约会(每月至少 2 次)。

事件 1	事件 2	事件 3
坐在车里:不能和同事去餐厅	错过了和同事共度欢乐时光,独自一人在家	工作时注意到一个有魅力的姑娘
自动思维	**自动思维**	**自动思维**
"我永远不能融入这些人当中。""我永远不能成为他们中的一个。""我不能理解为什么他们想要我在这儿。""对他们来说我微不足道。"	"我如此孤独。""我永远无法融入他们。""我无法在这里生活下去。""我做不到。"	"她决不会想和我一起出去。""她可能认为我是个失败者。""我应该待在一个有机会找到某人的地方。"
情绪	**情绪**	**情绪**
悲伤	悲伤	悲伤、焦虑
行为	**行为**	**行为**
不参加聚会。回家,整个周末都在电视机前度过	独自待在公寓里	掉头走别的路,假装自己没看见她

图式:"谁都不能依靠","我一定要时刻保持警惕,否则我会受伤","我不够好","我永远不会找到一个爱我的女人"。

工作假设:①Brian 不可靠的父亲和他唯一亲密的女朋友的拒绝的生活经历形成了他的核心信念,如"谁都不能依靠",以及"我不够好"。②最近从他的家乡搬到一个更大的城市一直是抑郁的主要因素,他充满了关于无法融入和不被接受的自动思维。③这些想法与他极度悲伤和回避社会接触有关。④他的社会隔离和愉快活动缺乏已成为负性思维和消沉行为的恶性循环的一部分。

治疗计划:①识别经常出现的与抑郁情绪和社会隔离有关的自动思维;②教授修正自动思维的技能(证据检验、识别认知歪曲和思维记录);③使用活动日程表和其他行为激活方法来增加愉快活动和建立社会接触;④通过识别和修正图式(证据检验、对修正后的图式进行认知行为演练、针对社交关系进行行为实验)提高自尊和自我效能感;⑤使用抗抑郁药物进行药物治疗。

图 3-3　Brian 的个案概念化工作表

【习题 3-1】认知行为治疗个案概念化工作表

1. 使用 CBT 个案概念化工作表(附录 1"工作表与清单")为你正在治疗的患者形成概念化。

2. 尽量多地填写表格。但是,如果你之前没有做过个案概念化或从未有过 CBT 的治疗经验,也不必担心完不成所有的工作表。如果可能,至少要确定一个情境激发自动思维、情绪和行为反应。还要努力识别至少一个潜在图式。如果患者尚未报告任何图式,你可以假设可能存在的图式。

3. 根据你目前对患者的了解和你已经学习的 CBT 基本概念,制订初步的工作假设和治疗计划。

4. 在用 CBT 治疗其他患者时,继续使用 CBT 个案概念化工作表。

总　　结

CBT 的评估包括进行初步评估的所有常规步骤,包括获得完整的病史、评估患者的优势和进行精神检查。然而,还要特别注意引出自动思维、图式和应对行为的典型模式,并判断 CBT 对患者的适用性。由于 CBT 已被证明对多数疾病有效(包括抑郁症、焦虑障碍和进食障碍),并且可以增加药物治疗严重精神疾病(如精神分裂症和双相障碍)的效果,这种治疗方法有很多适应证。

在进行案例解析和制订治疗计划时,推荐采用广义的认知—行为—社会—生物学观点。为了建立精确的和高功能的个案概念化,治疗师需要:①进行详细的评估;②对患者目前生活中典型压力情境的认知行为因素进行横向解析;③考虑影响患者核心信念和习惯行为策略的纵向(即成长过程中)因素;④制订工作假设;⑤制订治疗计划,根据患者的关键问题和优势选择有效的 CBT 技术。

(谭　玲　米丝　译　李占江　校)

参 考 文 献

Beck AT, Ward CH, Mendelson M, et al: An inventory for measuring depression. Arch Gen Psychiatry 4:561–571, 1961 13688369

Davanloo H: Evaluation and criteria for selection of patients for short-term dynamic psychotherapy. Psychother Psychosom 29(1–4):307–308, 1978 724948

Forney JC, Unützer J, Wrenn G, et al: A Tipping Point for Measurement-Based Care. Psychiatr Serv Sept 2016 27582237

Frank JD: Persuasion and Healing. Baltimore, MD, Johns Hopkins University Press, 1973

Guo T, Xiang Y-T, Xiao L, et al: Measurement-based care versus standard care for major depression: a randomized controlled trial with blind raters. Am J Psychiatry 172(10):1004–1013, 2015 26315978

Kroenke K, Spitzer RL, Williams JB: The PHQ-9: validity of a brief depression severity measure. J Gen Intern Med 16(9):606–613, 2001 11556941

Malan DJ: The Frontiers of Brief Psychotherapy. New York, Plenum, 1973

Meyer TJ, Miller ML, Metzger RL, Borkovec TD: Development and validation of the Penn State Worry Questionnaire. Behav Res Ther 28(6):487–495, 1990 2076086

Miller WR, Yahne CE, Moyers TB, et al: A randomized trial of methods to help clinicians learn motivational interviewing. J Consult Clin Psychol 72(6):1050–1062, 2004 15612851

Prochaska JO, DiClemente CC: The transtheoretical approach, in Handbook of Psychotherapy Integration. Edited by Norcross JC, Goldfried MR. New York, Basic Books, 1992, pp 301–334

Radloff LS: The Center for Epidemiologic Studies Depression (CES-D) Scale: a self-report depression scale for research in the general population. Appl Psychol Meas 1:385–401, 1977

Safran JD, Segal ZV: Interpersonal Process in Cognitive Therapy. New York, Basic Books, 1990

Sifneos PE: Short-Term Psychotherapy and Emotional Crisis. Cambridge, MA, Harvard University Press, 1972

Spitzer RL, Kroenke K, Williams JBW, Löwe B: A brief measure for assessing generalized anxiety disorder: the GAD-7. Arch Intern Med 166(10):1092–1097, 2006 16717171

Thase ME, Callan JA: The role of homework in cognitive behavior therapy of depression. J Psychother Integr 16(2):162–177, 2006

Wright JH, Thase ME, Beck AT: Cognitive-behavior therapy, in The American Psychiatric Publishing Textbook of Psychiatry, 6th Edition. Edited by Hales RE, Yudofsky SC, Roberts L. Washington, DC, American Psychiatric Publishing, 2014, pp 1119–1160

第4章 结构化与教育

为了理解结构化在认知行为治疗（CBT）中的价值，要把你自己暂时放在一个刚开始治疗的患者的位置上。努力去想象一个有重度抑郁症的人被生活压力压垮，无法集中注意力，对于治疗将如何开展一无所知或知之甚少。除了这些混乱与困惑，还有症状本身带来的痛苦，令人沮丧、感到挫败的是，你已经消耗了大部分甚至全部的个人资源，但还是没有找到解决问题的办法。你感到害怕，不知道在哪里寻求帮助。如果你处于这种状态，你会在治疗中寻求什么呢？

当然，你会想要一个善良、有同理心、拥有智慧且技艺高超的治疗师，正如我们在第2章"治疗关系：合作经验主义的运用"中所讨论的那样，但是你也许会寻找一个明确的方向——一条有希望且令人信服的治愈之路。从目标制订和日程设置开始，结构化的方法在向患者提供改变的方向上可以发挥重要作用（表4-1）。如果患者感到被一个问题击倒了，或者因为无法克服症状而烦恼，结构化的方法就会传递一个强大的信息：保持对重点问题的关注，答案自会浮现。而心理教育则会传达与希望有关的信息：这些方法对你有效。

表 4-1　CBT 的结构化方法

制订目标
议程设置
制定症状清单
会谈连接
提供反馈
治疗节奏
布置家庭作业
使用治疗工具（反复）

认知行为治疗的结构化和教育在治疗过程中是相辅相成、相互促进的。有效的结构化技术有助保持良好的治疗架构，令治疗有效率、有目标，从而促进患者的学习。良好的心理教育干预措施，如家庭作业练习和使用治疗笔记,都是 CBT 结构化的重要因素。结构化和教育的总体目标是注入希望,促进学习,提高治疗效率,帮助患者建立有效的应对技能。

在早期治疗阶段,临床工作者可能要在结构化和教育方面做很大一部分工作。但随着 CBT 治疗进展的推进,患者的责任会逐渐提高,越来越重视自身问题的定义和管理,努力趋向改变,并将 CBT 的核心概念运用在日常生活中。

认知行为治疗的结构化

制订目标

为改变而制订具体、可衡量的目标是非常重要的,而制订治疗目标的过程为教育患者理解这一点提供了一个很好的机会。通常,在评估了患者的主要问题、优势和资源并开始建立合作经验主义关系时,目标设定将作为一项早期干预在第一次访谈的末尾进行。如果你花点时间教导患者如何有效地制订目标,该过程可能会更顺利,花费更少的时间,并带来更好的结果。以下案例展示了如何在第一次治疗上制订目标。

> 案例
> Janet 是一名 36 岁的女性,最近与恋爱多年的男友分手了。她告诉治疗师,他们的关系"不会有什么进展"。Janet 决定改变,因为她认为自己已经"浪费了足够长的时间"。尽管相信自己做出了正确的决定,但 Janet 仍然感觉非常低落。她自责,因为自己"愚蠢地和他在一起相处了这么久",还要"忍受一个失败者"。Janet 的自尊心低至谷底。她将自己视作一个不会在生活中找到幸福的人,注定要被"真的很渴望的人拒绝"。自从 6 周前分手以来,Janet 便停止了锻炼和与朋友的社交活动。她要么在睡觉,要么正在试图睡觉,大部分时间她都没有上班。幸运的是,Janet 没有想到自杀。在治疗的早期,她告诉治疗师,她明白自己必须走出这段感情,重新回到她的生活中去。
> **治疗师:**到目前为止,我们聊得很好,我认为我们已经了解到了很多关于你的问题和你的优势。我们现在可以制订一些治疗目标吗?
> **Janet:**是的。我需要停止这种濒临崩溃的状态。对所有的事情我都无能为力。

　　治疗师：我想你是有些太贬低自己了，但是我们可以试着提出一些目标，这将给你一种方向感，方向感将指引你摆脱目前的抑郁症。

　　Janet：我不知道……我想我可能只是想重新开心起来。我不喜欢这种感觉。

　　治疗师：让自己变得更好可以作为治疗的终极目标。但是现在最有帮助的是选择一些更具体的目标，来告诉我们在治疗中要关注的是什么。你可以尝试选择一些我们可以很快实现的短期目标，以及一些更长远的目标，这样我们可以持续致力于对你最重要的事情。

　　Janet：嗯，我想做一些除了睡觉以外的与我生活有关的事情。一个目标可能是恢复锻炼的习惯。我需要找到些事情做，让我不去想与 Randy 的关系。

　　治疗师：这是两个很好的短期目标。我们可以把努力恢复正常运动和发展积极的兴趣或活动放在清单上，来帮助你走出这段恋情，好么？

　　Janet：当然可以。我想做这两件事。

　　治疗师：我们最好能制订一个目标来判断怎样算取得了进展。我们可以设定一个指标，好知道接下来该如何执行，好吗？

　　Janet：每周至少锻炼三次。

　　治疗师：那兴趣和活动呢？

　　Janet：好吧，至少每周和朋友一起出去一次，不要花太多时间躺在床上。

　　治疗师：这些目标会给我们一个好的开始。下一次访谈之前，你能试着写下其他短期目标吗？

　　Janet：好的。

　　治疗师：现在我们再试着制订一些更长远的目标来指导治疗。我们刚刚谈到了你的低自尊。你想对这个问题做一些对应吗？

　　Janet：是的，我想像以前一样自信。我不想余生都感到失败。

　　治疗师：你能把目标设定得更为具体一些吗？你想要完成什么？

　　Janet：想看到自己变成一个坚强的人，在我生命中有或没有男人都会很好。

　　治疗对话继续，治疗师给予 Janet 积极的反馈，以表述明确的可以帮助她做出有成效改变的目标。然后,治疗师帮助 Janet 在结束访谈之前制订更多的目标,并布置与治疗的全面目标有关的家庭作业。[这里使用的策略,即行为激活,在第 6 章"行为方法Ⅰ:改善情绪、提升动力、完成任务和问题解决"中有更详细的介绍。]

治疗师:你下周可以做些什么来靠近你的目标吗? 你能选择一两件力所能及的事来让自己感觉好些吗?

Janet:我下班后会去我的健康俱乐部,我会打电话给朋友 Terry 看她是否想去看电影。

在整个治疗过程中,应定期(至少每四次访谈)对目标进行审查和修订。有时,当问题或担忧被解决,或当你更好地了解了患者时,治疗早期的目标已经变得不那么重要了。随着治疗的进展,新目标可能会凸显出来,而且可能需要调整治疗方案来扫除达到某些目标的障碍。为了在实现这些目标上保持聚焦,在患者的健康记录本中列出治疗目标是有帮助的。也可以要求患者在治疗笔记本上列出治疗目标(请参阅本章后面的"心理教育"部分)。表 4-2 列出了 CBT 中有效制订目标的一些基本原则。

议程设置

议程设置的过程与制订目标类似,也采用很多相同的原则和方法。与指导整个治疗过程的制订目标不同,议程设置被用于每一次治疗的结构化。正如我们在描述制订目标的方法时所指出的,治疗师通常需要教患者设置一个有成效的议程的好处和方法。在前几次治疗期间,治疗师可能需要引导患者设置议程。之后,大多数患者很快就会发现议程的价值,在随后的治疗前准备好要解决的具体问题。

表 4-2　CBT 中制订目标的建议

- 对患者进行制订目标技术的心理教育。
- 尽量避免可能难以界定或达成的宽泛目标。如果目标太巨大或无法达成,制订这种类型的目标可能会使得患者感觉更糟——至少有一段时间会感觉如此。
- 目标要明确。
- 指导患者选择解决他们最重要的关注点或问题。
- 选择你认为在不久的将来可能实现的一些短期目标。
- 制订一些长期目标,这将需要 CBT 中更深入的工作。
- 尝试使用使目标可测量的术语,这将有助于你评估进展。

有效的治疗议程包括以下一些特点：

1. 议程议题直接涉及治疗的总体目标。治疗议程应该有助于达到治疗目标。如果发现议程内容与治疗的总体目标无关，请考虑修改治疗议程或目标清单。也许议程议题是多余的，或者与整个治疗过程的相关性有限。又或者，建议的议程议题可能指向了新的或重新制订的目标。

2. 议程议题要具体和可测量的。定义良好的议程议题举例："①制订出应对老板易怒的方法；②减少工作拖延；③检查上周的家庭作业进度。"模糊或过于泛泛的日程条目需要进一步的定义或修改，例如："①我的抑郁症；②总是感觉疲惫；③我的母亲。"

3. 议程议题可在单次治疗之内处理，且有一定的可能性会产生疗效。尝试帮助患者选择议题或重新定义议题，以便在单次治疗中进行。如果条款看起来太大或太难，请将其中的一部分作为治疗中的重要的议题。例如，Janet 提出的一个难以处理的日程议题（"我不想一直被拒绝"）被重新制订为使其成为单次治疗的可行议题（"建立应对拒绝感的方式"）。

4. 议程议题包含一个可实现的目标，而不仅是一个讨论话题（例如"孩子的问题，我的婚姻，处理压力"）。议程议题包括一些潜在的改变措施，或者让治疗师和患者在具体的行动计划上工作（例如"如何处理女儿在学校的问题，减少争吵，与丈夫有更多的共同活动，减轻工作压力"）。

尽管议程是制订结构中的重要组成部分，治疗过程必须按照既定议程进行。但太多的结构也可能是一件坏事，假如它会扼杀创造力，为治疗带来机械的论调，或阻止你和患者追踪有价值的潜在线索。只有在议程和其他结构化工具被运用得恰到好处时，它们才能营造出允许自发性和举一反三的创造性学习的环境。

如何才能在结构和表现力之间取得平衡，一直是艺术、音乐、建筑、心理治疗和其他人类工作主要领域中一个反复出现的主题。例如，世界上最有名的花园之一——Sissinghurst 城堡花园的成功经常被归因于精细锻造的树篱，树木和雕像之间的动态相互作用，以及这些边界处丰富多彩的鲜花种植（Brown 1990）。我们将议程和其他 CBT 结构工具视为治疗更具创意性方面的推动者，其方式与交响乐、绘画或花园的结构相同，能使组成的情感共鸣部分具有更大的影响。

为了在 CBT 治疗中实际应用这个概念，我们建议你定期设置并遵循议程，但请记住，这些结构并不是一成不变的。他们的唯一目的是帮助你和患者集中精力察觉并学习新的思维方式和行为。如果按照议程议题没有帮助,而且这个问题在今天的进一步工作中不可能取得成果,那么请继续谈下一个话题。如果在治疗期间出现新的想法,并且你认为改变议程将有重大的意义,就可以与患者讨论你的观察情况,并协商决定是否朝这个方向发展。但是,如果议程是有效的并且确实帮助患者取得了一些改变,那就要继续坚持下去。

由于议程设置是 CBT 的重要组成部分,因此我们提供了两段视频来演示这一过程。在第一段视频中,精神病学家 Wichmann 博士在第二次治疗期间演示了议程设置。在这时,患者 Meredith 感到被许多问题压垮了。然而,Wichmann 博士能够通过制订议程让她有一个明确、具体的改变目标。

视频 3 议程设置:Wichmann 博士和 Meredith(3:16)

你可能想知道议程设置是否总会像 Wichmann 博士与 Meredith 那样顺利进行。也许你在想:"我的患者只是想说说话……很难和她制订一个议程。"虽然我们经常发现患者对议程设置这一要求的反应很好,但在实施这个核心的 CBT 方法时仍可能会面临挑战。因此,我们还提供了另一个视频,展示了如何解决制订有效议程时的困难,并提供了难题指导 1,帮助你掌握处理议程设置时遇到问题的技巧。

当你观看以下视频时,请考虑如何解决患者议程设置中的类似问题。Brown 博士意识到,在治疗时只是让 Eric 随意地谈论父亲的事情(非指导性的方法),不太可能帮助 Eric 获得所需的 CBT 技能。所以 Brown 博士礼貌地打断了他,强调了议程设置的价值,并向他展示了如何制订一个会产生积极效果的议程。

视频 4 议程设置中的困难:Brown 博士和 Eric(2:50)

症状检查

CBT 治疗的基本结构包括在每次患者进行治疗时进行的几个标准程序。除了议程设置之外,大多数认知行为治疗师还要在治疗开始时进行简短的症状检查或评估(Beck 2011)。一个简单、快速的方法是要求患者按 0~10 分的等级评估其抑郁、焦虑或其他症状的水平,其中 10 分为最高的痛苦水平,0 分为无痛苦。更好的是,你可以在每次治疗期间时使用简短的自评问卷。我们特别推荐患者健康问卷-9(PHQ-9;Kroenke et al. 2001)和广泛性焦虑障碍 7 项量表(GAD-7;Spitzer et al. 2006)。PHQ-9 涵盖重性抑郁障碍的9 个核心症状,包括自杀意念问题,GAD-7 则针对 7 种常见的焦虑症状。这两个量表都属于公共领域,因此可以免费使用。它们在临床实践和研究中广泛使用。表4-3 列出了几个有价值的自我评估量表及其来源。

难题指导 1   使用日程进行工作的挑战

1. **不管你制订议程要求,患者从治疗开始就详细的或毫无目的的陈述**。实施CBT 的这个挑战可能在以前有非指导性治疗经验的个体中尤其常见,并且患者被鼓励以非结构化的方式自由交谈。其他患者可能是自然地倾向于话多,或者不知如何专注于解决问题。在治疗早期,应向患者解释 CBT 的合作性质。如果可以,向患者询问先前的治疗经验,并讨论 CBT 的问题导向方法有何不同。允许偶尔地打断,以帮助患者保持在既定的轨道并达到治疗目标。如 Brown 博士在视频 4 中所做的那样,遵循议程是会有效果的。

2. **患者提出了太多的议程议题或一些似乎不能解决的问题**。回顾一下,评估所提出的议程内容与治疗的总体目标是否一致,并与患者一起制订一个以既定方式解决问题的总体策略。治疗师要向患者说明,在每次治疗中设置较少数量的议程议题(通常为两个或三个),这些议题才能被深入讨论,制订出活动计划和建立有效的应对技能,才最有可能取得进展。

3. **患者提出的议程议题太少**。如果患者在被要求设置议程时什么也不写,或仅列出一两个似乎不太可能有所收获的议题,治疗师可以提出问题来激发患者的想法。"我们可以看看我们上一次治疗的笔记,看看今天有没有可以开展的话题?""复习一下你的治疗目标如何? 以免我们遗漏了什么。""有什么触发你自动思维的压力性事件吗?"或者,治疗师可以带头制订议程议题。也许患者会忽视或淡化需要注意的问题,例如可能会有酒精滥用、拖延逾期的工作项目或回避社交。

4. **患者通常会忽略要将家庭作业放在议程里**。正如本章后面的"家庭作业"一节所述,在治疗议程中例行列入家庭作业会提高练习完成和有效的概率。如果患者没有在议程中添加家庭作业,你可以帮他添加进来,并以一种温和的方式向患者指出坚持执行治疗以外的自助活动的重要性。

5. **患者经常偏离议程,或者大部分时间都沉浸在压力性事件中,而没有学习 CBT方法来应对这些事件**。如果患者天生就爱说话,并且对 CBT 的结构性感到沮丧,那么预先准备好花费大量时间进行开放式讨论。在这些情况下,最好是将大部分精力专门用于制订具体的议程议题,同时留出一段时间来报告上次治疗以来发生的情况。要让患者在治疗结构上合作,你可以如下这样说:"你很好地讲述了你的经历。我很高兴了解到了你生活中的人和你面对的问题。但是我发现我太纠缠于故事细节,而没有足够的时间教你新的东西。还没来得及练习解决你问题的方法,治疗就要结束了。我希望我们都能更好地为 CBT 的工作留出足够的时间。你觉得呢?"

6. **你不习惯结构化治疗**。以前的支持性或心理动力学治疗取向的培训可能会使一些治疗师难以在制订议程、打断患者和调整谈话方向上发挥积极作用。此外,一些治疗师可能有个性特征或背景经历,使他们对于打断他人感到犹豫。如果你在要求患者专注于谈话方面有困难,请与督导师讨论此问题,并练习礼貌的打断方式。例如,你可以说:"你介意我们暂停一下,决定如何最好地利用我们今天的时间吗? 我能看出你与姐姐的争论让你感到沮丧。但我们尚未制订议程。我想确保我们能充分利用我们的治疗。"

症状检查为治疗进展提供了宝贵的评估,并为治疗访谈增加了一致性的结构化项目。常规进行症状检查的另一个原因是它可以增进疗效。如第3 章"评估与案例解析"所述,常规使用自评量表已被证实能够提高疗效,并且是测量-强化医疗的基础。

为了节省治疗工作的时间,一些治疗师要求患者早于治疗时间到场,并在等候室完成自评问卷,包括在纸上、电脑上或电子记事本上。将这些评估与电子健康记录进行整合,可以让治疗师和患者看到治疗的效果图,并引导双方关注如何获得最大的收益。

除了症状检查之外,我们还要用足够多的提问来对患者的情况进行简要的更新,包括准确了解患者的近况,评估进展以及新技能的学习情况。这种症状检查和简要更新通常只需要几分钟。

一些认知行为治疗师在进行症状检查/简要更新之前常规设置议程,从而将症状评估纳入标准议程项目。另一些人则在治疗的最开始部分进行症状检查,将其当作议程设置的前奏。在本章稍后提供的访谈结构模板中(参见"贯穿 CBT 的结构化治疗"),我们把症状检查/简要更新的策略作为访谈的第一部分。

治疗之间的衔接

虽然大部分的结构化工作都是针对一次治疗的流程进行管理,但提出一些问题通常有助于患者对上一次治疗的问题或主题进行跟进。家庭作业是标准结构元素之一,将治疗结合在一起,并将治疗重点放在关键问题或需要多次访谈的干预措施上。但我们的建议是,在后期治疗中不仅要检查家庭作业的完成情况,还要同时确保治疗目标没有被忽略或者是偏离最初的方向。衔接治疗的一个有效方法是在治疗的开始花一些时间来回顾你的治疗记录,并请患者复习她的笔记,来找到当天适合跟进的议程项目。

表4-3 简明自评量表

量表	适用范围	来源	参考文献
患者健康问卷-9（Patient Health Questionnaire-9，PHQ-9）	抑郁	www. phqscreeners. com	Kroenke et al. 2001
抑郁症状快速评估量表（Quick Inventory of Depressive Symptomatology，QIDS-16）	抑郁	www. ids-qids. org	Rush et al. 2003
贝克抑郁量表（Beck Depression Inventory，BDI）	抑郁	www. pearsonclinical. com	Beck et al. 1961
广泛性焦虑障碍-7 项量表（Generalized Anxiety Disorder 7-Item Scale，GAD-7）	焦虑	www. phqscreeners. com	Spitzer et al. 2006
宾州忧虑问卷（Penn State Worry Questionnaire，PSWQ）	焦虑	at-ease. dva. gov. au/professionals/files/ 2012/11/ PSWQ. pdf	Meyer et al. 1990
贝克焦虑问卷（Beck Anxiety Inventory，BAI）	焦虑	www. pearsonclinical. com	Beck et al. 1988

注意：除贝克抑郁量表和贝克焦虑量表外，本表中所有量表均可用于非营利用途，无需付费。在使用之前，请检查网站上每个量表的权限信息。

反馈

在某些形式的心理治疗中，对于向患者提供反馈给予的重视有限。然而，认知行为治疗师不得不提供和要求反馈，以帮助保持访谈结构，建立治疗关系，给予适当的鼓励，并纠正信息处理的错误。通常建议认知行为治疗师在每次治疗的几个时间点停下来，引出反馈并检查患者是否理解。患者通常会被问到如下问题："到目前为止你感觉我们这次治疗进行得怎么样？""在我们继续之前，我想暂停一会儿，看看我们是否在同一个频道上……你能总结一下迄今为止所学到的知识吗？""你认为我们的治疗怎么样？""你有没有希望我做的、和以前不一样的建议？""从今天的治疗中你有什么收获？"

治疗师还需要不时地向患者提供建设性和支持性的反馈（表4-4）。很多时候，反馈只是用一两句话来提供治疗方向。例如，治疗师可能会说："我们今天取得了很大的进步，但我想如果我们现在把注意力放在你和女儿的问题上，把你工作的问题推迟到下周，这次的治疗会取得最大的效果。"说完这些之后最好请患者反馈:"这个想法怎么样?"在给予反馈时,在提供准确的信息给予患者适当的鼓励和做出可能被认为是过于积极或批评的陈述之间,存在一个微妙的界限。表 4-4 中的建议可能会帮助你为患者提供良好的反馈意见,并将治疗向前推进。

促使我们关注 CBT 反馈过程的一部分动力来自大量的抑郁症信息处理研究(Clark et al. 1999)。这些调查的证据表明,抑郁症患者比非抑郁症对照受试者听到的积极反馈更少,而且这种信息处理的偏差可能在抑郁认知的维持中发挥了作用(Clark et al. 1999)。此外,对焦虑障碍患者的研究发现,这些情况与非适应性的信息处理方式有关(见第 1 章"认知行为治疗的基本原理")。例如,一个有场所恐惧症的人可能多次被家人和朋友告知她的恐惧是没有根据的,但这一信息没有被患者接收。

表 4-4　认知行为治疗中反馈的技巧

- 提供有助于患者坚持议程的反馈。你可以这样说:"你聊到了一个新的问题;在我们朝这个方向进行工作之前,让我们先停下来考虑一下怎么利用今天剩下的时间。"
- 提供能够提高治疗访谈的组织性、效率和创造力的反馈。在离题的时候点出,但如果出现一个预料之外的突发事件,或者计划之外的新发现,也要加以注意,这可能是一个重要的突破。
- 要真诚。提供鼓励,但不要过度赞扬患者。
- 尝试提出建设性意见,以确定优势或收获,并提出更多的改变机会。注意要避免在反馈时让患者认为你正在对他们进行负面评价,或对他们在治疗过程中的努力感到不满。
- 你可以用提供反馈的方式总结治疗的要点。但是,如果你不断总结治疗内容,可能会造成乏味。在一次治疗中进行一到两次简要的概括通常就足够了。要求患者提供简要概括可以加强合作和学习。
- 使用反馈作为教学工具。要成为一名优秀的教练,得在患者获得宝贵的见解或技能的同时也让他们意识到。你可以使用诸如"现在我们渐入佳境了"或"你的家庭作业完成得真的很出色"的评论,以突出显示你希望他们保持的进步或学习。

我们建议你在给患者反馈时牢记这些研究结果。你可能需要帮助他们理解,抑郁或焦虑可能在他们的感知上设置了一个过滤器,你或其他人对他们说的话可能没有如预期一样被听到。你也可以帮助你的患者学习给予和接受准确反馈的技巧。一个特别有用的办法是建立治疗关系中处理反馈的有效方式。

治疗节奏

如何最好地利用治疗访谈的时间呢?什么时候应该切换到新的议程和议题?当似乎陷入僵局或进展不顺时,你应该继续在这个话题上待多久?

你应该如何指导帮助患者聚焦当前的问题？你是否进行得过快，以致患者无法掌握和记忆关键概念？回顾一遍所学的内容是否会有帮助？这类问题是在保持良好治疗关系的同时，如何把握高效率的治疗节奏时需要回答的。

在我们督导 CBT 受训人员的经验中，我们发现治疗节奏技巧难以从关于治疗的阅读中习得。通过反复练习、角色扮演、在记录治疗过程后接受督导，以及观看经验丰富的治疗师的视频，可以最好地了解到治疗干预时间的细微差别和提出有效塑造访谈结构的问题。

当你在把握 CBT 的治疗节奏时，你需要记住的主要策略是有效地使用问题导向或目标导向的提问方式。非指导性或支持性的治疗师可能只是简单地跟随患者的引导进行治疗对话。然而，如果你在做 CBT，你需要积极地计划和关注问题的方向。根据案例解析，你将引导患者对特定的话题进行富有成效的讨论，并且通常会坚持一个主题，直到干预产生效果，可以制订行动计划，或者可以安排后续的家庭作业。因为巧妙的节奏是 CBT 较难掌握的技能之一，所以我们提供了难题指导 2——它为如何从治疗时间中获得最大收益的常见问题提供了可能的解决方案。

本书中有许多教学视频演示了 CBT 的治疗节奏技术。我们建议你在查看后面章节中包含的简短小节时，始终记住治疗节奏和时间安排问题。CBT 的其他视频资源，包括我们的其他 CBT 图解指南（Wright 等人编著的的 *Cognitive-Behavior Therapy for Severe Mental Illness* 和 *High-Yield Cognitive-Behavior Therapy for Brief Sessions*）；以及在附录 2 "认知行为治疗资源" 中提供的 Aaron T. Beck、Judith Beck、Christine Padesky 等治疗专家进行的治疗。

家庭作业

家庭作业在 CBT 中有很多作用。家庭作业最重要的功能是建立 CBT 技能，以管理现实生活中的问题。但是家庭作业也被用来增加治疗结构，为每次治疗提供一个例行的日程项目，并作为多次治疗之间的桥梁。例如，如果上次治疗的家庭作业是完成一个预期性压力事件的思维记录（例如与老板会面、试图面对害怕的社交场合，或试图解决与朋友的冲突），那么这个任务将放在此次治疗的日程中。即使患者没有完成作业或遇到困难，讨论作业通常也是有好处的。

难题指导 2　把握治疗节奏的困难

1. **治疗时间的使用效率低下。** 你注意到其间有许多题外话，访谈缺乏明确或清晰的焦点。可能的解决方案包括：①提高你对设置合理议程的关注；②要求并给予更多反馈；③检查整体治疗目标，看看你是否在致力实现这些目标；④与督导师一起回顾治疗记录，来发现和纠正效率低下的问题。

2. **只有一个议程中的议题被提及,而另外两到三个重要的议题被忽略或只给予了草率的注意**。在某些情况下,把整次治疗时间花在一个议题上是最好的做法。在这种情况下,其他日程议题可以推迟到下次治疗。然而,那些未被提及的议题一般表明你没有提前思考,没有就如何利用治疗时间做出战略决定。试着在治疗访谈开始时与患者讨论如何为每个议程议题分配治疗时间。你不必把时间精确到每一分钟,但你可以试着把这些议题按优先顺序排列,并大致了解每个议题应该花费多少时间。

3. **你很难在治疗方向上做出合作性决定**。只有你自己才能做出节奏和时机的决定。患者要么没有被要求给出反馈,要么被动地接受你的所有决定,而你一直坐在驾驶座上。或者患者在没有得到或接受你的反馈的情况下控制了治疗的大部分方向。在这些情况下,治疗关系的平衡都存在问题。可通过强调以下几点来提高治疗的流畅性和节奏:①议题的选择;②在一个议题上花了多少时间和精力;③什么时候转移到另一个议题。

4. **没有任何可能带来治疗进展的迹象而结束治疗**。节奏良好的治疗通常指向患者可以做出的改变,这将有助于缓解症状、管理问题或准备管理未来的情况。如果你发现你的治疗在结束时还没有任何解决或前进的感觉,那么你要回顾案例解析,设计一些改变的策略,并为下一次治疗提前计划。你是否给患者布置了家庭作业,帮助他们把在治疗过程中学到的东西坚持到底?如果没有,改进家庭作业,包括一个改变的行动计划。还要让患者总结一下治疗的"要点"。如果她在这方面有困难,或者没有能够确定的具体要点,那么就把更多的精力放在建立这些要点上。

5. **你贸然地放弃了一个有价值的话题**。这种节奏问题通常在 CBT 受训人员的治疗中可以观察到。一般来说,在一次治疗过程中,深入讨论少量的主题比浅显讨论大量的主题效果更好。

6. **你在组织问题和治疗过渡方面的技能需要进一步发展**。尽管一些治疗师似乎天生就有能力提出恰当的问题,使治疗顺利而有效地进行,但我们大多数人在掌握 CBT 的访谈技巧之前,需要练习和观看视频,并得到良好的督导。观看录音(或听音频)是学习把握治疗节奏的一个特别重要的方法。当你观察录音时,试着找出你可以突出提问焦点的地方。停止播放,为你可能问过的问题想出几个不同的选择。还可以观看经验丰富的认知行为治疗师进行的治疗,了解如何提出最有效的问题,以及如何进行出色的治疗过渡。

当作业完成得很好时,可以提出复习要点,以便在学习过程中进行加强。为与当前治疗的日程衔接,或由家庭作业激发了别的想法或问题时,你可能会提出新的日程项目。当完成作业遇到问题时,探究作业没有完成或者作业没有按照计划进行的原因,往往会有帮助。也许你没有把作业解释清楚?也许是你布置的家庭作业太困难、太简单,或与患者的问题不相关?

通常有效的策略是探索患者在完成作业时遇到的障碍。他是不是因为工作太忙而觉得没时间做作业?他是害怕同事、孩子或其他人看到他的作业吗?他是否感到非常疲惫,以至于无法动身去锻炼?他有长期的拖延模式吗?家庭作业这个词是否引起了学校经历中的一些负面联想?总之,患者不能坚持完成家庭作业的原因有很多。如果你能辨别出发生这种情况的原因,你将会处于一个更有利的地位,使未来的家庭作业更有可能成功。

我们在这本书的很多地方都讨论了家庭作业,因为它是 CBT 中最有用的工具之一(例如,难题指导 3 在第 6 章"行为技术 I:改善情绪、提升动力、完成任务和问题解决"中解决了家庭作业中的难题)。正如你将看到的,后面章节中描述的改变非适应性认知和行为的各种干预措施(例如思维记录、证据检验、活动日程表、暴露和反应阻止)被广泛用作家庭作业。虽然你在布置家庭作业时主要关注的是将 CBT 方法付诸行动或帮助患者应对令人不安的情况,但要谨记 CBT 中结构的重要性以及家庭作业在提供这种结构中的核心作用。

贯穿 CBT 的结构化治疗

在 CBT 的所有阶段都保持了治疗结构的一些元素。然而,治疗早期的特点是比治疗后期有更多的结构。在治疗的开始阶段,患者通常症状更明显,可能更难以集中注意力和进行记忆,更有可能感到绝望,而且还没有获得解决问题的 CBT 技能。在治疗的后期,由于患者已经在解决症状方面取得了进展,已经在使用 CBT 自助方法方面获得了专业知识,并且可以在管理自己的治疗方面承担更多的责任,因此不需要太多的结构。正如我们之前提到的,CBT 的目标之一是帮助患者在治疗结束时成为自己的治疗师。

在表 4-5~表 4-7 中,我们提供了 CBT 早期、中期和后期的治疗结构模板。每次治疗都包括这些共同特征:议程设置、症状检查、家庭作业回顾、针对问题或议题的治疗工作、新的家庭作业布置、反馈。结构的数量和治疗的内容随着治疗逐渐成熟而变化。这些模板只是提供一般的指导,并不意味着用于构建的一个千篇一律的治疗系统。然而,我们发现这些大纲可以适应大多数患者的需求和特性,并提供有助于达成治疗目标的结构。

表 4-5   治疗结构化大纲:治疗早期

1. 问候患者
2. 进行症状检查
3. 设置议程[a]
4. 回顾上一次治疗的家庭作业[b]
5. 根据议程主题进行认知行为治疗(CBT)
6. 引入认知模型。教授基本的 CBT 概念和方法
7. 布置新的家庭作业
8. 回顾要点,给予和引出反馈,并结束治疗

注意:在治疗早期,CBT 的工作包括识别情绪变化、识别自动思维、制作两栏或三栏表、识别认知歪曲、制订活动日程表和进行行为激活等。CBT 的开始阶段的重点是示范和教授基本认知模式。通常在治疗开始和结束期间多次提供和要求反馈。

[a]一些治疗师喜欢在进行症状检查之前设置议程。

[b]家庭作业可能会在治疗的多个要点中进行回顾和/或布置。

【习题 4-1】认知行为治疗的结构化

1. 请一位同学、同事或督导师帮助你练习 CBT 的结构化方法。使用角色扮演在不同的治疗阶段练习制订目标和设置议程。

2. 请人帮忙扮演一名在设置日程方面有困难的患者。讨论可能有助患者找出高效议程议题的策略。然后尝试实施这些策略。

3. 使用角色扮演练习给予和接收反馈。请帮忙扮演患者的人给你建设性的批评。你是否给予了支持性、有帮助且明确的反馈？

4. 演练家庭作业的布置。再次请帮忙扮演患者的人诚实地评价你的技能。她有什么可以改善家庭作业布置的建议吗？

5. 在治疗患者时实施本章所述的结构化方法。与督导师或同事讨论你的经验。

表 4-6　治疗结构化大纲：治疗中期

1. 问候患者
2. 进行症状检查
3. 设置议程
4. 回顾上一次治疗的家庭作业
5. 根据议程主题进行认知行为治疗（CBT）
6. 布置新的家庭作业
7. 回顾要点，给予和引出反馈，并结束治疗

注意：在治疗中期，CBT 的工作包括识别自动思维和图式、制作五栏表、提供对恐惧刺激的逐级暴露，以及对改变后的图式进行初级或中级工作等。治疗目标应在整个治疗中期定期回顾，但回顾通常不会列入每次治疗的议程。如果患者在组织解决问题的能力方面表现出了更高的技能，可在 CBT 的中期逐渐减少结构化。

表 4-7　治疗结构化大纲：治疗后期

1. 问候患者
2. 进行症状检查
3. 设置议程
4. 回顾上一次治疗的家庭作业
5. 根据议程主题进行认知行为治疗（CBT）
6. 预防复发；准备结束治疗
7. 布置新的家庭作业
8. 回顾要点，给予和引出反馈，并结束治疗

注意：在治疗后期，CBT 的工作包括识别和纠正图式、制订五栏表、制订管理问题和/或实践修订后的图式的行动计划，以及制订暴露方案。在 CBT 治疗后期要定期回顾治疗目标，但治疗工作并不仅限于治疗目标本身。重点是确定复发的潜在触发因素，并使用诸如认知行为演练的程序来帮助患者在治疗结束后保持良好状态。CBT 后期结构化减少，患者在日常生活中使用的 CBT 方法逐步增多。

心 理 教 育

作为一名认知行为治疗师,磨练你的教学技能可以帮助你最大限度地提高你的效率,原因主要有三个。首先,认知行为治疗基于这样一种观点,即患者可以学习修正认知、控制情绪和对自己的行为做出有效改变的技能。作为一名治疗师,你的成功将部分取决于你如何教授这些技能。第二,在整个治疗过程中,有效的心理教育应该是用知识武装患者,这将帮助他们减少复发的风险。第三,CBT 旨在帮助患者成为自己的治疗师。你需要教育你的患者如何在治疗结束后继续使用认知和行为自助方法。表 4-8 列出了提供这种教育的一些方法,并在下面的小节中进行了描述。

微课程

在治疗过程中,有时会使用简短的解释或说明来帮助患者理解 CBT 理论或干预措施。在这些微课程中,要避免使用演讲式的教学方式,而是要采用友好、吸引人、互动的教育方式。苏格拉底式提问可以用来激发患者参与学习过程的兴趣。示意图或其他学习辅助工具也可以提高教育效果。当我们第一次解释基本的认知-行为模型时,经常使用一个环形图来显示事件、想法、情绪和行为之间的联系。如果你能从患者的生活中找出一个例子,这种技术就能发挥出最好的效果。

在视频 1 中,我们展示了 CBT 模式下的心理教育。在这段视频中,Wright 博士帮助 Kate 理解环境触发、自动思维、情绪和行为之间的关系。他以她最近的经历为例,创造了一种引人注目的学习体验,并很容易被记住和使用。图 4-1 所示的图表是本次治疗过程中教育工作的一个主要特征。

表 4-8　心理教育方法
提供微课程
写出治疗中的练习
使用治疗笔记
推荐读物
使用计算机辅助认知行为治疗

视频 1　准备开始——应用 CBT:Wright 博士和 Kate(12:17)

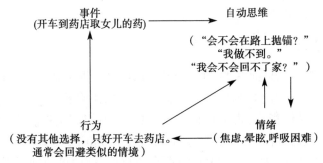

图 4-1　Kate 的认知行为治疗模型图解

练习模板

教育患者使用 CBT 技术的一个好方法是在治疗过程中写出一个练习的例子,同时解释这个过程是如何工作的。然后,写下的练习例子可以给患者作为未来工作的模板,并可以为患者复印一份练习表。看着这种写在纸上的技术可以帮助患者快速学习并记住概念。这种教育方式包括:绘制 CBT 模型的图表(如视频 1 所示),写下一个思维记录(见第 5 章"处理自动思维"中的图 5-1),完成证据检验的练习(见第 5 章中的图 5-2),填写对应卡(参见第 5 章中的表 5-5,图 5-6、图 5-7)。

治疗笔记

可以在治疗笔记(纸张和/或电子设备)中记录治疗练习、家庭作业、讲义、评估量表、重要的见解以及其他打印或电子制作的资料。我们是使用治疗笔记的绝对拥护者,因为它们可以促进学习,加强家庭作业的跟进,并且可以帮助患者在治疗结束多年后记住和运用 CBT。例如,我们曾经治疗过一名男性,他在离婚后打电话来预约治疗。在过去的 10 年里,他没有见过治疗师,但他报告说,他经常查阅自己的治疗笔记来寻求自助,使用 CBT 来处理生活中的压力。虽然他一直被离婚所困扰,但他成功地使用了 CBT 技术来避免再次陷入抑郁。在一次强化治疗之后,他决定可以继续使用自助 CBT 技术,不再需要持续治疗。

我们通常会在第一或第二阶段引入治疗笔记的概念,然后在整个治疗过程中强化这种方法的价值。治疗笔记的一个好处是,如果它作为每次治疗的常规部分进行使用和强化,那么它是可以帮助建立 CBT 结构的。治疗笔记对于住院患者的 CBT 应用也非常有价值,无论是个体治疗、团体治疗、家庭作业回顾治疗,还是其他能够通过这种记录方法来进行组织和强化的活动(Wright et al. 1993)。

阅读读物

CBT 经常使用自助书籍、讲义和其他印刷品或网上的材料来教育患者，并让他们参与治疗之外的练习。我们通常会向患者推荐至少一本自助书籍，并为他们提供指导，告诉他们在治疗的不同阶段哪些章节可能会有帮助。例如，《摆脱抑郁：康复之路》(*Breaking Free From Depression : Pathways to Wellness*, Wright and McCray 2011)有两个介绍性章节，可帮助患者评估症状和制订有用的目标。这些章节为处于治疗早期阶段的患者提供了一个很好的起点。而关于自动思维、核心信念和行为练习的章节则在治疗转向这些主题时向患者推荐。当患者正在接受药物治疗或有兴趣学习抑郁症的生物治疗时，可以建议其阅读这本书中关于药物治疗的部分。

当你布置阅读任务时，请尝试选择适合治疗阶段的阅读材料，并考虑患者的教育程度、认知能力和心理成熟度，以及正在经历的症状类型。此外，阅读材料的选择应满足患者的特殊需要。如果患者有视力问题，可能需要大字号的印刷，不识字的人可能需要录音或录像。当我们使用阅读来增强认知行为治疗时，我们要考虑的选择范围是很广的。

附录 2"认知行为治疗资源"中列出了给患者的推荐阅读材料和网站。热门的 CBT 自助书籍包括：《感觉良好：新情绪疗法》(*Feeling Good : The New Mood Therapy*, Burns 2008)，《摆脱抑郁：康复之路》(*Breaking Free From Depression : Pathways to Wellness*, Wright and McCray 2011)，《心态改变情绪：所想改变所感》(*Mind Over Mood : Change How You Feel by Changing the Way You Think*, Greenberger and Padesky 2015)。有益于焦虑症患者的书籍包括《掌控焦虑，战胜惊恐》(*Mastery of Your Anxiety and Panic*, Craske and Barlow 2006)和《抗焦虑手册》(*The Anti-Anxiety Workbook*, Antony and Norton 2009)。《停止强迫！如何克服你的强迫障碍》(*Stop Obsessing ! How to Overcome Your Obsessions and Compulsions*, Foa and Wilson 2001)是一本被广泛使用的强迫障碍自助读物。适用于双相障碍的 CBT 技术在《双相障碍手册：控制情绪波动的方法》(*The Bipolar Workbook : Tools for Controlling Your Mood Swings*, Basco 2015)一书中可见。

我们建议你阅读几本自助图书，并查看附录 2"认知行为治疗资源"中列出的其他一些资源，以便准备与患者讨论具体的教材。附录 2 中的网站也可以提供对 CBT 有价值的信息。认知治疗学院有一个优秀的网站(http://www. academyofct. org)，为临床工作者和患者提供教材。贝克研究所网站(http://www. beckinstitute. org)也有推荐读物和 CBT 书店。

成为提供心理教育的专家需要知识和实践。下一个练习可以帮助你获得宝贵的学习经验,教你如何成为患者的好老师和好教练。

【习题 4-2】认知行为治疗中的心理教育

1. 你认为在 CBT 中应该常规提供心理教育的主要组成部分有哪些? 请至少列出 5 个(例如基本认知行为模式、自动思维的本质)。你想教授的基本内容是什么?

2. 将这 5 个部分添加到下面的列表中:

a. 在每个工作领域对患者进行教育的具体想法;

b. 针对每个主题可建议的阅读资料或其他教育资源。

3. 请同事、实习生或督导师用角色扮演的方式帮你练习提供心理教育。要特别注意保持合作经验关系,避免过于说教的方式。

计算机辅助认知行为治疗

你有没有想过计算机程序或应用程序可能会帮助你执行 CBT? 传统的心理治疗完全依赖于治疗师指导患者治疗原则,提供见解,评估进展,提供反馈和培养 CBT 技能。然而,将计算机技术整合到治疗过程中的想法越来越受到关注。许多研究已经证明了计算机辅助认知行为治疗(computer-assisted CBT,CCBT)的有效性,其中使用计算机程序可以显著减少成功治疗所需的治疗师时间(Adelman et al. 2014;Andersson and Cuijpers 2009;Davies et al. 2014;Newman et al. 2014;Richards and Richardson 2012;Thase et al. 2017;Wright 2004,2016;Wright et al. 2005)。例如,CCBT 与多媒体程序结合的治疗方式[《走向幸福生活》(*Good Days Ahead*;Wright 2004;Wright et al. 2005)]已被证明与非药物治疗患者抑郁症状的标准 CBT 一样有效,而治疗师的总时间相对缩短——在一项研究中,总时间缩短了一半,而另一项研究则缩短了三分之二(Thase et al. 2017;Wright 2016;Wright et al. 2005)。在帮助患者获得关于 CBT 的知识方面,计算机辅助方法比标准 CBT 更有效(Thase et al. 2017;Wright 2016;Wright et al. 2005)。

研发成熟的 CBT 计算机程序可能不仅是提供心理教育,还包括一系列广泛的治疗经验(Andersson and Cuijpers 2009;Marks et al. 2009;Thase et al. 2017;Wright 2004,2016)。《走向幸福生活》提供了在线体验,利用视频、音频和各种互动练习,帮助患者使用 CBT 原理消除抑郁和焦虑。该程序还会追踪用户的反应(包括情绪图、测验得分、自动思维和图式列表、处理问题的行动计划和其他数据),以协助临床工作者监测进度并指导患者使用计算机软件。

CBT 的其他多媒体程序已经在对照试验中进行了研究,并正在临床实践中使用,其中包括《战胜焦虑》(*FearFighter*;Kenwright et al. 2001;Marks et al. 2009)——一个来自英国的程序,主要针对使用行为方法治疗焦虑症,以及《战胜抑郁》(*Beat the Blues*;Proudfoot et al. 2003)——另一个来自英国的程序。在一项初步研究中,《战胜抑郁》对接受药物治疗的基础医疗患者有增效作用(Proudfoot et al. 2003)。关于 CCBT 对抑郁和焦虑的作用的研究结果普遍较好(Adelman et al. 2014;Richards and Richardson2012;Thase et al. 2017;Wright 2016),但相反的,有一个更大的试验表明,在抑郁症常规治疗基础上联合《战胜抑郁》或另一个广泛使用的程序《心情健身房》(*Mood Gym*;Gilbody et al. 2015)并未表现出增效作用。

后来的一项研究结果强调了为参与计算机辅助治疗抑郁症的患者提供足够的人工服务的重要性。在平均不到 7 分钟的技术支持和没有临床工作者提供帮助的情况下(Gilbody et al. 2015),患者的完成率非常低——《战胜抑郁》只有 18%,《心情健身房》只有 16%(Gilbody et al. 2015)。然而,《走向幸福生活》的 CCBT 在有短时间的治疗师帮助之下,观察到的完成率约为 85%(Thase et al. 2017;Wright 2016;Wright et al. 2005)。

计算机技术在 CBT 中最有趣的应用之一是使用虚拟现实来帮助对焦虑及其相关障碍实施暴露疗法。目前已经开发并测试了恐高症、飞行恐惧症、场所恐惧症、创伤后应激障碍等疾病的治疗方案(Morina et al. 2015;Rothbaum et al. 1995,2000,2001;Turner and Casey2014;Valmaggia et al. 2016)。虚拟现实是用来模拟恐惧的情况,这样治疗师就可以在办公室里进行暴露疗法,比如在玻璃电梯里、在飞机上飞行,或创伤经历的场景。

还有各种各样的应用程序可用于布置常用的 CBT 练习,包括愉悦活动日程表、呼吸训练、放松训练和思维日记(Aguilera and Muench 2012;Dagöö et al. 2014;Possemato et al. 2016;Van Singer et al. 2015;Watts et al. 2013)。然而,对 52 种惊恐障碍 CBT 应用程序的综合评估发现其中大多数证据不足,内容质量低(Van Singer et al. 2015)。通常应用程序只用于有限的 CBT 技术,并不提供全面的 CCBT 体验,例如为《走向幸福生活》《战胜焦虑》《战胜恐惧》或其他多媒体 CBT 程序开发的体验。然而,Watts 等人(2013)成功开发了一个移动端为载体的治疗抑郁症的程序,改编自文本和漫画内容。我们预计移动端程序的内容和广度将随着进一步的发展而得到提升。

在评估用于 CBT 的计算机技术时,临床工作者应该意识到保密问题,包括健康保险便携性与问责制法案(HIPAA)规定,以及需要安全加密(美国精神病学协会精神病学与法律委员会 2014)。如果收集和/或存储任何个人健康信息，CCBT 的商业程序应满足数据安全性的既定要求。

使用计算机技术来帮助治疗师教育和治疗患者是 CBT 的新兴发展之一。虽然一些临床工作者质疑 CCBT 可能会损害治疗师与患者的治疗关系或者让患者感到消极，但对患者的研究显示出了良好的接受度（Andersson and Cuijpers 2009；Colby et al. 1989；Johnston et al. 2014；Kim et al. 2014；Thase et al. 2017；Wright 2016；Wright et al. 2002）。与任何其他治疗工具一样，如果你努力熟悉材料，然后获得在临床实践中使用它们的经验，你将能够最好地利用计算机程序。提供 CBT 计算机程序信息的网站列于附录 2"认知行为治疗资源"。我们认为，在这个普遍使用计算机的社会，很多患者无法获得有循证证据的心理治疗，而 CCBT 的效率和有效性被证实，日渐高级和更具吸引力的 CBT 项目和应用程序将带来 CBT 实践中人与科技的结合。

总　　结

结构化和心理教育是 CBT 的辅助技术。结构化可以注入希望，建立治疗方向，保持治疗朝目标进行，促进 CBT 技能的学习。心理教育主要针对 CBT 中"教育"这一核心概念，但也通过使用循环往复的教育方式（如每次治疗的治疗笔记）增加治疗结构。

认知行为治疗师通过制订目标和议程来增加治疗结构，进行症状检查，提供和接收反馈，布置和检查作业，以及保持有效率的治疗节奏。治疗师的另一部分角色是成为一名好老师或教练。在苏格拉底式提问的框架内，临床工作者提供微课程，推荐读物，并可能利用创新的方法，如 CCBT。结构化和心理教育技术顺畅结合时效果最佳，且能够支持和促进更具表现力和情感化的治疗成分。

（谭　玲　米丝　译　李占江　校）

参 考 文 献

Adelman CB, Panza KE, Bartley CA, et al: A meta-analysis of computerized cognitive-behavioral therapy for the treatment of DSM-5 anxiety disorders. J Clin Psychiatry 75(7):e695–e704, 2014 25093485

Aguilera A, Muench F: There's an app for that: information technology applications for cognitive behavioral practitioners. Behav Ther (N Y N Y) 35(4):65–73, 2012 25530659

Andersson G, Cuijpers P: Internet-based and other computerized psychological treatments for adult depression: a meta-analysis. Cogn Behav Ther 38(4):196–205, 2009 20183695

Antony MM, Norton PJ: The Anti-Anxiety Workbook: Proven Strategies to Overcome Worry, Phobias, Panic, and Obsessions. New York, Guilford, 2009

APA Council on Psychiatry & Law: Resource Document on Telepsychiatry and Related Technologies in Clinical Psychiatry. Approved by the Joint Reference Committee. Arlington, VA, American Psychiatric Association, January 2014

Basco MR: The Bipolar Workbook, Second Edition: Tools for Controlling Your Mood Swings. New York, Guilford, 2015

Beck AT, Ward CH, Mendelson M, et al: An inventory for measuring depression. Arch Gen Psychiatry 4:561–571, 1961 13688369

Beck AT, Epstein N, Brown G, Steer RA: An inventory for measuring clinical anxiety: psychometric properties. J Consult Clin Psychol 56(6):893–897, 1988 3204199

Beck JS: Cognitive Behavior Therapy: Basics and Beyond, 2nd Edition. New York, Guilford, 2011

Brown J: Sissinghurst: Portrait of a Garden. New York, HN Abrams, 1990

Burns DD: Feeling Good: The New Mood Therapy, Revised. New York, HarperCollins, 2008

Clark DA, Beck AT, Alford BA: Scientific Foundations of Cognitive Theory and Therapy of Depression. New York, Wiley, 1999

Colby KM, Gould RL, Aronson G: Some pros and cons of computer-assisted psychotherapy. J Nerv Ment Dis 177(2):105–108, 1989 2915214

Craske MG, Barlow DH: Mastery of Your Anxiety and Panic, 4th Edition. Oxford, UK, Oxford University Press, 2006

Dagöö J, Asplund RP, Bsenko HA, et al: Cognitive behavior therapy versus interpersonal psychotherapy for social anxiety disorder delivered via smartphone and computer: a randomized controlled trial. J Anxiety Disord 28(4):410–417, 2014 24731441

Davies EB, Morriss R, Glazebrook C: Computer-delivered and web-based interventions to improve depression, anxiety, and psychological well-being of university students: a systematic review and meta-analysis. J Med Internet Res 16(5):e130, 2014 24836465

Foa EB, Wilson R: Stop Obsessing! How to Overcome Your Obsessions and Compulsions. New York, Bantam Books, 2001

Gilbody S, Littlewood E, Hewitt C, et al; REEACT Team: Computerised cognitive behaviour therapy (cCBT) as treatment for depression in primary care (REEACT trial): large scale pragmatic randomised controlled trial. BMJ 351:h5627, 2015 DOI: 10.1136/bmj.h5627 26559241

Greenberger D, Padesky CA: Mind Over Mood: Change How You Feel by Changing the Way You Think, 2nd Edition. New York, Guilford, 2015

Johnston L, Dear BF, Gandy M, et al: Exploring the efficacy and acceptability of Internet-delivered cognitive behavioural therapy for young adults with anxiety and depression: an open trial. Aust N Z J Psychiatry 48(9):819–827, 2014 24622977

Kenwright M, Liness S, Marks I: Reducing demands on clinicians by offering computer-aided self-help for phobia/panic: feasibility study. Br J Psychiatry

179:456–459, 2001 11689405

Kim DR, Hantsoo L, Thase ME, et al: Computer-assisted cognitive behavioral therapy for pregnant women with major depressive disorder. J Womens Health (Larchmt) 23(10):842–848, 2014 25268672

Kroenke K, Spitzer RL, Williams JB: The PHQ-9: validity of a brief depression severity measure. J Gen Intern Med 16(9):606–613, 2001 11556941

Marks IM, Cuijpers P, Cavanagh K, et al: Meta-analysis of computer-aided psychotherapy: problems and partial solutions. Cogn Behav Ther 38(2):83–90, 2009 20183689

Meyer TJ, Miller ML, Metzger RL, Borkovec TD: Development and validation of the Penn State Worry Questionnaire. Behav Res Ther 28(6):487–495, 1990 2076086

Morina N, Ijntema H, Meyerbröker K, Emmelkamp PMG: Can virtual reality exposure therapy gains be generalized to real-life? A meta-analysis of studies applying behavioral assessments. Behav Res Ther 74:18–24, 2015 26355646

Newman MG, Przeworski A, Consoli AJ, Taylor CB: A randomized controlled trial of ecological momentary intervention plus brief group therapy for generalized anxiety disorder. Psychotherapy (Chic) 51(2):198–206, 2014 24059730

Possemato K, Kuhn E, Johnson E, et al: Using PTSD Coach in primary care with and without clinician support: a pilot randomized controlled trial. Gen Hosp Psychiatry 38:94–98, 2016 26589765

Proudfoot J, Goldberg D, Mann A, et al: Computerized, interactive, multimedia cognitive-behavioural program for anxiety and depression in general practice. Psychol Med 33(2):217–227, 2003 12622301

Richards D, Richardson T: Computer-based psychological treatments for depression: a systematic review and meta-analysis. Clin Psychol Rev 32(4):329–342, 2012 22466510

Rothbaum BO, Hodges LF, Kooper R, et al: Effectiveness of computer-generated (virtual reality) graded exposure in the treatment of acrophobia. Am J Psychiatry 152(4):626–628, 1995 7694917

Rothbaum BO, Hodges L, Smith S, et al: A controlled study of virtual reality exposure therapy for the fear of flying. J Consult Clin Psychol 68(6):1020–1026, 2000 11142535

Rothbaum BO, Hodges LF, Ready D, et al: Virtual reality exposure therapy for Vietnam veterans with posttraumatic stress disorder. J Clin Psychiatry 62(8):617–622, 2001 11561934

Rush AJ, Trivedi MH, Ibrahim HM, et al: The 16-Item Quick Inventory of Depressive Symptomatology (QIDS), clinician rating (QIDS-C), and self-report (QIDS-SR): a psychometric evaluation in patients with chronic major depression. Biol Psychiatry 54(5):573–583, 2003 12946886

Spitzer RL, Kroenke K, Williams JB, Löwe B: A brief measure for assessing generalized anxiety disorder: the GAD-7. Arch Intern Med 166(10):1092–1097, 2006 16717171

Thase ME, Wright JH, Eells TD, et al: Improving efficiency and reducing cost of psychotherapy for depression: computer-assisted cognitive-behavior therapy versus standard cognitive-behavior therapy. Unpublished paper submitted for publication; data available on request from authors. Philadelphia, PA, January 2017

Turner WA, Casey LM: Outcomes associated with virtual reality in psychological interventions: where are we now? Clin Psychol Rev 34(8):634–644, 2014 25455627

Valmaggia LR, Latif L, Kempton MJ, Rus-Calafell M: Virtual reality in the psychological treatment for mental health problems: An systematic review of recent evidence. Psychiatry Res 236:189–195, 2016 26795129

Van Singer M, Chatton A, Khazaal Y: Quality of smartphone apps related to panic disorder. Front Psychiatry 6:96, 2015 26236242

Watts S, Mackenzie A, Thomas C, et al: CBT for depression: a pilot RCT comparing mobile phone vs. computer. BMC Psychiatry 13:49, 2013 DOI: 10.1186/1471-244X-13-49 23391304

Wright JH: Computer-assisted cognitive-behavior therapy, in Cognitive-Behavior Therapy. Edited by Wright JH (Review of Psychiatry Series, Vol 23; Oldham JM and Riba MB, series eds). Washington, DC, American Psychiatric Publishing, 2004, pp 55–82

Wright JH: Computer-assisted cognitive-behavior therapy for depression: progress and opportunities. Presented at National Network of Depression Centers Annual Conference, Denver, Colorado, September, 2016

Wright JH, McCray LW: Breaking Free From Depression: Pathways to Wellness. New York, Guilford, 2011

Wright JH, Thase ME, Beck AT, et al (eds): Cognitive Therapy With Inpatients: Developing a Cognitive Milieu. New York, Guilford, 1993

Wright JH, Wright AS, Salmon P, et al: Development and initial testing of a multimedia program for computer-assisted cognitive therapy. Am J Psychother 56(1):76–86, 2002 11977785

Wright JH, Wright AS, Albano AM, et al: Computer-assisted cognitive therapy for depression: maintaining efficacy while reducing therapist time. Am J Psychiatry 162(6):1158–1164, 2005 15930065

Wright JH, Turkington D, Kingdon D, Basco MR: Cognitive-Behavior Therapy for Severe Mental Illness. Washington, DC, American Psychiatric Publishing, 2009

Wright JH, Sudak DM, Turkington D, Thase ME: High-Yield Cognitive-Behavior Therapy for Brief Sessions: An Illustrated Guide. Washington, DC, American Psychiatric Publishing, 2010

Wright JH, Wright AS, Beck AT: Good Days Ahead. Moraga, CA, Empower Interactive, 2016

第5章 处理自动思维

揭示和改变非适应性自动思维的方法是认知行为治疗的核心。认知行为治疗(cognitive-behavior therapy,CBT)中最重要的一个基本概念是,精神障碍中存在特征性的自动思维模式,而矫正这些思维模式可以明显地减轻症状。因此,认知行为治疗师通常将大量的治疗时间用在处理自动思维这一任务上。

认知行为治疗中针对自动思维的方法有两个重叠的阶段。首先,治疗师帮助患者识别自动思维。然后,重点转移到学习方法上,以矫正消极的自动思维并使患者的思维朝着更适应的方向发展。在临床实践中,这些阶段之间很少有明确的界限。识别和改变在发展理性思维方式过程中常一起出现。表5-1和表5-2列出了识别和改变自动思维的常用方法。①

表 5-1 识别自动思维的方法

识别情绪变化

心理教育

引导发现

思维记录

意象练习

角色扮演练习

检查清单

表 5-2 矫正自动思维的方法

苏格拉底式提问

证据检验

识别认知歪曲

记录思维改变

引出合理选择

---

① 本章中提到的一些工具详见附录1"工作表与清单",读者也可以在美国精神病学协会出版社网站 https://www.appi.org/wright 获取英文版。

续表

去灾难化
再归因
认知演练
使用应对卡

识别自动思维

识别情绪变化

在认知行为治疗的早期阶段,临床工作者需要帮助患者理解自动思维的概念,并帮助他们认识其中的一些认知,我们通常在第一次会谈或其他早期会谈中介绍这个主题。当患者呈现出引起强烈情绪反应的自动思维时,有一个很好的经验就是将任何情绪都看作是出现自动思维的信号。敏锐的治疗师将利用这些情绪变化来发现明显的自动思维,并向患者介绍基本的认知行为模型。

情绪变化在识别自动思维时特别有用,因为产生的典型认知是情绪激发的、即时的且高度个体化的。Beck(1989)指出"情绪是通向认知的非常之路",因为和明显的情绪表达相联系的思维模式为描绘患者的一些最重要的自动思维、图式提供了许多机会。关注情绪变化的另一个原因是情绪对于记忆的影响。因为强烈的情绪倾向于增加个体对事件的记忆(Wright and Salmon 1990),激发情绪的治疗干预可能增强回忆,使患者更有可能掌握并应用自动思维的概念。

心理教育

在第4章"结构化与教育"中描述的教育方法是帮助患者识别自动思维的重要部分。我们通常在治疗开始的时候花些时间来简要解释自动思维的本质以及它们是如何影响情绪和行为的。如果这些解释与情绪变化的识别相符,或者与在治疗过程中发现的特定思维有关,那么这些解释可能最有效。第4章呈现的视频1演示了关于自动思维的心理教育。如果你还没有看过这个视频,我们建议你立即观看。

引导发现

引导发现是治疗过程中识别自动思维最常用的技术。下面这个简短的例子演示了如何用简单的引导发现方法进行提问。

案例

60 岁的抑郁症患者 Anna 描述称她感到和女儿及丈夫的疏离。她感到悲伤、孤独和挫败。她从教师岗位退休后,曾希望能与家人共度美好时光。但她现在认为:"没有人再需要我了……我不知道我的余生要做什么。"

治疗师:你已经讲了你女儿的问题一直困扰着你,你能记起最近发生的一个例子吗?

Anna:能。我昨天打了 3 次电话,但直到晚上 10 点她才回电话,她似乎对我整天给她打电话这件事很生气。

治疗师:她说了什么?

Anna:好像是:"你不知道我整天都在忙我的工作和孩子吗?我不能放下他们马上回复你。"

治疗师:你听到她这么说的时候,你的脑海里想的是什么?

Anna:"她不再需要我了……她不再在乎…我只是个惹人讨厌的人。"

治疗师:当时你脑海里还有其他更多的想法吗?

Anna:我想我真的泄气了。我觉得自己相当没用,没人再需要我。我不知道我的余生该做什么。

这里提供了一些针对自动思维的其他策略,这些指导并不是绝对的规则,只是通过引导发现来处理自动思维的一些技巧。

针对自动思维的引导发现:高效策略

1. 追问能激发情绪的问题。像悲伤、焦虑或愤怒这样的情绪是对患者来说比较重要的信号。情感负荷性认知可以作为你们的工作处于正轨的标志。

2. 具体化。在针对一个被清楚定义的或难忘的情境时,对自动思维的探询往往能获得较好的效果。一般主题的讨论通常导致泛泛的描述或发散认知的叙述,并不能提供有效干预所需程度的细节。特定情境的例子可以引出重要的自动思维:①"上星期一我有个工作面试";②"我试着参加邻居家的晚会,但我太紧张了没去成";③"我的女朋友抛弃了我,我非常痛苦"。

3. 关注近期而非很久以前的事件。有时沿着发生久远的事情询问是重要的,尤其对长期存在问题的创伤后应激障碍、人格障碍或慢性化的患者。然而,近期事件的询问通常有利于接近在情境中真实出现的、更需改变的自动思维。

4. **单一思路、单一主题地询问**。避免在不同主题间跳跃。彻底地处理单一情况的一系列自动思维远比探索多种情境中的一系列认知重要。假如患者能学会充分地识别某一个值得关注问题背后的自动思维,他们就更有可能在他们生活中的其他重要问题上独立地识别自己的自动思维。

5. **深入**。患者通常只是报告一些自动思维或者仅涉及一些浅表的认知。在这种情况下,治疗师可以询问另外一些问题以帮助患者讲述完整的事件。应当以灵活的方式进行更深的询问,以免患者有被逼迫感。可以用以下询问方式:"在这种情境中你有其他的想法吗?""我们试着在这里停留一下,好吗?""你能记起你脑海里可能出现的一些其他想法吗?"

假如这些类型的简单询问没有结果,治疗师可以试着使用有质询感的苏格拉底式提问继续:

患者:当我听说 Georgette 要搬到芝加哥去时,我被击垮了,她是我唯一真正的朋友。

治疗师:你对她的搬迁还有其他更多的想法吗?

患者:我不确定,我只知道我真的会想她。

治疗师注意到患者非常悲伤,猜测在这表象下有更强烈的自动思维。

治疗师:我有种感觉你可能还有其他一些想法。当你听到她要离开时,突然出现在你脑海中的关于你自己的是什么想法? 当你在知道这一坏消息之后,你是怎样看待你自己的?

患者(停了一下):我不善于交朋友……我再也交不到像她这样的朋友……我的生活将毫无意义。

治疗师:假如这些想法是真实的,你最后会怎样?

患者:孤独……我觉得毫无希望,没有什么会改变。

6. **使用共情技术**。试想你处于与患者相同的处境,理解她或他此刻所想。在许多患者的情况下,这样做以后,你就能理解许多情境中的常见认知,也会变得更善于感知患者关键的自动思维。

7. **寻找未经审视的自动思维**。为了发现直接且强烈的自动思维,讨论一下掩盖或编辑原始思维的自然倾向可能会有所帮助,这些患者可能认为他们的自动思维比较冒犯或者会让治疗师对他们印象不好。在这样的讨论中,治疗师可以将这一常见冲动正常化,即隐瞒可能夹杂着脏话或其他煽动性话语的想法的常见冲动。还可以向患者保证他们不会因为自己的思想内容而受到评判。相反,治疗师想要听到真实的、最初的自动思维从而给予患者最多的帮助。那些对自己或他人有愤怒问题的患者尤其倾向于在报告自动思维时进行自我审查。例如,一个有路怒症的患者。帮助一个有这种困难的人可能正取决于能否引发导致其突然暴怒的刺激性想法。

8. 依靠个案概念化为引导。即便在发展的早期阶段,个案概念化也可以为决定询问方向提供宝贵帮助。对意外或应激的了解将提供重要的讨论话题。对患者的症状、优势、弱点和既往史的评估,将使治疗师可以对不同的患者提出个性化的问题。概念化的一个最有用的方面是鉴别诊断。假如怀疑是惊恐障碍,询问可以沿着未揭示的有关身体伤害或失控的灾难性预测的自动思维方向进行。假如患者显得抑郁,询问显然应向着自卑、对周围环境的消极看法以及无望等方向。假如出现躁狂或轻躁狂,治疗师需调整询问技术以解释外归因性指责、否认个人责任及夸大想法的倾向。我们强烈建议学习认知行为治疗的治疗师对每种重性精神疾病的认知行为模式有一个很好的理解(参见第 3 章"评估与案例解析"和第 10 章"慢性、严重或复杂性精神障碍的治疗")。这些信息可以为使用引导发现识别自动思维提供极好的思路。

视频 5 描述了 Donna Sudak 博士对 Brian 的治疗,演示了一些上面提到的几种引导发现的方法。Brian 的现病史和个案概念化在第 3 章"评估与案例解析"中有所提及,同时他治疗中的一些片段将会出现在本章后面的部分以及第 8 章"修正图式"中。当你观看视频 5 的时候,试着找出 Sudak 博士引出 Brian 自动思维的方法,同时想一想如何对你的患者使用这些方法。

在 Brian 治疗的第一个视频中,Sudak 博士问了一些问题,帮助他了解触发事件(例如:逃避社交场合后独自坐在自己的车里)、自动思维(例如:我永远都不会融入这些人)以及他强烈悲伤情绪间的联系。他们认同他的负性自动思维应该作为治疗的首要目标。

视频 5 引出自动思维:Sudak 博士和 Brian(9:09)

思维记录

在纸上(或计算机、智能手机上)写下自动思维是一种最有帮助、最常使用的认知行为治疗技术。记录的过程可将患者的注意力引向重要认知,提供练习识别自动思维的系统性方法,激发对思维模式正确性的质询感。查看写下的思维常引出修改或矫正适应性认知的自发的努力。而且,思维记录是治疗师矫正特定自动思维的一个有力出发点(见本章后面的"思维改变记录"部分)。

　　思维记录通常在治疗的早期阶段以一种简化的方式引入,帮助患者了解自动思维,而不需要过多的细节让他们负担过重。

　　更为详细的思维记录诸如贴标签式认知歪曲和引出合理选择(见本章后面的"思维改变记录")通常被推迟到患者在识别自动思维方面获得经验和信心时。在治疗的开始部分,一种常用的方法是让患者用两到三栏表来记录他们的思维,首先是在会谈中进行,然后作为家庭作业。两栏思维记录可以包括事件列表和自动思维(或者自动思维和情绪)。三栏记录可以包含记录事件、自动思维和情绪。图 5-1 是上文"引导发现"中提到的 60 岁女性抑郁患者 Anna 治疗中的一个思维记录练习。

　　教授患者思维记录的方法,并让他们开始记录自动思维,往往能顺利进行。然而,有时使用这种有价值的方法会遇到挑战。患者在做思维记录作业时可能有附加问题,如不了解过程,或者因不能改变的自动思维而气馁。因此,我们提供了一段视频,给出一个例子,阐述了治疗师如何克服思维记录中出现的困难。

　　在这个例子中,Brown 博士发现 Eric 并没有做记录自动思维的家庭作业,他用一种非评判性的提问方式,让 Eric 告诉他发生了什么事。之后 Eric 解释说,他不明白记录自己有多难过以及想摆脱困扰他的想法有什么意义,Brown 博士认为他没有充分准备好他的任务。下一步,讨论思维记录的基本原理,为在会谈中进行思维记录进行铺垫。正如你将看到的,在会谈中处理未做家庭作业的技巧——对于不完成家庭作业最好的方法之一就是成功地帮助 Eric 识别重要的自动思维并帮助 Eric 了解思维记录的价值。在第 6 章,"行为方法Ⅰ:改善情绪、提升动力、完成任务和问题解决"中详细介绍了解决家庭作业依从性的方法。

事件	自动思维	情绪
我丈夫决定星期五晚上去打扑克,而不是和我一起去看电影。	"我很无聊。难怪他想花那么多时间和朋友在一起。他没有离开我,真是个奇迹。"	悲伤、孤独
现在是星期一早上,我无事可做,也没有地方可去。	"我都要尖叫了。我无法忍受我的生活。我退休真是太愚蠢了。"	悲伤、紧张、愤怒
教堂的一位女士说我很幸运,能退休而不用每天和学生打交道。	"要是她知道我有多可怜就好了。我没有任何朋友。我的家人才不在乎我的感受。我真是一团糟。"	愤怒、悲伤

图 5-1　Anna 的三栏记录表

视频 6　使用思维记录的困难：Brown 博士和 Eric（6∶30）

意象

当患者在阐述他们自动思维遇到困难时，意象练习可以起到很好的效果。这个技术包括帮助患者在他们的想象中重新体验重要事件，获得事件发生时他们的思维和感受。有时所需要的只是要求患者回到当时想象他们处于那种情境中。通常通过提示或提问重新引起事件的回忆来帮助设定这一阶段。

在 Brown 博士与 Eric 的治疗中示范了应用意象技术处理自动思维的方法。在这个治疗片段中，Eric 无法描述当他父亲走进他房间询问他是否找到一份工作时的自动思维。注意到 Eric 似乎对交谈感到特别不安，Brown 博士发现一些重要的自动思维可以应用意象技术来询问。在要求 Eric 重新体验这个场景时，让自己沉浸在这种意象中，强烈的自动思维就被揭露出来（例如："我什么也做不了……我不够好……我会永远沉浸在这种感受里"）。

视频 7　使用意象发现自动思维：Brown 博士和 Eric（6∶44）

治疗师在解释和促进意象方面的技能使患者完全沉浸在这种体验的程度会有很大不同。反例则是内容很少或没有准备的意象干预，只有相当机械的陈述（如："回想你父亲在进入房间时，描述一下你想到了什么"）。Brown 博士在视频中演示了引发回忆的指导与询问技术。在表 5-3 中列出了增强意象效果的策略。

表 5-3　如何帮助患者应用意象技术

1. 解释这种方法及其原理。
2. 使用支持性和鼓励性声调。你的声音和提问方式会传递一种信息，那就是这种体验是安全的和有益的。
3. 建议患者试着记住在事件发生前她在想什么。"是什么导致了这件事？""当你面对这种情况的时候，你脑海里在想什么？""在互动开始之前你是什么感觉？
4. 问一些有助于回忆发生的事情的问题，比如"当时谁在场？""其他人怎么样？""客观环境是什么？""你能回忆起什么声音或气味吗？""你穿的什么衣服？"或者"在说话之前，你还能对这个场景想象出什么？"
5. 当描述情境时，使用刺激的问题，强化图像，帮助患者深入记忆自动思维。
6. 应用意象练习来强调情绪记录是识别自动思维的重要途径

角色扮演

角色扮演是指治疗师扮演患者生活中的一个角色,比如老板、配偶、父母或孩子,然后试图模拟一种可能激发自动思维的交流。

角色也可以互换,让患者扮演另一个人,而治疗师扮演患者。角色扮演的使用频率不如其他技术,如引导发现和意象,因为它需要特别的努力来设置和实现。同样,当决定使用这种方法时,需要考虑患者和扮演者之间的治疗关系和界限。在开始进行角色扮演练习之前,你可能会问自己以下几个问题:

1. **在患者的生活中扮演这个重要的角色对治疗关系有什么影响?** 例如,我扮演患者有虐待史的父亲角色的好处是否会抵消我被人以负面的眼光看待或被认为是父亲的坏处呢? 角色扮演对治疗关系有有利的影响吗? 通过扮演这个角色,患者能感觉到我是在支持和帮助他们吗?

2. **患者的现实检验能力是否足够强大,足以将这种经历视为一种角色扮演,并在角色扮演完成后回到一种有效的工作关系中?** 如果患者有明显的人格问题,如边缘性人格障碍,经历过严重虐待,或有精神病性特征,则应谨慎行事。然而,经验丰富的认知治疗师已经学会了如何在这些情况下有效地使用角色扮演。我们建议初学的认知治疗师主要针对急性抑郁或焦虑障碍患者进行角色扮演——对于这样的患者,角色扮演的经验通常会被视为一种直接的尝试,以帮助他们理解自己的想法。

3. **这种角色扮演会触及长期存在的关系问题,还是会聚焦于一个更局限的事件?** 一般来说,最好在治疗早期就应用角色扮演来处理此时此地的问题。当患者和治疗师在特定的当下情境中有针对性地进行角色扮演的经验后,他们可以使用这种方法来探索与情感负荷主题相关的自动思维,比如感觉被父母拒绝或不被爱。

尽管有这些注意事项,角色扮演仍然是一种引出自动思维特别有用的方法,通常被患者视为治疗师对自己感兴趣和关心自己的积极表现。在本章的后面,我们将讨论如何使用角色扮演来矫正自动思维(参见本章后面的"引出理性选择"一节)。你还可以将角色扮演作为学习 CBT 的一种方法。角色扮演是学员练习 CBT 技巧的一种很好的方式。可以模拟、停止和开始各种各样的互动,以不同的方式尝试、讨论和排练。此外,在培训这种方法的应用时,担任患者的角色可以帮助临床工作者了解患者在 CBT 过程中的体验。我们建议你通过以下练习来培养你的角色扮演技能和其他认知行为治疗的技能,用以识别相关认知。

【习题 5-1】识别自动思维

1. 请另一位 CBT 学员、督导师或同事帮助你练习识别自动思维。做一系列的角色扮演练习,你将扮演治疗师,你的助手扮演患者。然后互换角色,在使用这些技术时扩展你的经验。

2. 用情绪变化来引出自动思维。

3. 执行本章前面描述的引导发现原则。例如,专注于一个特定的情境,发展一个概念化来指导提问,并尝试深入挖掘以引出额外的自动思维。

4. 练习在"患者"无法识别自动思维的情况下使用意象。问一系列设定场景下的问题,帮助唤起关于事件的记忆。

5. 在角色扮演中进行角色扮演。在本部分的练习中,你将要求助手构建一个场景,在这个场景中将对"患者"进行角色扮演方法的教育,然后使用角色扮演方法来引出自动思维。

6. 和助手练习完这些方法后,再和你的患者一起练习。

自动思维清单

研究最广泛的自动思维清单是 Hollon 和 Kendall(1980)的自动思维问卷(Automatic Thoughts Questionnaire,ATQ)。尽管该问卷主要用于实证研究,以衡量与治疗相关的自动思维的变化,它也可以用于临床环境,如患者识别思维困难时。ATQ 有 30 个项目(例如,"我不好""我再也受不了了""我什么事都完不成"),它的评分是五分制,从 0("一点也不")到 4("一直都是")。

计算机程序《走向幸福生活(*Good Days Ahead*)》(Wright et al. 2016)包含了一个关于自动思维的扩展模块,该模块教患者如何识别和改变这些认知。《走向幸福生活》程序的一个组成部分就是开发一份定制的负性自动思维和起平衡作用的正性思维清单。这个程序的用户可以从一个常见的自动思维清单中提取认知,也可以输入他们能识别的任何其他想法。在表 5-4 中预先列出了一个来自《走向幸福生活》的自动思维清单,也可以在网站 https://www.appi.org/wright 上找到。

表 5-4　自动思维清单

说明:在你过去两周内产生的负性自动思维旁边打钩。

____我应该在生活中做得更好。

____他/她不理解我。

____我已经让他/她失望。

续表

____我再也不能享受生活了。

____我为什么如此脆弱？

____我总是把事情弄糟。

____我的生活毫无进展。

____我应付不来。

____我很失败。

____这对我来说太过分了。

____我没什么前途。

____事情失去控制。

____我想放弃。

____肯定会有坏事发生。

____我一定有什么毛病。

矫正自动思维

苏格拉底式提问

在学习成为认知行为治疗师时，很容易忽略苏格拉底式提问而偏向于思维记录、证据检验和应对卡的使用，或使用其他特定形式或程序的认知行为治疗方法。然而，我们把苏格拉底式提问放在改变自动思维技术列表的首位，因为提问过程是改变非适应性思维的认知干预的主要方法。尽管苏格拉底式提问比其他结构式干预更难以学习且需要实施技巧，但它能给你矫正自动思维的努力带来极大收获。苏格拉底式提问的一些好处是增强治疗关系，激发质询感，改善对重要认知行为的理解，促进患者在治疗中的积极参与。

苏格拉底式提问的方法在第 1 章"认知行为治疗的基本原理"和第 2 章"治疗关系：合作经验主义的运用"中有所阐述，以下是运用此方法矫正自动思维时要记住的一些关键特征：

1. **问一些可帮助找到改变机会的问题**。恰当的苏格拉底式提问通常为患者提供更多可能性。使用基本的认知行为治疗模式作为指导（认知影响情绪和行为），试着问一些问题，帮助患者了解如何改变他们的思维来减少痛苦的情绪或提高他们的应对能力。

2. **问一些能得到结果的问题**。当苏格拉底式提问突破了僵化的、非适应性的思维模式,向患者展示了合理且富有成效的替代方案时,它的效果最好。新的认知得到发展,思维的改变与积极情绪的转变相关联(例如,焦虑或抑郁的情绪得到改善)。如果你的苏格拉底式提问似乎没有产生任何情感或行为上的结果,那么就退一步,回顾一下个案概念化,并修正你的策略。

3. **问一些能让患者参与到学习过程中的问题**。苏格拉底式提问的目的之一是帮助患者熟练地进行"对思维的思考"。你的问题应该激发患者的好奇心,鼓励他们从新的角度看问题。苏格拉底式提问应该作为一个模型,患者可以从问自己问题开始。

4. **提出的问题应该对患者有益**。考虑到患者的认知功能水平、症状和专注力,问一些足以让患者思考但又不会压倒或吓到他们的问题。有效的苏格拉底式提问应该让患者对自己的认知能力感到自信,而不是愚蠢或迟钝。问一些你认为患者很有可能回答的苏格拉底式问题。

5. **避免诱导性提问**。苏格拉底式提问不应被用来确立治疗师的专家身份(即治疗师知道所有的答案,并引导患者得出同样的结论),而应是一种提高患者灵活的、创造性的思考能力的方法。当然,你会对苏格拉底式提问可能导致什么以及你希望得到什么结果有一些想法,但是问问题时要尊重患者独立思考的能力。只要可能,就应让患者自己回答问题。

6. **减少多项选择的提问**。一般来说,好的苏格拉底式提问都是开放式的。可能有大量的答案或答案排列。虽然是否选项或多项选择问题在某些情况下是有效的,但是大多数苏格拉底式提问应该给不同的回答留出空间。

证据检验

证据检验的策略是帮助患者改变自动思维的一种强有力的方法。这个技巧包括列出支持和反对自动思维或其他认知有效性的证据,评估这些证据,然后努力改变这些想法使其与新发现的证据相一致。有两个视频演示了如何利用证据检验来改变自动思维。

第一个视频演示了 Sudak 博士对 Brian 的治疗。他们致力于修正他最令人不安的自动思维之一:"我永远无法融入(群体)。"他们用一个二栏表来记录这个思维的证据,并记录产生的替代方案(图 5-2)。在治疗初期的环节,Sudak 博士问了一些开放式问题,以寻找正反两方面的证据。然后她率先帮助 Brian 了解,他在搬到一个新城市时,并没有太多的适应经验。她也将他的孤独进行正常化。在以后的会谈中,她会更加强调 Brian 在产生替代想法方面的主导作用。

视频8 证据检验:Sudak 博士和 Brian(11:58)

自动思维:我永远也不会融入(群体)

支持自动思维的证据

1. 我和每个人都不一样。
2. 我来这里已经3个月了,一切都没有改变。
3. 事情变得更糟。

不支持自动思维的证据

1. 我和 Jack 一起做过几个项目。我们合作得很好。我们有一些共同之处。
2. 我和公寓里的一些人打招呼。
3. 在我来费城之前,我有一些朋友,他们是越野跑步和唱诗班的成员。
4. 我和老家的朋友保持联系。

认知歪曲:过度概括ᵃ

替代性思维:我没有太多搬家和独立生活的经验。在这种情况下,孤独是很正常的。也许我那些搬家的朋友也有类似的问题

图 5-2　证据检验工作表

ᵃ另外的认知歪曲也反映在自动思维和一些自动思维的证据中。例如,当 Brian 说"永远不会"这个词时,他使用的是"全或无"的思维方式,忽略了他现在和过去在某种程度上适应的证据,并放大了他与他人的不同之处。尽管这里只记录了一个认知歪曲,但 Sudak 博士将帮助他在未来的会谈中更多地了解认知歪曲。

第二个视频中演示了 Wright 博士与 Kate 一起检查她的自动思维"我要昏倒了"的正确性,这个小片段已经在第2章"治疗关系:合作经验主义的运用"中作为一个合作经验主义治疗关系的例子展示过。我们建议你再看一遍这个视频,并将你的注意力集中在学习证据检验的方法上。Wright 博士演示了一种不包括在书面工作表中的证据检验的干预手段。如本例所示,证据检验可以作为一系列治疗干预中的一部分快速进行,或者可以用更详细的方式来完成,如 Sudak 博士对 Brian 的治疗所示(见图 5-2)。一般情况下,我们建议在早期的治疗中,至少进行一次用较为完整的书面证据清单对证据进行检验,以教授患者如何使用这种有价值的方法。证据检验的练习也可以作为很好的家庭作业来做。本书附录1"工作表与清单"中提供了空白工作表的样本。

视频2 修正自动思维:Wright 博士和 Kate(8:48)

【习题 5-2】证据检验

1. 请你的同事通过角色扮演的方式帮你练习证据检验的技术。

2. 当你检验证据的时候,使用一个工作表(见附录1"工作表和清单"),并写下支持与反对自动思维的证据。

3. 接下来,与你的一个患者一起实施证据检验的方法,并与督导师讨论你的尝试。

识别认知歪曲

第1章"认知行为治疗的基本原理"中给出了常见认知歪曲的定义和例子。为了帮助患者发现他们的认知歪曲,你首先要对他们进行推理这些问题的本质和类型的教育。我们已经发现让患者阅读关于认知歪曲的科普读物通常是理解这些概念的最有效的方法,像《摆脱抑郁:通往健康之路》(*Breaking Free From Depression :Pathways to Wellness*,Wright and McCray 2011),《伯恩斯新情绪疗法》(*Feeling Good :The New Mood Therapy*,Burns 1980),或者《理智胜过情感》(*Mind Over Mood*,Greenberger and Padesky 2015),或使用认知疗法的计算机程序如《走向幸福生活》(Wright et al. 2016)。你可以在治疗会谈中试着解释认知歪曲,但是患者在他们能够充分掌握这些思维前,通常会需要其他学习体验,比如上面提到的那些读物。同样,在治疗会谈中提供认知歪曲的解释是耗时的,并会转移你对其他重要主题或议程的努力。因此,当在治疗过程中出现明显的逻辑扭曲时,我们通常会简要地解释认知歪曲。然后,我们建议布置一个家庭作业来推进学习过程。你可以复制第1章"认知行为治疗的基本原理"中关于认知错误的定义,作为给患者的讲义。下面是一个教患者发现认知歪曲的示例。

案例

Max 是一位30岁的双相障碍患者,他报告在一次和女友 Rita 的争吵中突然爆发强烈的烦躁和愤怒。他的女朋友打电话告诉他,说自己因为工作耽搁了,和他约好一起出去吃饭的时间要推迟一个小时。他们预定了晚上7点,但 Rita 直到晚上9点才到他家。这时 Max 已经非常生气。他说"我冲着她吼叫了半个小时,然后独自去了酒吧"。

在治疗会谈中,治疗师注意到 Max 拥有大量的混杂着认知歪曲的非适应性自动思维。

治疗师:你能回忆起那个情境并告诉我当时在你脑海中出现的自动思维吗?试着把那些想法大声地说出来,这样我们可以理解你为什么如此烦恼。

　　Max：她只关心她自己和她的工作，根本不考虑我。我们这样的关系毫无意义。她让我看起来像个傻子。

　　治疗师：你告诉我，你今天早上感到内疚并觉得自己对她的迟到反应过度。你还告诉我，你爱她并希望继续这段关系。我觉得这种情况下，回顾一下你当时的想法是有帮助的。听起来你对她的行为有极端的看法。

　　Max：是的，我想我是真的很激动。有时我会变得像那样极端化。

　　治疗师：其中一件似乎正在发生的事情是你的极端化思考。有时我们称之为"全或无"或"绝对化"思维。例如，你的自动思维"她根本不关心我"是非常绝对的，让你无法去考虑"她如何对待你"这件事的其他方面。你的这种思维导致了你怎样的感受和行为？

　　Max：我勃然大怒，对她说了一些很伤人的话。如果我继续这样做，会毁了我们的关系。

　　治疗师解释了认知歪曲的概念和怎样发现这些歪曲，以帮助Max更好地控制情绪和行为。

　　治疗师：所以，我刚刚说的这些就是我们所谓的认知歪曲。你愿意在下次治疗前阅读有关这些内容的资料吗？你同样可以用你的思维记录来试着识别一些认知歪曲。

　　Max：当然可以，我想这是一个好主意。

　　有很多机会可以帮助患者学习怎样识别认知歪曲，减少这些逻辑歪曲的发生频率和强度。思维变化记录（详见下一节叙述及图5-3所示）可以用来识别特定自动思维中的认知歪曲。认知歪曲也可以通过其他的干预手段来识别，比如证据检验和去灾难化（本章后面会详细介绍）。

　　对许多患者来说，发现和标记认知歪曲是建立认知治疗技能中最具挑战性的部分之一。这些认知歪曲已经重复了许多年，已经成为信息处理的自动组成部分。因此，治疗师可能需要反复提醒患者注意这一现象，并建议采用多种方式以更加平衡和更具逻辑性的方式练习思维。

　　有时患者在尝试识别认识歪曲时可能会感到困惑。各种歪曲的定义可能很难理解，而且在推理中不同类型的歪曲之间可能有相当多的重叠。很好的方法是提前说明患者可能需要一段时间来积累发现认知歪曲的经验。我们告诉患者，没必要每次都精确地给认知歪曲贴上标签（例如，区分无视证据和过度概括）或也不要识别所有可能与自动思维有关的认知歪曲（许多自动思维包含多个类型的认知歪曲）。我们试图传达这样一个信息，即他们不必担心这部分认知行为疗法是否完全正确。识别到任何认知歪曲都可以帮助他们更有逻辑地思考，更好地处理他们的问题。

思维改变记录

自我监控是 CBT 的关键元素，是通过五栏思维记录和类似的思维记录方法来帮助患者充分地改变自动思维。思维改变记录（thought change record，TCR）是一种五栏思维记录，被 Beck 和同事（1979）在他们的经典著作《抑郁症的认知疗法》（*Cognitive Therapy of Depression*）中推荐为一种高影响力的技术，并在后续的 CBT 中大量使用。TCR 鼓励患者：①认识自己的自动思维；②应用本章所述的许多其他方法（如证据检验、识别认知歪曲、产生替代认知）；③观察他们努力改变自己思维的积极结果。我们通常建议患者定期完成 TCR 的家庭作业，并将这些记录带到其他治疗会谈中。有时患者可以自己使用 TCR，在思维上做出实质性的改变。在其他情况下，他们可能会陷入困境，无法产生合理的替代方案。无论在治疗之外使用该工具的成功程度如何，TCR 通常可为治疗中的讨论提供丰富的材料，并且作为进一步矫正自动思维的出发点。

在记录思维改变方法中，两栏表内容"理性思维"和"结果"，被添加至三栏表记录中，并通常用于识别自动思维。指导患者使用第一栏记下引发自动思维的事件或事件的记忆。第二栏记录自动思维和想法出现时相信的程度。第三栏记录情绪。

对患者对他们自动思维的相信程度（在 0~100% 的范围内）和与自动思维相关的情绪程度（在 1%~100% 的范围内）进行评分是思维改变过程中至关重要的一部分。通常在治疗早期，患者对他们自动思维的评定是 100% 或接近 100% 的相信。在完成余下的思维改变记录和探索了他们思想转变的方法后，他们通常能极大地减少对他们自动思维的相信程度，极大地改善与想法相联系的悲伤情绪。观察思维改变记录中的这些变化能有力地强化实践认知行为治疗方法并把它们运用到日常生活中。

对自动思维相信程度的评定，也能给治疗师提供关于认知改变的可塑性或阻碍的重要线索。若患者面对矛盾事实时仍相信其大量的自动思维，则建议治疗师着手处理根深蒂固的图式或行为模式，或更努力运用这些方法如再归因、角色扮演或认知演练。同样，针对持续引出不愉快情绪或生理紧张的想法可以用更强的认知行为治疗干预。

第四栏"合理反应"是思维改变记录的重要内容。这一栏用来记录对非适应性的自动思维的理性选择及评估修正后思维的相信程度。理性选择可以用本章随后部分讨论的许多方法来进行。然而，单纯的 TCR 往往会促使患者考虑替代方案，并形成更理性的思维方式。一些认知行为治疗师建议，TCR 的第四栏可以用来标注自动思维中识别出的认知歪曲，从而促进对逻辑错误的分析，作为一种构建逻辑思维的方式。然而，如果你认为这一过程会使患者负担过重，或者在目前情况下对患者没有好处，你可以建议患者暂时不开或延迟在 TCR 上进行认知歪曲标记。

记录思维改变的第五栏和最后一栏用于证明患者尝试改变自动思维的结果。我们通常要求患者在第三栏写下情绪，用 0~100% 的量度再次评估他们感觉的强烈程度。最后一栏同样可以用来观察行为的任何变化或记录已发展起来的应对环境的策略。大多数情况下，最后一栏是一些积极的变化。在结果栏很少或没有改善记录的情况时，治疗师可以用这些信息识别阻碍，并设计克服这些阻碍的方法。

第 1 章"认知行为治疗的基本原理"中描述了一个社交恐惧患者 Richard 完成的思维改变记录（见图 5-3）。在这个例子中，Richard 在准备参加邻居的晚会时出现了大量的负性自动思维。尽管 Richard 曾通过直率地拒绝邀请或在最后一刻找借口回避社交活动，他现在已在尝试应用认知行为治疗原则克服他的恐惧。注意 Richard 能够对他的自动思维引出合理选择并开始建立应对焦虑的技术（参见第 7 章"行为技术 Ⅱ：降低焦虑和打破回避模式"中介绍的针对焦虑障碍的行为技术）。本书附录 1 包含了空白的思维改变记录"工作表和清单"，可以复印用于你的临床实践。

【习题 5-3】使用思维改变记录

1. 复印一份附录 1 中的空白记录思维改变"工作表和清单"。

2. 识别你自己生活中引发焦虑、悲伤、生气或其他不愉快情绪的一个事件或情境。

3. 完成思维改变记录，识别记录自动思维、情绪、理性思维和使用思维记录的结果。

4. 在一个治疗会谈中至少向你的一名患者介绍思维改变记录的方法。要求这名（或多名）患者把思维改变记录作为家庭作业完成，并在下一次治疗中回顾思维改变记录。

5. 假如患者（们）实施记录思维改变有困难或并没有取得所希望的进步，找到克服这些困难的方法。

情境	自动思维	情绪	合理反应	结果
a. 描述引发情绪的事件, 或 b. 引发情绪的想法, 或 c. 生理反应	a. 写下先于情绪的自动思维 b. 评估对自动思维的相信程度(0~100%)	a. 特定的情绪如悲伤、焦虑、生气等 b. 评定情绪等级, 1%~100%	a. 识别认知歪曲 b. 写下对自动思维的合理反应 c. 评估对合理反应的相信程度	a. 明确并评估随后的情绪(0~100%) b. 描述行为上的变化
准备参加邻居聚会	1. 我不知道要说什么(90%) 2. 我会看起来很不适应(75%) 3. 我会试图抓住什么并想立即离开	焦虑(80%) 紧张(70%)	1. 忽略证据, 夸大。我读过和听过广播里的一些新闻。我在练习闲聊。我有话可聊。我需要做的只是开口(90%) 2. 夸大, 过度概括, 个人化。我确实夸大了, 我可能看起来有点紧张, 但人们会对他们自己的生活更感兴趣, 而不是评判我的长相。我是个有能力的人(90%) 3. 快速下结论, 灾难化。我会紧张, 但我需要忍受它, 面对我的害怕。我已经演练过了该怎样在晚会中表现。所以我不需要立即离开或找借口不参加(80%)	焦虑(40%) 紧张(40%) 我去了晚会并在那里待了超过 1 小时, 我感觉紧张, 但我做得很好

图 5-3 Richard 的思维改变记录

来源:摘自 Beck AT, Rush AJ, Shaw BF, et al: *Cognitive Therapy of Depression*. New York, Guilford, 1979. pp. 164-165. Guilford Press. 获取地址:https://www. appi. org/wright

引出理性选择

在教授患者如何培养逻辑思维时,强调认知行为治疗不是"正性思维的力量"很重要。试图以非现实性正性思维代替负性思维通常注定失败,尤其是患者承受着真实的丧失或创伤或面临着有高度不利结果可能的问题时。也许患者丢失一份工作是因为表现下降,经历重要关系的破裂,或正在治疗重大的躯体疾病。在这些情况下,尝试曲解问题、忽略可能的个人缺陷,或最小化真实风险,都是不现实的。相反,治疗师应该试着帮助患者尽可能以最理性的方法看待这种情境,并设计出适应性的方法来应对。

当你指导患者如何发展逻辑思维时,你可能会考虑这些选择:

1. **探索不同的观点**。抑郁和其他精神障碍患者往往会把思考的焦点缩小到自我谴责和焦虑产生的认知上,同时阻碍了更具适应性的和理性的选择。为了帮助患者克服这种倾向,你可以让他们想象从不同的角度看待自己。他们可以像科学家或侦探一样思考,避免快速下结论,并寻找所有的证据。另一个策略是建议他们把自己放在一个值得信赖的朋友或家人的位置上。这个人会怎么说呢?此外,患者还可以想象自己给另一个处于类似情况的人提供建议——这是 Sudak 博士在治疗 Brian 时所使用的一种有效的方法(视频 9)。或者他们可以想象一个肯定和有效的教练,通过帮助他们看到积极的,但准确的理性想法来帮助他们建立个人优势。每一种相关策略都鼓励患者走出目前的思维框架,考虑其他更理性、更具适应性和建设性的观点。

2. **头脑风暴**。头脑风暴包括让你的创造力自由地产生各种各样的可能性。为了从这项技术中得到最大的获益,应该鼓励患者暂停任何“是的,但是”的思维过程。建议他们列出尽可能多的想法,而不考虑他们是实际可行的还是有待实现的。然后,他们可以通过各种可能性来确定哪些是合乎逻辑的选择。头脑风暴可以帮助患者走出他们狭窄的视野,看到其他没有认识到的选择。

3. **离开当前的时间框架**。试着帮助患者理解到他们在发生抑郁或焦虑之前看待自己的方式,或者如果他们的症状得到解决时会如何看待自己。如果患者能回忆起自己非常成功或有良好的积极情绪的场景(例如:从学校毕业,处于恋爱关系中,迎来孩子的诞生,获得奖项,找到一份新的工作),他们也许能够回想起那些被遗忘的适应性的想法。问一些问题,比如“有什么是曾经的你会看到的而抑郁的你却忽视了的呢?”“曾经的你会给自己什么建议?”或者“如果你不再沮丧,你会怎么看这个情况?”

4. **向他人学习**。通常抑郁、焦虑或其他精神状态的人们会转向内部世界,在没有他人反馈或建议的情况下得出结论。尽管询问别人的意见是有风险的,但与可信的朋友、家人或同事进行明智的讨论可以帮助患者获得准确的观点。为了促进富有成效的讨论,你可以指导患者如何和他人一起检验他的想法,从而限制风险,增加成功的机会。问一些诸如“你有多相信这个人会告诉你真相,并支持你?”和“向这个人询问反馈的风险是什么?”以及“如果你得到一个令人失望的回应,你能如何应对呢?”这样的问题。你也可以事先准备好可能的场景,让患者准备好提出有效的问题。教患者如何提出问题,既能保护她的利益,又能了解真相。

以下两个视频演示了产生理性替代想法的方法。第一个视频演示了 Sudak 博士帮助 Brian 构建了一些能够产生理性选择的技能。他们正在对 Brian 经常出现的、令人不安的自动思维——“我永远无法融入他人”进行工作。Sudak 博士首先要求 Brian 在他的自动思维中找出认知歪曲。在 Brian 用全或无的想法和过度概括的时候,Sudak 博士建议他尝试产生另一种理性的想法。他第一次尝试修改("我也许能融入")受到了 sudak 博士的积极反馈。然而,她认为这种修正不太可能"强化"他,从而导致实质性的改变。因此,Sudak 博士让他通过一个朋友的视角来看待"适应"的情况,这个朋友也面临着同样的挑战——搬家到一个新的城市。当你看这个视频的时候,你就可以看到这个策略是如何释放 Brian 的潜力来产生一些现实的、替代性的想法的。

视频 9　发展可替代的理性思维:Sudak 博士和 Brian(8:50)

第二种寻找理性选择的方法来自于 Brown 博士对 Eric 的治疗。在视频 10 中,Eric 向 Brown 博士展示了思维改变记录的作业(事件、自动思维和情绪的三栏表)。Eric 正在一家面馆外面坐着,当时他正考虑去参加一个厨师职位的面试。从思维改变记录中一系列消极的自动思维中,Eric 选择了"尝试的意义是什么?"作为他们在会谈期间的目标。当你观看视频的时候,试着找出 Brown 博士用来帮助 Eric 寻找可替代自动思维的方法。请注意,Brown 博士问了一些巧妙的问题,以克服 Eric 无法产生任何不支持他自我挫败认知的证据的障碍。Brown 博士在帮助 Eric 产生理性的替代思维方面比 Sudak 和 Brian 之间有更大的困难。然而,Brown 博士的坚持和耐心可能会为 Eric 的非适应性自动思维提供具体的替代想法。

视频 10　寻找可替代的理性思维时的困难:Brown 博士和
　　　　　Eric(10:37)

【习题 5-4】产生可替代的理性选择

1. 与同事一起在角色扮演练习中练习应用苏格拉底式提问、证据检验和引出理性选择。尝试用创造性的思维方法来打开"患者"的思路。

2. 接着,对你的一位患者引出合理选择。注重提出好的苏格拉底式问题。鼓励患者像科学家或侦探那样思考,寻找看待这个处境的不同方法。指导患者进行头脑风暴的技巧。你的目标是帮助患者学习打破狭隘视野的方法。

3. 假如可能,对这些会谈进行录音或录像,并与你的督导一起回顾。成为使用认知行为治疗引出合理选择的专家的一个最好办法就是观察自己,获得你的会谈风格的反馈,倾听怎样询问有效苏格拉底式问题的建议。

去灾难化

对未来的灾难性预测在抑郁和焦虑障碍患者中非常普遍。这些预测经常受到这些障碍中的认知歪曲的影响，但有时候这些恐惧是准确的。因此，去灾难化并不总是试图消除灾难性的恐惧。相反，治疗师可能会选择帮助患者处理害怕的情境，以防它真的发生。

案例

Terry 是一名 52 岁的抑郁症患者，再婚，他极度担心妻子可能会离开自己。因为这段关系确实不稳定，他的治疗师决定用最坏情况的方法来帮助他去灾难化，来更好地应对这种情况。

Terry：我想她对我已经忍无可忍了。我不确定是否还会被拒绝。

治疗师：我看得出你很担心，很心烦。你觉得你们继续在一起的机会有多大？

Terry：大概 50%。

治疗师：因为你预期了一个很高的分手的可能性，所以提前考虑一下如果她真的提出分手会怎么样，这样可能会有帮助。你能想到的最坏的结果是什么？

Terry：我将被彻底毁掉——一个没有未来的两次失败者。她是我的一切。

治疗师：我知道，如果你的婚姻以离婚告终，那将是非常艰难的，但让我们看看你能如何应对。我们可以先看看你的预测。你说你会被毁掉。我们能看看证据，看看这是不是真的，好吗？

Terry：我想我不会完全被摧垮。

治疗师：你或你生活中的哪部分不会被毁掉？

Terry：我的孩子依然爱我。我的兄弟姐妹不会抛弃我。事实上，他们中的有些人认为我结束这段婚姻反而会更好。

治疗师：你的生活里有哪些其他部分仍然很好？

Terry：我的工作，除非我因太沮丧而无法继续。我可以继续和我的朋友们打网球。网球对我来说是一个很好的发泄方式。

治疗师继续提问来帮助 Terry 矫正他的绝对化、灾难化思维。在交流结束时 Terry 对于可能离婚的反应已经形成了一个不同的观点。

治疗师：在我们继续之前，你能总结一下，如果你真的不得不面对离婚，你会有什么反应吗？

Terry：这对我将是一个巨大的打击，我不希望它发生。但我会努力去看到我所拥有的一切，而不是只去想我失去了什么。我的健康和我的家人还在。我有一份好工作和一些亲密的朋友。她是我生命中重要的一部分,但也不是全部。生活还会继续。也许从长远来看,我会过得更好,就像我哥哥告诉我的那样。

治疗师接着建议他继续制订一个应对计划以防离婚真的发生(更多信息见本章随后的"应对卡"部分)。

去灾难化也是一种帮助焦虑障碍患者的有价值的技术。例如,患有社交恐惧症的人通常都害怕自己会显露出焦虑或社交无能,而这种显露会让人痛苦不堪。你可以尝试以下类型的问题来减少社交恐惧带来的灾难化预测:"如果你去参加聚会,最可能发生的事情是什么?""没什么话可聊又有什么可怕的呢?""你能至少坚持15分钟吗?""在聚会上的焦虑与其他糟糕的事情如重病或失业相比是怎样的呢?"这些问题的主旨是帮助患者认识到他们所预言的可怕后果和无力应对是不准确的。

再归因

在第1章"认知行为治疗的基本原理"中,我们描述了抑郁症归因偏差的研究结果。归因是人们赋予他们生活中事件的意义。为了唤醒你的记忆,我们简要总结了歪曲归因的三个维度:

1. **内归因与外归因**。抑郁的人倾向于对消极结果内化责备或责任,而非抑郁的人倾向于寻求平衡或外归因。

2. **整体的与局部的**。在抑郁症中,归因更有可能是广泛的、整体性的,而不是孤立地归咎于某个特定的缺陷、侮辱或问题。整体归因的一个例子是:"那场小车祸是压垮我的最后一根稻草,我生活中的一切都在走下坡路。"

3. **稳定的与可变的**。抑郁的人做出的归因是固定不变的,并且很少或根本没有机会改变,例如:"我再也找不到真爱了。"相反,非抑郁人群更有可能认为"这一切都会过去的"。

有很多不同的方法可以帮助患者对他们生活中的重大事件进行更适合的归因。本章所述的任何其他技巧都可以使用,如苏格拉底式提问、思维改变记录或证据检验。然而,我们通常会简单地解释一下概念,然后在一张纸上画一个图形来展示归因的维度,以开始归因的重建(图5-4)。接着我们会问一些问题促使患者探索并有可能改变她的归因方式。

案例

Sandy是一名54岁的女性,她对自己已婚女儿Maryruth有婚外情的消息感到难以应对。她过度地责备自己,认为她的女儿正在破坏整个生活,对 Maryruth 的未来很悲观。治疗师以修正 Sandy 的内归因的提问开始。(图 5-4 中的表用于记录 Sandy 的回答。)

治疗师:现在你为你女儿的问题有多责备自己?

Sandy:相当多,可能 80%。我不应该依她的想法让她去上那所大学。她在那儿发疯了,从那以后就不像她自己了。我知道她嫁给 Jim 是个坏主意。我应该告诉她我对他的看法——他们没有任何共同点。

治疗师:我们稍后会看看你对自己的指责。但是现在,你能不能在这个图表上做个记号来表示你认为你对这个问题有多大的责任?

(Sandy 在 90% 水平的地方做了个标记)

治疗师:好的,现在我们来想想合理的责备程度应该是多少。你希望自己处于图表上的什么位置?

Sandy:我知道我太贬低自己了。但是我想我还是应该试着帮忙,也应该承担一些责任,大概 25% 是正确的。

尽管治疗师认为 Sandy 仍然对这种情况承担了太多的责任,但她当时并没有强调这个问题。他们先为归因的其他维度制作图表(见图 5-4),然后开始讨论如何将归因按期望的方向移动。

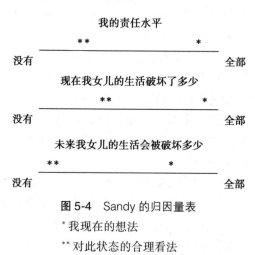

图 5-4 Sandy 的归因量表

* 我现在的想法

** 对此状态的合理看法

其中一种可以用来修正归因的方法是让患者对各种可能导致消极结果的因素进行头脑风暴。因为患者的视野通常是狭隘的,只关注自己的缺点,所以提出一些问题有助于他们从不同的角度去思考。例如,"其他能影响这个问题的人怎么样:亲家? 他的朋友们?""幸运或命运的作用会怎样(有什么意义)?""是否涉及遗传?"回顾了这系列问题之后,我们有时用饼图来帮助患者对问题采用多维度的观点。图 5-5 是 Sandy 为对女儿问题自责归因做的饼图。

【习题 5-5】去灾难化和再归因

1. 再次请求你的同事用角色扮演帮助你学习认知行为治疗程序。请你的协助者角色扮演一个情境,在此情境中可以使用去灾难化或再归因改变自动思维。

2. 然后有次序地尝试每种技术。

3. 当你练习去灾难化时,关注修正歪曲的预期。同时还要让"患者"做好应对可能出现的不良后果的准备。

4. 接着选择一个可用于再归因干预的自动思维。解释归因偏差,使用一张图表(例如图 5-4)或一个饼图(例如图 5-5)帮助"患者"作出更适当的归因。

5. 学习练习中最后一步是对真正的患者进行所有这两个程序并和督导讨论你的尝试。

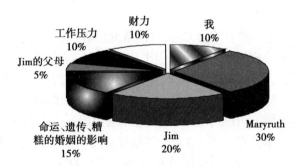

图 5-5　Sandy 的饼图:归因的正性效果

认知演练

当你面对一项重要的会议或任务时,你有没有提前想好要说什么? 你是否为了获得更大的成功机会而排练你的想法和行为? 我们在自己的生活中使用这种策略,我们发现它可以帮助患者将治疗的经验运用到现实生活中。

当我们向患者解释这一技巧时,我们通常会用一些顶级运动员的例子,比如滑降滑雪运动员,他们可以想象竞争环境的挑战,并为前方的赛道做好心理准备。滑雪者可能会用想象来思考在各种情况下她会如何反应。如果她撞到了冰或者刮起了大风,她该如何弥补呢? 这位滑雪者可能还会训练自己如何保持积极的心态,以消除焦虑,在比赛中集中精力。

认知演练通常是在患者已经用其他方法做了一些基础工作来改变自动思

维之后进行的。这些早期的经历让患者准备好"把所有的事情都放在一起"，精心安排一个适应性的反应，以应对潜在的压力情况。做认知演练的方法之一是让患者采取以下步骤：①提前思考情境；②识别可能出现的自动思维和行为；③通过写出一个思维记录表或做另一个认知干预来修正自动思维；④在你的头脑中排练更具适应性的思维方式和行为方式；然后⑤实施新策略。

当然，通常要教授患者一些方法，增加实现目标的概率。可以用苏格拉底式提问帮助他们发现不同的选择，用略带说教性质的干预方式（mini-didactic interventions）来教授他们技能，用行为实验来测试找到可能的解决方案。然而，通常最有用的技术是在尝试新的计划前在一个治疗会谈中进行演练。Wright 博士利用这种方法帮助 Kate 和她的同事一起开车去参观他们的新办公室。

视频 11　认知演练：Wright 博士和 Kate（9∶31）

应对卡

使用应对卡是一种有效的方法，可以帮助患者练习在治疗会谈中学到的关键的认知行为治疗干预。每个索引卡（7cm×12cm）或更小的卡片（名片尺寸）上写下患者用于帮助自己应对重大事件或情境的指导。患者也可以使用智能手机或其他设备来记录应对策略。应对卡最有效的情形是，它识别出特定的情境或问题，然后用几个要点简洁地详细说明一个应对策略，这些要点抓住了计划的基本要点。表 5-5 列出了帮助患者写出有效应对卡片的技巧。

在视频 11 中，Wright 博士帮助 Kate 在一张应对卡上记录了进行认知练习的想法。Kate 把这些适应性的认知记在一张应对卡上，并计划把卡放在钱包里，这样她就可以在和同事一起经过大桥参观他们的新办公室之前经常查看它（图 5-6）。

表 5-5　制作应对卡的技巧

1. 选择患者认为重要的情境
2. 制订以完成应对卡片为目标的治疗干预计划
3. 评估患者是否准备好实施应对卡片的策略。从一个可管理的任务开始。在患者准备好迎接这些挑战之前，推迟处理巨大的担忧或问题
4. 明确具体某种情境或处理问题时要采取的步骤
5. 把指导归结为要点。容易记住的指导才更可能被患者铭记在心
6. 要实用。提出那些极可能取得成功的策略
7. 提议在真实生活中经常使用应对卡片

> **情境：**与同事经过大桥到新办公室。
>
> **应对策略：**
>
> 我和我爸爸不同。他吸烟而且有糖尿病。
>
> 我的心脏病专家说，我心脏病发作的概率是零。
>
> 即使很难，我也能做到。
>
> 我可以练习一些技巧来帮助我。

图 5-6　Kate 的应对卡

应对卡的另一个例子来自于 Max 的治疗，这名双相障碍患者报告在和女朋友的关系中产生了强烈的愤怒（图 5-5）。本章介绍的其他行为干预方法可用在以后的治疗中，以帮助他更有效地处理愤怒，但 Max 已经有了一个很好的开始。

> **情境：**我的女朋友来晚了，或者做了其他让我觉得她不在乎我的事情。
>
> **应对策略：**
>
> 找出我的极端想法，特别是当我用全或无这种绝对的词的时候。
>
> 在我开始大喊或尖叫之前，要退后一步来检查一下我的想法。
>
> 想想我们之间的积极部分——我认为她确实爱我。
>
> 我们在一起 4 年了，我不想就这么结束了。
>
> 如果我开始暴怒，那就暂停一下。告诉她我需要休息一下才能平静下来。散散步，或者去另一个房间待着。
>
> 我可以练习一些技巧来帮助我。

图 5-7　Max 的应对卡

【习题 5-6】认知演练和应对卡

1. 在你自己的生活中确定一种情境，事先演练可能会帮助你更有效或更有信心。现在你的脑海中回顾一下这个情境，找出可能的自动思维、情绪、理性反应和适应性行为。接下来，用你能想到的最具适应性的方式练习思考和行动。

2. 把你认知演练的结果写在应对卡片上。根据表 5-5 的提示填写应对卡片。写下具体的要点，这会指导你如何最好地处理这种情况。

3. 至少与一位患者进行认知演练。选定一种情境，你会认为如果患者能事先在脑海中思考此种情境，他就能应对。同样地，努力抓住练习机会，以减少患者症状加重或复发的风险。上述提到的情境包括重返工作岗位、得到与亲属健康状况有关的坏消息，或被重要的人批评。

4. 与患者一起工作，至少写出三张应对卡。通过要求患者将应对策略作为家庭作业来促使其使用应对卡。

总　　结

　　认知行为治疗专注于识别和改变自动思维,因为这些认知对情绪和行为有很强的影响。在处理自动思维的早期,治疗师帮助患者了解到自己个人化的、未经检验的意识流,帮助他们倾听内在的对话。引导发现是揭示自动思维的最重要的方法,但许多其他方法也可以使用。意识到情绪的转变是一种向患者展示自动思维对他们情绪的影响的有力方式。其他引出自动思维的有用方法包括思维记录、意象、角色扮演和清单的使用。

　　在患者学会了识别自动思维后,治疗工作可以转向使用干预手段来改变这些认知。有效的苏格拉底式提问是改变过程的基础。TCR 在 CBT 中也有着广泛应用,以帮助患者发展更有逻辑性和适应性的思维方式。治疗师可以用其他各种有效技术如证据检验、去灾难化、再归因、认知演练和应对卡来修正自动思维。随着认知行为治疗由早期进入后期阶段,患者获得了改变自动思维的技能,他们可以自己使用这些技能来减轻症状,更好地应对生活压力,并减少复发的可能。

(孟繁强　译　李占江　校)

参 考 文 献

Beck AT: Cognitive therapy and research: a 25-year retrospective. Paper presented at the World Congress of Cognitive Therapy, Oxford, UK, June 28–July 2, 1989

Beck AT, Rush AJ, Shaw BF, et al: Cognitive Therapy of Depression. New York, Guilford, 1979

Burns DD: Feeling Good: The New Mood Therapy, Revised. New York, HarperCollins, 2008

Greenberger D, Padesky CA: Mind Over Mood: Change How You Feel by Changing the Way You Think, 2nd Edition. New York, Guilford, 2015

Hollon SD, Kendall PC: Cognitive self-statements in depression: development of an automatic thoughts questionnaire. Cognit Ther Res 4:383–395, 1980

Wright JH, McCray LW: Breaking Free From Depression: Pathways to Wellness. New York, Guilford, 2011

Wright JH, Salmon P: Learning and memory in depression, in Depression: New Directions in Research, Theory, and Practice. Edited by McCann D, Endler NS. Toronto, ON, Wall & Thompson, 1990, pp 211–236

Wright JH, Wright AS, Beck AT: Good Days Ahead. Moraga, CA, Empower Interactive, 2016

第 6 章　行为技术Ⅰ:改善情绪、提升动力、完成任务和问题解决

　　情绪低落、对活动的兴趣减退、难以完成任务或解决问题是抑郁症患者的常见主诉。不参与可能令人愉快的或有益的活动通常会导致症状加重。一个恶性循环可能会导致一个人在愉快或富有成效的活动中减少参与,随之而来的是进一步的缺乏兴趣或享受,情绪低落(悲伤和绝望的感觉),无助感或无价值感增加。反过来,这种反应可能会导致个人在愉快或有益的活动中进一步减少接触,随后出现抑郁症状的恶化。最终,一个向下的螺旋可能会继续发生,直到个人认为他没有能力体验快乐、完成任务或解决问题。抑郁程度最深的患者可能会沮丧地感到绝望,放弃任何改变的尝试。

　　针对抑郁症和其他精神疾病的认知行为治疗(CBT)包括了特定的干预方法,以改善活动水平下降、精力消耗、快感缺乏恶化和完成任务能力下降。在这一章中,我们讨论和说明了一些最有用的行为干预措施来帮助有这些困难的人。虽然这里所描述的技术最常用于抑郁症的治疗,但是同样可以将它们成功地运用于 CBT 治疗的其他问题中,如焦虑障碍、进食障碍和人格障碍(见第 10 章"慢性、严重或复杂性精神障碍的治疗")。

　　当你执行这些行为干预措施时,重要的是记住这一原理,即从事愉快或有益的活动可能与改善情绪和成就感有关。同样地,对消极的自动思维或模式的修正可以帮助促进适应性行为。因此,作为达到治疗目标的总体策略,行为方法与认知技术配合使用。本章的例子说明了行为干预和认知干预通常是如何相互增强的,以及治疗师如何在临床实践中融合这些技术。

　　行为激活这个术语可以用来描述任何旨在让患者恢复活力并帮助他们做出积极改变的方法。这些方法可以从简单的一到两步行为活动计划,到活动日程安排,到完全的等级任务程序。

行为活动计划

　　一个切实可行的行为活动计划可以让患者处在一个积极的变化过程

中,同时也能让患者充满希望。治疗师帮助患者选择一两个具体的活动,这些活动可能会改善情绪,然后协助患者制订一个现实的计划来实施这项活动。行为激活通常在前几次会谈使用,在更详细的认知行为分析或更复杂的干预措施(活动日程表、认知重建)之前。然而,我们也发现这项技术可以应用于治疗的其他阶段,一个简单的、有针对性的行为活动计划就可以获得显著的效果。下面的例子展示了这个方法是如何在早期治疗中快速地使患者参与有益活动的。

---

1. 每周去杂货店买健康食品。
2. 安排一个具体的时间,周日上午 10 点,这时我更有可能去。
3. 回家路上经过最喜欢的面包店时,进去犒劳自己。

图 6-1　Meredith 的行为活动计划

案例

Meredith 是一名 30 岁的女性,怀孕 6 个月,正处于抑郁症发作期。自怀孕第二个月开始她感到抑郁,一直处于中度抑郁。她第一次也是既往唯一一次抑郁发作发生于她在社区大学上学的时候。她当时服用了舍曲林,并接受了一些支持性的心理咨询。药物似乎有帮助,但她现在因为怀孕不想服药了。

她是一家高档餐厅的服务员,希望能尽可能久地工作。她的副学士学位是信息技术,但她还没能在那个领域找到工作。她现在独自生活,她的家人住在她家附近。虽然她没有得到母亲的大力支持,但她已婚并有两个孩子的哥哥非常支持她。她也有两个亲密的朋友——一个是她童年的朋友,另一个是工作中的朋友。她的怀孕是意外的,但她一直想有一个家庭。她对婴儿有积极的情感,但她经常自我批评,因为她不认为自己会成为一个好母亲。她还批评自己吃"垃圾食品",并且没有保持健康的饮食习惯。为了孩子着想,Meredith 希望和她孩子的父亲保持朋友关系,但并不想旧情复燃。

Meredith 除了上面提到的外并无其他精神病史。她没有自杀意念或自杀行为。她没有躯体疾病,怀孕后除了有一些背部疼痛、胃灼热和乏力之外,没有什么别的不适。

在视频 12 中,Wichmann 博士,一位精神科住院医师,专注于使用一些方法来帮助 Meredith 再次活跃起来。在第二次会谈结束前,他们制订了一个有望帮助 Meredith 的行为激活计划(图 6-1)。下面展示的一小部分对话将会让你了解到 Wichmann 博士是如何制订这个干预方案的。我们建议你现在花时间看一下视频,这样你就可以了解如何制订一个成功概率很大的具体计划。

视频 12　行为活动计划:Wichmann 博士和 Meredith(3:34)

　　Wichmann 博士:如果你能在这周做一件能让你感觉更好的事情,你认为会是什么呢?

　　Meredith:我认为我想要健康饮食。

　　Wichmann 博士:关于你说的想要健康饮食,能告诉我具体的意思吗?

　　Meredith:我想完全戒掉快餐。我想要更多的搭配套餐,我只想吃健康的食物。

　　Wichmann 博士:你说的这些想法非常重要。我只是想知道,你提到的这些是否可以同时全都做到。你觉得是否有一些更小、更具体的目标可以做……有吗?

　　Meredith:我想我至少得做到去趟杂货店。

　　Wichmann 博士:好。那是你一直没有做过的事情吗?

　　Meredith:对,最近都没去过。我只是在工作间隔吃东西,或者在回家的路上吃快餐。

　　Wichmann 博士:嗯,我认为去杂货店是一个更可行的目标,你可以更容易做到,而不是一下子就改成全部只吃健康食品。有什么可能的障碍或困难阻碍你去杂货店吗?

　　由于 Meredith 患有中度抑郁症,很难参与任何能给她带来幸福感或快乐的活动,Wichmann 博士小心地避免了一个难度太高或者不太可能实现的行为活动计划。在这种情况下,Meredith 选择了一些她认为会有帮助的行动,但 Wichmann 博士建议她计划一项不那么雄心勃勃的活动。还有其他一些策略可用来增加 Meredith 能够完成活动计划的可能性,包括询问她完成计划的潜在阻碍,然后让她参与解决这些有阻碍的问题。此外,Wichmann 博士敦促她定下具体的某一天和某个时间来完成这项活动。最后,Wichmann 博士在一张卡片上写下了行为活动计划,以提醒 Meredith 实施这个计划。Wichmann 博士和 Meredith 合作完成了行为活动计划。注意,Wichmann 博士根据 Meredith 之前的经验向其提出建议,而不是简单地告诉 Meredith 该怎么做。

当患者寻求治疗时,他们通常对做出改变感兴趣。他们希望开始朝着积极的方向前进,他们正在寻找能让他们可以开始采取措施的指导。因此,当治疗师在初始治疗阶段建议立即采取行为活动时(即使只是最基本的),患者通常会对这一要求表示欢迎,这表明他们将能够与治疗师合作,取得更大的进展,并解决更大的问题。行为活动计划不使用花哨或复杂的技术,但它们可以帮助患者开始摆脱退缩或不活动的行为模式,并向他们展示可以取得的进展。这种类型的干预也可在治疗后期或治疗慢性疾病中取得良好效果。表 6-1 中列出的建议可以帮助你实施有效的活动计划。

表 6-1   使用行为活动计划的技巧

1. **在尝试行为激活前,建立一个合作性关系**。不要本末倒置。患者和治疗师之间没有好的合作关系时,尝试执行行为活动计划可能会失败。患者执行任务的部分原因是他想要和你一起工作并且理解做出改变的原因。

2. **让患者做出决定**。尽管你可以帮助指导患者做出对他有帮助的行动,但只要有可能,要患者为制订行为活动计划给出自己的建议,并让患者对行为活动的执行有所选择。

3. **判断患者改变的准备**。在建议行为活动计划前,衡量患者的动机以及采取行动的开放度。如果患者对做出与现状不同的事情不感兴趣或者并不准备采取行动,那么就推迟干预。反之,如果患者对开始向积极方向行动采取的是开放的态度,那么在此刻就可以采用了。

4. **让患者为行为激活做好准备**。用苏格拉底式提问或者其他导致改变的认知行为治疗干预引导作业的布置。尝试用提问教授患者采取行动的好处,或者做不一样事情的动机的好处。最好的问题之一是"这个变化给你的感觉是怎样的",如果回答是积极的,并且行动计划具备合理的能够有效的可能,患者将很有可能付诸实施到底。

5. **设计可以完成的作业**。选择符合患者精力水平并且有能力改变的行为激活练习。核对行为计划的细则,从而保证它提供了足够的挑战并且对患者来说没有负担过重。如果需要,做简短的训练,让计划成功地完成。

6. **促进活动计划的实施**。要求患者确定完成活动的具体日期和时间。识别并解决活动中遇到的任何阻碍(如果存在的话),帮助患者解决这些阻碍。把作业写下来,提醒自己完成作业。

活动日程表

当疲劳和快感缺失的程度累积到让患者感到精疲力竭并且认为自己几

乎或者完全不能感受快乐时,他们就可能从活动日程表中获益。这个系统化的行为方式通常在认知行为治疗的实践中被用于重新激活并且帮助他们找到方法来增加生活中的乐趣。活动日程表最常被用于中重度抑郁的患者。然而,它同样可以用于治疗其他难以安排生活或者难以参加有意义活动的患者。活动日程表关注于活动评价及增加掌控感和愉悦感。这些方法,在以下 Juliana 的案例中介绍,案例之后我们将进一步探讨。

案例

　　Juliana 患有严重的抑郁症,很适合使用活动日程表。她是一名 22 岁单身的波多黎各女性,一年前她的哥哥在车祸中丧生,在那以后,她开始接受认知行为治疗。在哥哥死后,Juliana 离开大学回家陪伴父母。然而,她自己的悲伤也非常严重并且没有被疏解。她无法在下一个学年重返学校。她父母理解 Juliana 的悲伤并且不强迫她回去上学或者找一份工作。在哥哥死后的好几个月,Juliana 的朋友都尽力支持她。但当她一再拒绝出去吃饭,也不再回电话时,她的朋友们最终开始疏远她。

　　Juliana 被家人照顾得很好。不存在让她去工作的现实需要,所以也没有人这样要求她。这样大概过了 1 年,她的父母认为 Juliana 已经克服了失去哥哥带来的悲伤,而她的行为确实发生了鲜明的变化。她的行为变得更严重,更喜欢独处,更倾向于自我反省。当 Juliana 的父母外出工作或者离开小镇时,他们对把她留在家里还是感到安心的,因为她看上去很好。然而,一天晚上她的母亲提前下班回家,发现 Juliana 准备在她的储物间里上吊。

　　在接受了短暂的住院和药物治疗之后,Juliana 被认为需要进行门诊的认知行为治疗。由于她症状严重,初始治疗方案之一就是增加 Juliana 的活动,这样她就能从朋友们那里获得支持,对自己的个人形象感觉更好些,并锻炼她的社交技能,总体上让她感觉更像以前的自己。干预开始评估了她目前的活动水平,带给她快乐的经历,以及她对自己世界的掌控感。

活动评估

　　因为抑郁患者倾向于不报告积极的经历,而强调消极的看法,更关注失败而不是成功,因此自我报告可能不如在治疗期间记录一天或一周的活动日志那么准确。活动评估或活动监测,也可用于关注从事愉快或有益的活动的模式和相应的情绪变化。那些认识到特定类型的活动和他们的情绪之间的联系的患者,可能更有可能参与额外的活动来改善自己的情绪,降低抑郁的严重程度。

图 6-2 所示的活动日程表可以作为家庭作业布置,但应该在会谈期间启动,以确保患者理解活动计划的基本原理,并练习如何使用该表格。从治疗的那天开始,让患者填写她在治疗前每个时间段的活动。鼓励她写一些实际可行的活动,无论多么平凡。例如,活动可能包括洗澡、穿衣、吃饭、旅行、打电话或与他人交谈、看电视和睡觉。如果患者声称已经丧失了精力或注意力有明显的问题,最好让她只完成一天或一天里一部分的日程计划。住院患者活动日程表的应用通常采用一种每日活动日程表的方式,而不是一周活动日程表(Wright et al. 1993)。

为了确定在每周或每日活动日程表上列出的活动产生的影响,要求患者评价每个活动的愉快程度以及与这个活动相关的掌控感或成就感。可以使用 0~5 级评分或者 0~10 级评分(Beck et al. 1979, 1995; Wright et al. 2014)。在 0~10 的评分中,0 分的掌控感提示活动没有提供任何成就感,而 10 分提示巨大的成就感。在指导患者使用这两种量表时,问他们对应于"无快乐/成功""适度快乐/成功"和"大量快乐/成功"的具体活动例子通常是有帮助的。有些患者会对简单的任务,如洗碗或给自己泡杯咖啡给予较低的评价,因为他们认为这些活动没有意义。当这种低估发生时,帮助他们认识到参与日常活动的价值。另一种评估特定活动时经常使用的策略是,让患者在参与每项活动或每天结束时,用 0~10 来评估他们的情绪水平。这种情绪评级有助于患者更加了解具体的活动是如何与他们的情绪变化相联系的。

患者应该为自己的小成就而努力,因为进步通常是在一小步一小步中取得的。一些简单的任务可能会得到高分。例如,当患者因抑郁而一段时间无法活动后,做早餐可能是一项壮举,因此可能会得到 8 分或 9 分的评分。图 6-3 呈现了 Juliana 的活动监测示例。对她来说,回电话是一项重要的成就,因为她已经好几个月没接电话了。因此,当她能够打几个电话时,她给自己打了 8 分(满分 10 分)。在过去,Juliana 会把接听电话的分数定为 4 分,因为这几乎不需要费什么劲。

当抑郁症状为中度到重度时,对愉悦感的低评分应该有以下两个原因:①通常很少参与大多数人认为非常愉快的活动;②体验快乐或快乐的能力通常是迟钝的。如果一个通常会让患者大笑或微笑的事件,只能让他们从智力上理解到这个刺激是有趣的,那么这个事件很可能会被给予较低的快乐评级。当这种现象发生时,在抑郁得到改善之前,对快乐产生更现实的期望可能是有益的。当患者对事件感到失望并将其评定为 0 分时，这种情况下如果患者有任何愉快或积极的感觉经历，应鼓励其至少给出 1~3 分的低评级。

每周活动日程表

填写指导：写下你每个小时的活动内容，然后采用 0~10 分的评分。对掌控感（m）或者完成的程度以及愉悦感（p）或者你所感受到的享受程度作出评价。0 分意味着你没有任何掌控感或者愉悦感。10 分意味着你经历了最大的掌控感或愉悦感。

	周日	周一	周二	周三	周四	周五	周六
8:00 A.M.							
9:00 A.M.							
10:00 A.M.							
11:00 A.M.							
12:00 P.M.							
1:00 P.M.							
2:00 P.M.							
3:00 P.M.							
4:00 P.M.							
5:00 P.M.							
6:00 P.M.							
7:00 P.M.							
8:00 P.M.							
9:00 P.M.							

图 6-2　每周活动日程表。A.M.，上午；P.M.，下午可在网站 https://www. appi. org/wright 获取更清晰的版本

　　Juliana 在与父母共进晚餐的评分上只给出了 1 分的愉快感。当被问及在晚餐时什么事让她感到愉快时，她说是能和她母亲在一起、做黄油土豆泥和香蕉布丁时感到愉快。当问她为什么有三件不同的令人愉快的事，却只打了 1 分时，她重新考虑并把评分提高到了 4 分。对于她来说，在家吃饭的时候，她很难不想到哥哥的缺席，一想到失去哥哥，她的情绪就低落了。但是，当她更多地注意到这顿饭的积极方面时，它似乎总体上更令人愉快了。考虑到这一点，Juliana 重新评估了她日程上的一些其他活动，并相应地提高了它们的愉悦度。

每周活动日程表

填写指导:写下你每个小时的活动内容,然后采用 0～10 分的评分。对掌控感(m)或者完成的程度以及愉悦感(p)或者你所感受到的享受程度作出评价。0 分意味着你没有任何掌控或者愉悦感。10 分意味着你经历了最大的掌控感或愉悦感。

	周日	周一	周二	周三	周四	周五	周六
8:00A.M.	醒来,梳洗 m-2 p-0				醒来,梳洗 m-3 p-1		
9:00A.M.	和父母去教堂 m-3 p-4				遛狗 m-5 p-7		
10:00A.M.		醒来,梳洗 m-1 p-1	醒来,梳洗 m-3 p-1	醒来,梳洗 m-3 p-1	治疗 m-7 p-6		醒来,梳洗 m-2 p-1
11:00A.M.		遛狗,早饭 m-4 p-6	遛狗 m-4 p-5	遛狗 m-4 p-5		醒来,梳洗 m-3 p-1	遛狗,早饭 m-4 p-5
12:00P.M.	和父母共进午餐 m-4 p-2					遛狗 m-5 p-6	打扫房间 m-6 p-3
1:00P.M.			午饭 m-2 p-2	午饭 m-2 p-2			手洗衣物 m-7 p-4
2:00P.M.	看报 m-4 p-2	拿邮件 m-3 p-1	拿邮件 m-3 p-1	拿邮件 m-3 p-1	拿邮件 m-4 p-2	拿邮件 m-4 p-3	
3:00P.M.	看杂志 m-4 p-4						
4:00P.M.		看 Oprah 的节目 m-1 p-3	看 Oprah 的节目 m-1 p-3	看 Oprah 的节目 m-1 p-3	看 Oprah 的节目 m-1 p-3	为晚餐买食物 m-6 p-2	
5:00P.M.						遛狗 m-5 p-7	遛狗 m-5 p-7
6:00P.M.	遛狗 m-4 p-5	与父母共进晚餐 m-2 p-4	与父母共进晚餐 m-3 p-4	与父母共进晚餐 m-3 p-4	与父母共进晚餐 m-3 p-4	独自进餐 m-5 p-3	独自做/吃晚餐 m-5 p-4
7:00P.M.	与父母共进晚餐 m-2 p-4	遛狗 m-4 p-6	遛狗 m-4 p-6	遛狗 m-4 p-5	遛狗 m-5 p-7		
8:00P.M.	和母亲一起看电视 m-2 p-4	打电话 m-8 p-5		和母亲一起看电视 m-2 p-5		独自看电视 m-2 p-2	独自看电视 m-2 p-3
9:00P.M.							

图 6-3 Juliana 的每周活动日程表。A.M.,上午;P.M.,下午

　　表 6-2 中的问题旨在帮助患者评估和改变他们的活动水平，以增加愉悦或有益的活动及改善情绪。在与患者进行活动安排时，重要的是采取合作的方法，在表 6-2 中使用问题来帮助患者就愉悦和有益活动所起作用得出自己的结论，并鼓励他们提出改变自己行为的建议。

表 6-2　活动监测
患者是否有明显的愉悦感或成就感？
什么样的活动似乎能给患者带来愉悦感或成就感？
这些令人愉悦或有益的活动与情绪变化有关吗？
这些愉悦或有益的活动是否可以重复或安排在其他日子？
一天中是否有特定的时间或特定的活动表现出掌控感或愉悦感低下？
一天中的这些时间和情绪低落有关吗？
在这些时间里，我们可以做些什么来改善活动模式呢？
有其他人参与的活动的评分会更高吗？如果是的话，是否可以增加社会接触？
患者之前做过哪些活动能够带来愉悦感或掌控感，但这些活动已经被停止或减少了？是否有机会重新点燃对这些活动的兴趣？
患者是否忽略了某些活动（如锻炼、音乐、宗教、艺术、手工艺、阅读、志愿工作、烹饪），但可能对这些活动感兴趣？她是否愿意考虑在每周计划中增加新的或不同的活动？

　　当她回顾自己完成的活动监测表时，Juliana 发现，她参与到户外活动或者尝试与朋友联系（比如打电话）时，她会感到非常高兴。遛狗的时候，她给了最高的愉悦感评分。相比之下，她注意到，当她独自在家时，她的快乐评分最低。因为她参与有益活动的程度已经下降到如此低的水平，她观察到她的掌控程度通常是最低的。在回顾掌控感评价时，Juliana 抱怨说她的生活毫无意义。她的家庭责任有限，不再上学，没有工作，与许多朋友失去联系，也没有明确的未来。因此，她需要找到能给她目标和成就感的活动。

　　在视频 13 中，Meredith 和 Wichmann 博士在他们的第三次会谈上回顾了一项活动监测任务。Meredith 已经完成了她去杂货店的计划（见视频 12），并记录了活动日程表上的活动和评分。在会谈中回顾这一表格时，Meredith 观察到，她从这次活动中感受到一种掌控感和愉悦感，她对这种活动给她带来的感觉感到惊讶。尽管她觉得去杂货店有点挑战性，但她的情绪明显改善了。Meredith 和 Wichmann 博士也回顾了其他一些有趣的活动模式，以及它们如何影响她的情绪评分。最后，Wichmann 博士问 Meredith 是否考虑过参加任何新的活动。

视频 13　*活动日程表：Wichmann 博士和 Meredith（9：32）*

增加掌控感与愉悦感

如果你和患者都认为，患者在在日常生活中的掌控或愉悦方面存在不足，你可以通过帮助患者安排一些让自己感觉良好的活动来帮助他们取得进步。首先要求患者根据他以前的经历，列出一系列让他愉快的活动。患者也可能想要监测运动中让自己最快乐的活动。然后，你可以与患者进行头脑风暴，列出一些值得尝试的新活动（见表 6-2 中的问题）。

有些患者甚至在回顾活动日程或询问他们以前的经历时可能也很难识别出愉快的活动。对于这些患者，可以使用头脑风暴来回顾一份潜在的愉快活动的清单，比如愉快的活动日程表（MacPhillamy and Lewinsohn 1982；可在以下网站获取：www. healthnetsolutions. com/dsp/PleasantEventsSchedule. pdf）。一旦患者确认了其中的一些活动，患者和治疗师就可以通过合作确定哪些活动可以添加到日常生活中。

接下来，使用活动监测练习来帮助患者确定那些似乎可以产生掌控感的活动类型。举个例子，Juliana 的活动日程表（图 6-3）显示，她自己做饭和自己做家务的得分较高。使用引导发现，你可以帮助患者认识到，继续当前的活动，或修改当前的活动，可以增加患者的价值感并改善情绪。如果患者已经完成了一份目标清单，为达到任何一个指定目标所做的尝试都可以添加到活动计划中。

完成计划后，引出患者对成功改变活动水平和参与活动的可能性的期望。询问任何可能影响患者按照计划执行活动日程表的阻碍。然后与患者一起制订一个克服这些阻碍的策略。有了这些信息，安排下一周的新计划并要求患者对每一件事进行评估，以获得掌控感和愉悦感。在下次会谈中回顾计划，并根据需要修改它。通常活动安排是在治疗的早期阶段使用的，当患者能够自发地发起愉悦感和成就感导向的活动时，就可以停止。然而，我们有时在治疗后期使用活动计划，因为患者可能有持续性的问题，如愉悦感缺乏、难以组织有效的行为计划，或拖延。

活动日程表中困难的处理

案例

Charles 是一位 75 岁的老人，在他 63 岁时妻子死于癌症。妻子去世前，他生活得很美好。他们一起旅行，一起乘船游览，一起去看电影和戏剧。妻子去世后，Charles 非常悲痛，但他还是振作起来，全身心投入到一家汽车经销商的销售经理工作。他仍然非常想念他的妻子，但他在妻子死后能够继续生活，没有陷入深深的抑郁。

他曾在 40 多岁时经历过一次抑郁，当时他丢了汽车厂经理的工作。当时，他去看了一个初级保健医生，医生给他开了一种抗抑郁药，这种药对他的抑郁症很有效。后来他找到了一份汽车推销员的工作。他继续销售汽车，但减少了工作时间，直到 73 岁，他退休了。这完全是因为他难以久站。每工作一两个小时后，膝盖和脚的关节炎就非常疼痛。

退休后，Charles 开始陷入抑郁。他的大多数朋友都是经销商的同事。他们和 Charles 保持了几个月的联系，但后来觉得他只是个碍事的"老家伙"。因此，他不再像过去那样去经销商处拜访下班后的老同事，也不再和他们出去。他的精力下降了，他不再进行以前令人满意的活动，包括木工活和看电影。他往常大约每个月都要开车 4 个小时到他儿子家过一个长周末，但他不再那样做了。其他行为改变包括不规律饮食，不自己做饭（他曾为家人和朋友做饭）。Charles 也不愿与他人交往。他觉得太麻烦了，所以拒绝他人的邀请。

治疗师 Chapman 安排 Charles 做一项家庭作业。任务是用活动日程表监测和记录他一天中的活动。他们还讨论了一些积极的活动，比如和朋友出去吃饭，或者做一些木工活。在视频 14 中，Chapman 博士回顾了 Charles 记录的一天的活动日程。虽然这些活动有一些愉快感，但没有掌控感。当 Charles 被问及在完成掌控感评级的困难时，表示他没有"看到"诸如吃饭这样的活动的"意义"，这几乎没有掌控感。

总的来说，Charles 似乎陷入了他的低活动模式，对活动日程安排的价值不以为然。因此，Chapman 博士引入了一种决策平衡工作表（图 6-4），其中包括参与额外活动及不参与任何新活动（或不改变行为）的成本和收益。利用引导性发现,他帮助 Charles 完成了这个工作表。

在完成这项练习后,Chapman 博士要求 Charles 对他做出行为改变的好处和坏处做出结论。Charles 看到了改变自己行为的好处,并决定下星期联系一个朋友。他还同意完成一天活动日程表作为家庭作业,包括掌控感和愉悦感评分。观看下一个视频将帮助你解决在使用活动计划时遇到的问题。

视频 14　完成活动日程表的困难:Chapman 博士和 Charles
(8:03)

	好处/收益	坏处/成本
改变	1. 友谊和朋友 2. 商店有条不紊 3. 房间干净了	1. 我的朋友可能很忙,或者不接我的电话 2. 打扫和整理我脏乱的屋子会让我更累
维持原样	1. 不需要努力 2. 我不需要看到别人,也不需要解释为什么我一直远离他们	1. 我将继续抑郁和孤单 2. 我什么也完不成 3. 如果我继续忽视他们,朋友会放弃我

图 6-4　Charles 的决策平衡工作表

难题指导 3 包括一些指导方针和建议来应对未完成家庭作业的情况。当处理完成家庭作业的问题时,很重要的一点是治疗师要不带偏见,不要责备或给患者贴上“不依从”的标签。在讨论家庭作业时,治疗师表现出支持、理解和共情,以及通过遵循难题指导 3 中的部分或全部指导原则,采取合作、问题解决的方法,对治疗师来说会更有帮助。

难题指导 3　完成家庭作业的困难

1. **患者不明白做家庭作业的理由**。再花点时间解释一下家庭作业的价值。澄清误解。举例说明别人如何在家庭作业中获益。

2. **患者认为家庭作业没有用**。检查患者对你所布置的家庭作业的反应,任务是否看起来有意义,是否可行? 如果你布置的任务看起来没有帮助,那就退后一步,重新考虑你的治疗计划。同样,在以后的每一次会谈中,一定要检查前几次的家庭作业,如果你不这样做,患者会觉得你认为家庭作业不重要。

3. **对患者来说这个家庭作业不可行**。对于抑郁症患者,在安排太多阅读、整个星期的活动时间表或者一个需要努力的任务时要小心。重新调整家庭作业,使他们变得更现实,符合患者的能力、动机和情境因素。

4. **患者没有完全理解家庭作业，忘记了部分作业，或难以集中精力去执行**。家庭作业是具体且清晰的吗？患者有笔记本或者其他方式记录家庭作业吗？因为抑郁症患者可能在注意力集中和理解上存在问题，询问关于他们理解的反馈。在治疗结束时询问家庭作业的要点，让患者重复做家庭作业的步骤。使用记忆辅助工具，如便利贴、移动设备的提示，或每天的日程表来帮助患者记住和完成家庭作业。

5. **未评估完成作业的可能性**。如果你建议患者做一项不可能完成的家庭作业，那么成功的机会从一开始就被破坏了。当布置或重新布置家庭作业的时候，评估患者实际完成家庭作业的可能性：80%？10%？如果患者表示她不太可能完成任务，找出评估偏低的原因或者更换作业。

6. **患者对所有家庭作业或某项具体任务有消极的想法**。大多数成人患者不会对"家庭作业"这个词有消极的反应。他们会明白你提议的练习可以帮助他们更好地处理他们的问题。然而，在治疗学龄或对学校经历有负面看法的患者时，将"家庭作业"换为替代的术语可能更有用的。你可以称之为行动计划或者自助练习，一定要强调在布置作业时的合作性，这样患者就不会觉得被教导做事情。当患者对家庭作业的设计做出贡献时，他们可能更会容易完成作业。具体的家庭作业应尽可能多地由患者提出。

关于家庭作业的非适应性想法包括"我在学校里从来没获得什么好成绩……我完不成""我必须完美地完成作业""我什么都做不好，为什么还要尝试"，当你识别出这些关于家庭作业的反应类型时，你可以用思维记录、检查证据或其他的 CBT 方法来矫正认知。

另一个有用的策略是将未完成作业这种情况正常化。讨论一下这种问题有多普遍，并向他们解释你并不期望完美地完成任务。向其说明如果遇到困难，你会理解并帮助患者利用这段经历作为学习的机会。

7. **繁忙的日程安排、缺乏家庭支持或反复出现的情境压力源妨碍患者完成家庭作业**。你可能需要花更多的时间来排除阻碍，你能把重点放在更现实或更容易实现的目标上吗？你能否寻找一些不太受这些问题影响的活动？患者是否能得到朋友或其他人的支持以配合练习？如果这些行动没有什么帮助，记住你可以在会谈时完成作业，你可以应用认知-行为练习来发现可以克服的困难，然后发展能够完成练习的技能。

8. **患者有长期的拖延症和完成任务的困难**。如果拖延是一个长期问题，你可以应用 CBT 的核心技术来帮助患者变得更加积极且富有成效。例如，引出并尝试修正与拖延行为有关的认知（如"不管如何尝试我都会搞砸……这太难了……我之前尝试过但没有成功……其他人都会一起行动）。评估日常活动和日程安排等基本行为，然后帮助患者制订实际的计划来完成家庭作业。利用家庭作业来改变拖延习惯。例如，指导患者应用在本章接下来中讨论的逐级任务分配方法。

【习题 6-1】活动日程表

1. 至少完成 1 天针对自己生活的日程表,复习评估掌控感和愉悦感。
2. 在与同事的角色扮演中练习介绍活动日程表。
3. 在你的临床实践中应用活动日程表。

逐级任务分配

逐级任务分配(graded task assignments,GTA)是一种通过将无法完成的任务分为更小而且更容易完成的不同任务部分,以便使任务变得更可能完成的方法。逐级任务分配可以和活动日程表联合起来使用,进而增加掌控感的体验,并且当患者在琐事上没有进展时(例如家居维修或园艺工作),当他们延迟已经迫近截止日期的困难任务时(例如付账单或者纳税),或者当他们希望完成的目标是复杂的并且需要长时间努力时(例如身体塑形、拿一个高中或者大学文凭,签字离婚),这种方法就尤其有用。如果感知到的任务困难级别阻碍了患者采取行动,逐级任务分配可能就能解决问题。

征求患者对需要完成的任务的理解,然后开始逐级任务安排。并且在逐级任务安排开始前倾听负性自动思维,评估它们的效度。灾难化和非黑即白的思维可能会干扰初始阶段。在开始行为实践之前,要求患者写下他们修正的思维并且回顾整个认知分析过程。建议患者坚持记录,作为一个手抄提醒防止负性思维再次复现。以下 Robert 的治疗举例,展示了引发关于采取行为练习的自动思维的价值。

案例

治疗师:当你想到纳税时,你脑海中闪过什么?

Robert:我脑子里一片空白。我不知道从何开始。

治疗师:利用当下的时间想象一下,你自己在家里,看到电视里关于税务服务的商业广告。你会想到什么?

Robert:我感到喉咙一紧。我想换一个频道。

治疗师:换个频道,因为你想到了什么?

Robert:我知道我得交税。我去年没有交,如果我交出今年的报告,(美国)国税局会对我追究责任。我不知道如何开始。我没有表格。我不能请任何人帮忙,因为我必须告诉他们我去年没有报税。那太尴尬了。现在对我来说实在是太难了。

治疗师:所以当有人提醒你得纳税时,你感到非常不安。

Robert：你说得对。

治疗师：那么当你不安的时候，你为税务而开始工作的动机发生了什么变化？

Robert：我不想处理它。我把它推到第二天。

治疗师：如果你认为你有能力应对完成这些税务的压力，你是否想要开始处理它？

Robert：那我必须得行动起来。

治疗师：如果我们可以找到一个对你来说更容易些的方法，会怎样？

Robert：如果更容易一些，我想我可能能够处理它。但是这不是那么简单的事。

治疗师：我想我知道有一种方法可以帮你。

Robert 被需要纳税的想法给压垮了，部分可能是由于他不知道从何开始。他还对他寻求帮助时其他人的反应做了一些假设。医生改变了 Robert 不能寻求帮助的信念，开始和他一起工作。当这项工作完成后，他们就能把任务分解成更小的部分，并制订完成计划。

逐级任务分配的行为成分包括：列出任务的不同部分，而后把它们按照一定的逻辑顺序排列。因为处理一项未完成的任务通常有很多方法，所以在制订具体的行动计划之前讨论几种可能的方法往往会有所帮助。

Robert 认为他可能最好找到一个人来帮助他解决税务问题。他的姐妹 Celeste 认为，对于 Robert 来说，在寻求别人帮助之前，最好组织一下他的材料并且收集适用的税务表格。他的母亲 Brenda 建议他先打电话给税务局网站，了解一下应该先缴纳去年的还是先缴纳今年的税。在和他的治疗师讨论完这些选择之后，Robert 决定听从第一个建议并且寻求帮助。他被这个任务完全压垮了，他不认为他自己能独立着手解决这些事情。所以他决定要求 Celeste 帮助他走出第一步。

剩下的步骤包括找到他家里有的材料并整理好，从美国国税局的网站上下载合适的表格，安排时间和 Celeste 一起填写表格，并打电话给国税局说明去年的税。因为他不确定这些步骤的顺序，并认为他可能需要做其他的事情，Robert 要求 Celeste 就剩余任务的顺序提出建议，并对可能需要的其他步骤提出建议。

　　当患者在随后的治疗过程中报告他们的进展时,你应该赞扬他们的努力,并询问他们:行动带给他们怎样的自我感受。强化认知-行为模式,再次解释积极的改变将有助于改善情绪,增强自信心,对未来的努力产生乐观情绪。询问他们下一步的动机,如有必要的话征求和矫正负性思维。在最初的几项逐级任务分配活动完成后,一些患者可能感到自己已经有足够的精力完成其他任务而不再需要治疗师的协助。而另一些患者仍继续需要来自治疗师的训练来保持进步。当精力和动机水平回归正常后,就不再需要逐级任务分配来启动活动了。

　　但是有的时候逐级任务分配也不是那么成功的。一个常见的原因是这些步骤对于患者而言太复杂、太难以完成或者患者需要具备更多的精力。在这种情况下,必须把复杂的任务分成小步骤。精力水平必须与任务相匹配,并且患者需要具备相应的时间。另一个逐级任务分配失败的常见原因在于个体具备的负性自动思维,阻碍或者干扰了他采取行动。当任务困难时,最初的尝试可能不会完全成功。倾向于"非黑即白"思维的患者是不会肯定自己取得的进步的。取而代之的是,一部分的进步也会被看成失败。当设计一个逐级任务分配干预时,应当小心谨慎地确保患者的每一步都在能力之内。当这一点存在疑问时,宁可要求患者去完成一个过于简单的任务也不要要求患者完成一个过于困难的任务。

　　要学习更多关于执行逐级任务分配的信息,请观看视频15。视频描述了 Chapman 博士与 Charles 的治疗场景,尽管有很多的尝试和良好的意图,Charles 还是无法回到他的木工作坊里工作——这在以前曾给他极大的满足感。作坊的环境让他不堪重负,他不再为孙子制作玩具等物品——这是他之前的家庭作业。在这个视频中,你将看到如何有效地融合认知和行为方法来构建一个有效的逐级任务分配。

视频15　建立逐级任务分配:Chapman 博士与 Charles(7:43)

行 为 演 练

　　任何你想要患者在治疗之外完成的行为计划可以首先在治疗会谈中进行预演,从而:①评估患者对计划的基本原理的理解;②检查患者的活动能力和动机;③实践行为技能;④提供有关技能的反馈;⑤识别并解决潜在的阻碍;⑥对患者进行指导,以确保该计划有一个积极的结果。

行为演练在 CBT 中有很多应用。例如,你可以练习呼吸训练来减少焦虑,用暴露方法克服恐慌和回避,或者是阻止强迫行为的策略(见第 7 章,"行为技术Ⅱ:降低焦虑和打破回避模式)。可增强药物治疗依从性的行为(如:与处方医生进行有效的沟通,建立复杂的药物治疗方案,采用提醒系统),也可以在疗程中进行演练。使用行为预演的其他场合可能包括在问题解决的练习中制订角色扮演计划(见下面的习题 6-2),或者练习掌控社交焦虑的技巧(例如:如何进行闲聊)。

【习题 6-2】任务完成

1. 与同事一起进行角色扮演练习,目标是一个具有挑战性或困难的任务。
2. 首先,使用逐级任务分配的方法来做出计划,完成任务。
3. 然后利用行为练习来建立技巧,或者发现计划中的潜在问题。
4. 角色扮演另一个预演练习。

问 题 解 决

当人们在解决问题时遇到困难,可能是由于表现不足或技能不足。那些有表现缺陷的人有足够的解决问题的能力,但由于抑郁、焦虑、极度的压力或无助的感觉,他们很难获得和利用这些技能。相比之下,有技能缺陷的人可能无法分析问题的本质,似乎无法提出合理的想法来解决问题。有技能缺陷的人往往在解决生活中许多不同领域的问题上遇到困难,或者反复选择失败或让事情变得更糟的解决方案。那些有表现缺陷的人,可以通过识别和修正那些使他们无法使用现有技能的因素。然而,有技能缺陷的患者可能需要关于问题解决方式的基本方法训练。

表 6-3　有效问题解决的障碍

认知损害	注意力差,思维缓慢,决定困难
情绪过度负荷	感到被彻底击垮,烦躁不安,焦虑
认知歪曲	负性自动思维,认知错误(例如:灾难性、全或无的思维、放大),无望感,自责
回避症状	拖延和健忘
社交因素	来自他人的矛盾建议,批评,缺乏支持
现实问题	时间不足,资源受限,问题超出控制范围
策略因素	试图找到完美的答案,寻找一个能解决很多相关问题的总的解决方案

问题解决完成不足的处理

表 6-3 列出了干扰有效解决问题的一些常见因素。这一清单包含了可能与精神或身体疾病症状有关的障碍。例如，抑郁常常影响注意力，干扰解决问题所需的认知功能。当患者没有足够的资源来妥善处理他们的问题（如经济、智力或身体上的问题），以及他们寻求理想或完美的解决方案但无法获得时，其他的障碍就会发生。

认知损害

当注意力分散和注意力不集中，使人不能集中注意力在问题上时，就可能需要刺激控制措施。刺激控制程序包括对物理环境进行安排，以限制或避免可能干扰实现目标的刺激，同时识别和促进有助于实现目标的环境因素。如果问题是集中注意力，那么环境噪声和混乱会分散人的注意力，而平和与安静则能促进任务的完成。

案例

Jonathan 太关注于他无法付清所有的账单，因此他失眠；由于担忧财务状况，他工作时注意力分散，而且经常头痛。他需要通过理清所有需要支付的账单，分辨哪些该支付了，哪些可以延后，何时到期，以及总共的账单额。他吃完晚饭后坐在桌子边上处理那些账单，但是不能很好地集中注意力完成工作。当治疗师问道，当他准备处理账单时，周围发生了什么，Jonathan 描述了一个用餐后吵闹的环境：妻子正在清洗碗碟；电视开着，他的孩子在看喜剧，笑得有点歇斯底里。尽管他希望他们安静一点，但他明白他们都还是孩子，而且他们的笑声对于他来说是件好事。他最大的女儿通常在厨房里打电话。他从没有听过他们的对话，但是他确实担心她正在和一个比她大的男孩通话，那个男孩时不时会骑车把她送回家。治疗师总结 Jonathan 的环境不利于他集中注意力和解决问题。

Jonathan 需要一个没有外在视觉、听觉刺激物的工作场所。他需要一个足够大的物理空间来整理账单，需要完成任务的工具，以及有足够的时间和精力来完成这项任务。这样的条件对他来说是很难实现的，因为他的房子很小，没有安静的地方来处理账单，而且在一天结束的时候他总是很累。在治疗师解释了刺激控制的原则之后，Jonathan 得出结论，他需要在周六早上腾出时间来处理账单。他选择了一个时间段：在孩子们醒来、妻子开始做早餐前。

情绪过度负荷

努力减少情绪的强度也可以促进问题的解决。在下一节"认知歪曲"中描述的认知重建方法是主要的问题解决技术之一,可用于减少分散注意力或痛苦的情绪。也可以尝试一些不同的方法,例如放松训练、祈祷、冥想、听音乐、体育锻炼、按摩、瑜伽,或自我照顾,这些将引发暂时良好的自我感受。此外还可以外出散步、洗一个热水澡、吃喜欢的食物或者静坐在花园里。目标是减少紧张,而不是鼓励逃避任务。当一个人平静下来,他就可以开始处理问题。如果他再次不堪重负,应该进行短暂的休息以减少紧张。

认知歪曲

使用认知重建方法(见第5章"处理自动思维")的关键是教患者如何将治疗的经验应用到现实生活中。在学习了如何识别消极的自动思维和如何矫正认知歪曲之后,患者可以开始使用这些概念化的知识,应对他们现实的问题。认知重建有效性的一个较好的例子是应用识别和矫正认知歪曲的方法。抑郁症的患者可能放大了他们问题的严重性,缩小了他们处理困难的资源和优势,对处境过度抱怨(例如个人化),并且当问题可能仅有有限的意义时,却赋予了问题一个广泛的意义。如果一个人能够认识并矫正这些认知歪曲,他就能够对他所面临的挑战和解决问题的机会有一个更清晰的认识。

回避

在本章的其他部分描述的技术(见上文"活动日程表"和"逐级任务分配")可以用于帮助人们有效地克服回避。在第7章"行为技术 II:降低焦虑和打破回避模式"中,我们将讨论可以帮助患者处理与焦虑障碍有关的回避问题的其他行为模式。所有这些行为方法包括制订一个系统化的计划,克服无助感或者避免感到害怕,并且采用循序渐进的方式展开行动。

社交因素

当人们从重要的人那里寻求建议时,他们可能会收到各种各样的建议,这些建议可能会有所帮助。然而,建议也可能是冲突、无效或有害的。为了帮助患者整理收到的建议,你可以建议他分析别人提出的建议的利弊,以及他自己提出的任何想法。制订一个能提供最大优点和最少缺点的解决方案。如果不接受他们的建议,可能会让其他人失望,这可能会给优柔寡断的患者带来一个新的问题。因此,你可能需要指导患者如何有效地与这些人沟通。

问题解决的一些最困难的阻碍包括:①缺乏社会支持;②来自家庭成员、朋友或他人的批评和贬低;③其他人员积极努力阻止问题的解决。后者的例子如：在离婚案例中的一方拒绝调解并且看起来决心要造成导致患者最痛苦的情况；一个孩子持续使用非法药物而不顾患者不懈地努力帮助他获得治疗；一个极度关键的上司不愿给患者任何建设性的意见来达成患者的期望。在这些问题类型中，某些并不那么容易解决。因此，相应的策略应当包括现实地评估出现任何变化的可能性，患者不得不应付这些挑战时的资源，以及以前没有尝试过的不同的想法。此时可能会需要来自专家的建议。患者同样可以从阅读书本、看录像、参加支持性团体、向员工援助计划的顾问咨询，或使用其他方法来获得如何处理这种情况的想法。

现实问题

随着患者长期抑郁发作而功能下降时，通常会发现患者已经出现了重要的现实问题，尤其是当症状已经如此严重以至于干扰了他继续工作的能力时。经济上的困难可能很快堆成山。由于没有健康保险，患者的医疗问题可能被忽视。因为无法继续交租金或者支付按揭，住房可能出现问题。与在这些处境中绝望的患者交谈可能令治疗师感到沮丧。如果你的认知开始认同患者的无望感，你可能会丧失自己客观和创造性解决问题的能力。因此，当面对一个资源有限的患者，而又要解决他的问题时，重要的是处理自己对于这个消极处境的负性自动思维。

如果你能保持一定程度的乐观，相信解决办法是可以找到的，你就更有可能帮助患者坚持下去。协助她通过头脑风暴找到面对问题的"新想法"。如果这些想法不太容易产生，询问患者同一个问题："在你没有发生抑郁的时候，会怎么做？"或者问一问她："一个考虑周到而且支持你的建议者可能会推荐什么？"不要让患者一旦产生某些想法就中断思考。保持一个持续运行的想法清单，直到完成头脑风暴，然后评估这些想法可能具有的潜力。

当人们感到沮丧时，他们常常感到孤独。他们忘记了，在他们的世界里还有人在他们需要的时候提供帮助。大多数患者可能愿意在类似的情况下帮助他人。如果患者考虑的解决方案不包括向家人、朋友、宗教团体或社会服务机构寻求帮助，就鼓励她考虑这些可能性。尴尬或自尊会阻止人们寻求帮助。但在绝望的时候，患者可能需要暂时放弃一种自力更生的解决问题的方式。

策略因素

当一些人抑郁或者焦虑时会抛弃显而易见的问题解决方法，因为它们看起来太简单了。或者他们寻求的是经过完美思虑或者保证能成功的问题解决方法。有时他们寻求的是神奇的解决方法，希望能同时解决许多问题。

案例

Olivia 失业了并且在寻找新的工作。她有两个孩子正在上小学。他们三人和年迈的祖母住在一起，她的祖母最近出现了一些健康问题。Olivia 需要挣足够的钱来养活她的孩子们，但她也需要一份离学校近的工作，这样她就可以在紧急时很快接到孩子们。她需要一个有同情心的老板，允许她在午饭时间多陪护祖母。Olivia 不想雇家庭看护来照顾她的祖母，她更愿意把孩子们送去课后活动项目而不是私人托儿所。如果工作就在学校附近，她就可以在课后活动结束时接到孩子们。尽管孩子父亲白天的工作结束得比她早，但 Olivia 不指望他能按时接孩子们。Olivia 能力不错，能够在离她家稍远一点的大城市找到工作。她可以让她的姐姐帮忙照顾祖母，而不是承担照顾她的全部责任，但她觉得这是自己的义务，因为祖母在她需要的时候给了她很大的帮助。可以想象，所有这些都涌向 Olivia 的时候，她该有多么精疲力竭。结果是，她放弃了看招聘广告，并且让自己埋藏在家庭琐事之中。

像 Olivia 这种困境的解决方案是帮助她改变问题解决策略。与其试图找到一个大的解决方案，不如和她一起解决问题，找到尽可能多的解决方案。找出她潜在的解决问题的能力，确定关键的资源和支持，并指导她如何简化计划，或者循序渐进地完成。

针对问题解决技能不足的处理

问题解决技能通常在童年期得到习得，并且在青少年早期、当个体应对生命转折点或心理社会应激时得到完善。如果有好的榜样，人们可能通过观察这些人系统地解决问题并提出解决方案来学习。如果患者在早期的生活经历中能够有效地解决问题，那么她可能已经培养了应对未来困难所需的自信和能力。不幸的是，患者可能没有获得有效的解决问题的技能——也许是因为他们没有树立有效的榜样，也许是因为他们受到父母的保护，为他们解决了问题，或者是因为他们在成长过程中过于抑郁而无法充分发展这些技能。当患者有效认识和处理问题的经验受到限制时，可以用认知行为疗法教授他们这些问题解决的技巧。

帮助患者获得这些技能的一个有效方法是在治疗过程中模拟问题解决的策略。例如，表 6-4 中列出的步骤可能用于帮助患者组织计划，以解决他们问题列表中的困难。建议的结构有助于患者组织他们的想法，以客观的方式处理问题，并看到整个过程完成。

表 6-4 问题解决步骤

---

1. 慢下来,整理问题列表。
2. 选择一个目标。
3. 清晰地定义问题。
4. 产生问题解决方案。
5. 选择最合理的解决方案。
6. 执行计划。
7. 评估结果。如果需要的话,重复以上步骤。

---

1. 慢下来,整理问题列表。当患者在治疗会谈中,描述他们的心理社会困难时,他们所说的主题可能一个接一个。当他们描述一个问题,另一个也会出现在脑海中。他们并没有意识到这一点,以至于他们呈现出来的是一张相互之间无关的事件列表,所有这些问题可能看起来同样有压力和同样痛苦。他们可能看到问题之间的关联、环境、涉及的人物背后更深层次的意义,以及对未来的含义等复杂的层次。当采用这个方式来报告问题时,解决这些问题可能看起来是遥远的、没有希望的。

首先要通过确认问题的数目和难度来放慢整个过程,以及解决这些问题的急切感。你可以要求患者在他的治疗笔记上写下问题的列表。当患者完成报告这些问题时,要求他通过读一遍列表来总结。在"同一时间要面对这么多挑战,那一定很痛苦"这一点上与患者共情。然后继续下一步问题解决过程。

2. 选择一个目标,教授患者怎样制作优先问题列表。例如,要求他回顾列表,是否有什么问题已经解决了,或者这个问题目前并不重要。下一个任务是要求患者剔除不受他本人控制,或者属于别人而他自己不能解决的项目。帮助患者将剩余的项目按照最近需要解决和可以拖延到以后解决的问题分开列出。然后要求患者想一想最急迫的问题并且把它们按照重要或者急迫等程度进行排序。这一步骤的最后部分是从前两三个任务列表中选择一个项目,作为治疗的初始目标。

3. 清晰地定义问题。如果问题可以用清晰的词语陈述,患者会更有可能产生特定的解决方法。通过在第 4 章"结构化与教育"中描述的制订目标和日程的原则,你可以帮助患者清晰地定义问题,或者询问患者一些有助于更明确问题定义的问题,可能也同样有用。举例来说,这些问题有:"你会怎样定义这些问题? 这样你才能知道自己在解决这个问题上是否取得了进展""你可以用哪几个词语来描述这个问题? 这样的话,其他人会确切地知道你在面对什么?"以及"这个问题似乎涉及很多不同的问题。你该如何定义这个问题,才能把焦点集中在中心问题上?"

4. 产生问题解决方案。通常有许多不同的方法来解决任何给定的问题。人们有时会锁定出现在脑海中的第一个解决方案,并确信这是唯一的解决办法。但是,他们所选择的解决方案可能不实际、无效或不可能实现。发现很难改变方向,他们可能会踌躇不前,或者完全放弃解决问题的尝试。试着帮助患者学会创造性地寻找解决办法。例如,使用头脑风暴的技巧或者用苏格拉底式提问来激发创造力。患者可能会考虑这样的想法:①利用他人的帮助;②通过阅读、上网或搜索社区资源来做研究;③推迟实施计划;④考虑根本不去解决问题,而是学着去适应它。在列表中添加你自己的建议也可能会有所帮助,但只有在患者提出了多种可能性之后才可以。

5. 选择最合理的解决方案。帮助患者从列表中剔除任何他们认为是不现实、不太可能有效、目前不能简单执行,或者可能产生比他们解决的问题更多的其他问题的解决方法。要求患者选择她认为最可能成功并且她愿意执行的解决方法。有时,患者将做出一些在你的判断中注定会失败的选择。不要通过告诉她你的意见来劝阻患者,而要帮助她选择一个或者两个其他的可能性并且评估每一个的长处和缺点。当比较问题解决方案时,最适当的选择通常是最有依据的。保留最初的选择列表,以备患者将来不时之需。

6. 执行计划。一旦选定解决方案,让患者选择一天来尝试她的计划,增加成功的可能性。角色扮演或者行为预演的方法可以用于训练患者的问题解决技能。询问可能妨碍计划成功的问题,并制订应对这些问题的计划。

7. 评估结果,如果需要的话,重复以上步骤。尽管有很好的计划,解决方案有时还是会失败。可能存在未预见到的情况或问题的要素没有得到充分考虑。当执行计划有困难时,帮助患者评估他们对自己尝试解决问题的自动思维,并帮助他们纠正任何歪曲。此外,审查解决方案的实施方式,以确定是否需要进一步的技能训练。如果有必要,修改计划,然后再试一次。

总　　结

当患者存在活动水平减低、精力减少、缺乏兴趣和任务完成困难的问题时,行为学的方法可以有助于重新恢复健康功能。最易于执行的技术是行为激活——一个简单的练习,治疗师和患者选择一个或两个看起来可立即执行并且可能促进情绪或自尊的活动。活动日程表,一个更系统的记录和塑造行为的方法,这在患者有中到重度的能力和兴趣减低时,通常很有用。另一个行为技术,逐级任务分配,可以帮助患者组织一个逐步递进的计划来处理困难或者挑战性的任务,或者逆转拖延和回避的模式。

行为演练通常在认知行为治疗中用于帮助患者制订行为计划、建立技能并且进一步识别潜在阻碍。这个技术包括在治疗会谈中实战练习,然后在家庭作业中执行计划。问题解决是另一个重要的行为方法,可以用于帮助患者应对他们的应激源。有些患者有很好的解决问题的基本技能,只需要帮助他们克服使用这些优势的阻碍即可;但其他人可能需要教给他们有效解决问题的方法。本章所描述的行为方法可以对患者的活动水平、情绪、有效管理时间和对未来的希望产生积极的影响。

（孟繁强　译　李占江　校）

参 考 文 献

Beck AT, Rush AJ, Shaw BF, et al: Cognitive Therapy of Depression. New York, Guilford, 1979

Beck AT, Greenberg RL, Beck J: Coping With Depression. Bala Cynwyd, PA, Beck Institute for Cognitive Therapy and Research, 1995

MacPhillamy DJ, Lewinsohn PM: The Pleasant Events Schedule: studies on reliability, validity, and scale intercorrelations. J Consult Clin Psychol 50:363–380, 1982

Wright JH, Thase ME, Beck AT, et al (eds): Cognitive Therapy With Inpatients: Developing a Cognitive Milieu. New York, Guilford, 1993

Wright JH, Thase ME, Beck AT: Cognitive-behavior therapy, in The American Psychiatric Publishing Textbook of Psychiatry, 6th Edition. Edited by Hales RE, Yudofsky SC, Roberts L. Washington, DC, American Psychiatric Publishing, 2014, pp 1119–1160

第 7 章 行为技术 Ⅱ:降低焦虑和打破回避模式

焦虑障碍的认知行为特点——对物件或情景不切实际的害怕,对风险或危险的过高估计,低估了应对和处理恐惧刺激的能力,逃避的重复模式——在第 1 章"认知行为治疗的基本原理"有介绍。我们现在来解释运用行为技术来治疗焦虑障碍的理论基础,讨论克服诸如恐惧、焦虑和强迫障碍(obsessive-compulsive disorder,OCD)的特定方法。重点放在可以治疗焦虑障碍、创伤后应激障碍(posttraumatic stress syndrome,PTSD)和强迫障碍的一般原则和技术上面。

焦虑障碍及相关问题的行为分析

认识行为治疗中用于治疗焦虑障碍、强迫障碍、创伤后应激障碍的典型行为方法,最初来自于行为治疗的早期发展中形成的学习治疗模式(见第 1 章"认知行为治疗的基本原理")。在认知治疗和行为治疗成熟后,这两种方法被融合成我们在本书介绍的综合的认知行为治疗(CBT)。为了解释焦虑障碍及相关问题的行为干预方法的原理,我们简要介绍目前这些干预方法的基本概念。想要了解更多更深的焦虑障碍认知行为治疗的理论和实证基础的读者,可以参考这本卓越的书:《焦虑障碍的认知治疗:理论和实践》(*Cognitive Therapy of Anxiety Disorders*:*Science and Practice*,Clark and Beck 2010)。

焦虑障碍患者常报告其在暴露于危险刺激时出现强烈的恐惧主观体验,同时伴随唤起的躯体症状。例如,当一位恐高症患者面临要爬上一架高的梯子时,他可能会出现诱发焦虑的自动思维(如,我会死……我要掉下去了……我忍受不了……我必须马上下去)以及强烈的情绪和生理反应(如,焦虑、出汗、心跳加速、呼吸急促、湿冷)。

患者对恐惧刺激的生理和心理反应会非常反感,他们会尽可能采取必要措施来避免再次经历这些情境。例如,单纯恐惧症患者回避高度、封闭空间、电梯或者其他触发他们焦虑的东西。社交恐惧患者远离令他们暴露于有社交压力的事件和地方。惊恐障碍伴场所恐惧的患者会非常小心地避免触发他们恐惧的情景。PTSD 患者会尽力把自己和触发创伤体验的情境隔开（例如，他们不再开车，不工作，回避约会和亲近的人际关系）。

因为回避得到情绪缓解的奖赏，这种回避行为很可能在患者面对同样的或相似情景时再次出现。例如，一个社交恐惧患者决定不去参加聚会，然后他立即觉得焦虑减轻了。他的回避行为就被强化了，这样，当他下次收到社交聚会邀请时，他很可能继续会用这种回避模式作为控制预期社交焦虑的一种方式。每次他回避社交情景，他的恐惧行为和他在社交上表现出的功能失调性认知就被再次强化，他的症状就会更加顽固。

你在本书前面看到治疗 Kate 的视频 1 和 2（见第 2 章"治疗关系：合作经验主义的运用"）展现了治疗契约和认知重建干预。Kate 是一位有惊恐症状、场所恐惧和害怕驾驶的女患者。本章后续还会谈到关于 Kate 治疗的其他视频。Kate 对驾车过桥有很强烈的焦虑和惊恐。她的治疗师意识到回避会使她的恐惧持续，因此鼓励她运用行为方法将自己暴露在恐惧情景中。

另外一个回避的强化作用的例子可在强迫障碍中观察到。当强迫障碍患者出现强迫思维时，强迫仪式性动作就常常被用来对抗这些想法，使其停止。当强迫思维被强迫行为抵消（并因此被避免）时，焦虑就下降了。因此，强迫动作就作为一种重要的策略被强化，因为它能减少或消除令人厌恶的强迫思维。因为这种强化，当下一次强迫思维出现时，强迫仪式就很可能被重复。

总之，学习理论对焦虑障碍的认知行为模型贡献的关键特征在于：①对客体或情景不切实际的的恐惧；②对恐惧刺激的回避模式强化了患者的信念，认为他无法面对恐惧客体或不能处理恐惧的情境；③让患者克服焦虑，必须要打破这种回避模式。

焦虑障碍的认知加工研究（见第 1 章"认知行为治疗的基本原理"）及焦虑认知干预方法的发展以几种重要的方式丰富了行为模型。首先，一些调查研究显示，焦虑患者的自动思维以不合理的推论为特征（如，情境风险的夸大，对个人处理能力评估的缩小，对所处情境中不良结果的灾难性预测）。其次，发展观提示，恐惧认知可能经由多种生活经验塑造而成，包括父母及其他重要成员的教育，它们影响了患者对风险、危险，以及处理这些危机的能力的核心信念。最后，许多焦虑障碍（特别是广泛性焦虑障碍、惊恐障碍）不能被归结为某种单一的恐惧刺激就能导致的条件刺激及回避模式。所以，一种更复杂的案例解析方式——这可能包括成长中学习经验的作用，自动思维及核心信念的影响,及其他潜在的影响(如,全部的生物心理社会因素,如第 3 章"评估与案例解析"中探讨的)——被推荐用于焦虑障碍和强迫障碍的认知行为治疗。我们此处关注的是描述整个认知行为治疗模型的行为元素。焦虑的认知干预在第 1 章"认知行为治疗的基本原理"、第 5 章"处理自动思维"和第 8 章"修正图式"中有更详细的叙述。

行为治疗方法概述

经常运用的两种行为程序是交互抑制和暴露。交互抑制就是通过帮助患者体验正性的或健康的情绪来抵消焦虑反应,从而降低情绪唤起的过程。进行交互抑制的常用方法是制造一种随意肌肉的深度放松状态,由此产生一种与强烈的焦虑或唤起相对立的平静状态。当这种方法被规律的练习,引发恐惧与回避的这种刺激的作用就能减弱并被渐渐消除。

暴露是另一种不同的方法。作为一种应对策略,暴露对回避行为有相反的效果。当一个人有意在压力刺激下暴露自己,他很可能感到恐惧。然而,恐惧通常是有时间限制的,因为生理唤醒不可能一直处于升高状态无限维持。疲劳产生而又没有新的激发源,人就会开始适应这种状态。例如,当一位恐高症患者走到高楼顶层被要求看向窗外,他可能会恐惧甚至惊恐发作。但到最后,恐惧反应会衰减,而正常的生理平衡状态将会回来。随着重复暴露,人们判定这种恐惧刺激能够被面对及掌控,对恐惧情境的生理反应就会下降。

认知重建技术通过增进放松反应及促进基于暴露干预的参与,有助于压力刺激与恐惧反应的解偶联过程。减少或消除负性思维的方法可以降低紧张水平,从而帮助患者享受身体和心理的放松感。

另一种帮助患者打破刺激及焦虑反应的认知重建方法的例子是去灾难化。去灾难化能帮助患者:①系统性评估暴露于刺激时想象灾难后果产生的可能性;②拟定计划以降低可能发生灾难的可能性;③制订一种应对灾难发生的策略。去灾难化的步骤将在本章的后面进行更详尽地描述(见"第 3 步:基本技巧训练")。

焦虑症状的行为干预程序

行为干预程序在不同类型的焦虑障碍、PTSD 和 OCD 的治疗中是相似的。首先治疗师要评估症状、焦虑触发点及现存的应对策略。然后确定特定的干预目标,以指导治疗过程。再之后,教会患者应对焦虑障碍特征性的想法、情绪、行为所需的基本技巧。最后,这些技术被用于帮助患者在激发焦虑的情景中系统性地暴露自己。

第1步:评估症状,确认焦虑触发点和应对策略

在焦虑障碍的评估中,弄清楚以下几点很重要:①被认为是焦虑反应触发点的事件(或对事件的记忆或认知过程);②与恐惧刺激过度反应有关的自动思维、认知错误及潜在的图式;③情绪和生理反应;④习惯性行为,如惊恐或回避症状。这样,在案例解析和治疗计划制订中涉及认知行为治疗基本模型的所有要素都已评估或考虑到。CBT中常用的评估方法在第3章中已经讨论过。评估的主要形式是仔细的访谈,以揭示核心症状、焦虑触发点及特征的认知与行为(见视频1)。

特定诊断和评估测量在焦虑障碍、PTSD和OCD患者的评估阶段也很有用。自评量表,如广泛性焦虑障碍量表(GAD-7;Spitzer et al. 2006)、贝克焦虑量表(BAI;Beck et al. 1988)、宾州忧虑问卷[PSWQ;Meyer et al. 1990])和临床评定量表(如,Y-BOCS;Goodman et al. 1989),可以用来测评焦虑症状和强迫症状的严重性。这些量表的出处见表7-1。

表7-1　焦虑障碍及相关问题的测量

评定量表	应用	来源	参考文献
广泛性焦虑障碍量表	焦虑	www. phqscreeners. com	Spitzer et al. 2006
贝克焦虑量表	焦虑	www. pearsonclinical. com	Beck et al. 1988
宾州忧虑问卷	焦虑	http://at-ease. dav. gov. au/professionals/files/2012/11/PSWQ/. pdf	Meyer et al. 1990
Yale-Brown强迫量表	强迫	http://psychology-tools. com/yale-brown-obsessive-compulsive-scale	Goodman et al. 1989

在第5章"自动思维的处理"介绍的思维改变记录可以是评估触发焦虑情境的有用工具。它为记录触发事件及与这些事件相关的自动思维提供了结构。确认激发焦虑的地点、情境及人物有助于后面暴露干预的准备。识别认知错误能引导治疗师开展可能的认知重建干预。另一项有用的策略是让患者记录他们遇到产生焦虑的事情,并用0~100给他们的焦虑反应打分。100分代表最高焦虑情绪。这种评定能用来作为基线评估和在实现治疗目标上的进展测量。

　　评估焦虑反应的行为成分不仅仅是确认回避行为,而要包括患者应对焦虑所采取行为的详细分析。例如,使用的健康应对策略(如,问题解决、运用幽默感、冥想)应被加强或给予强调。然而,焦虑障碍患者常常使用安全行为——达不到直接回避,但仍维持焦虑反应的行为。举例来说,社交恐惧症患者可能会强迫自己参加一些偶然的聚会,但他处理焦虑的方式是迅速走进餐吧,吃下比往常更多的食物,站在妻子身边,这样她可以帮他说所有的话,频繁出入洗手间以回避人群。尽管他参加了聚会,但他这种安全行为也是他回避方式的一部分。要使得这样的社交焦虑患者成功克服困难,治疗师需要获得患者所有的应对策略——不适应的与适应的,设计干预措施帮助患者认识到所有的回避行为,并让患者充分暴露于面对处理恐惧情景的全部体验中。

　　当患者让家庭成员、朋友或其他人帮助应对问题时,一种重要且特别的安全行为就会出现。有时,家庭支持对克服焦虑相当有用,但也存在一种风险。他人帮助的努力可能不经意地鼓励或强化了回避行为,因而维持了患者的焦虑症状。例如,假如 Kate 经常让她的家人或同事送她去上班,她不能直面自己的回避,很难克服她害怕开车过桥的问题。当然继续这些帮助也可以是一个正强化,因为她有更多的时间跟他的家人和同事待在一起。

　　当你打算对焦虑症状进行干预时,你将需要把环境偶联因素考虑在内。如果没有充分考虑到焦虑强化因素的各个方面,那么你帮助患者独立地克服恐惧的努力就可能很容易受到阻碍。这可能是由于巧妙的安全行为躲过了你的注意,也可能是由于被一位好心的家庭成员或朋友将促进回避看作是一种应对策略。

第 2 步:确定干预目标

　　焦虑个体有多重的临床症状是很常见的。最好从容易完成的目标症状开始工作,这样患者可以从早期的成功中获得自信。从处理一个恐惧情境经验中学到的处理焦虑的方法常常可以推广为针对其他焦虑的有效应对策略。

　　有时,患者会选择从处理最具挑战性的问题开始,因为这对他来说是最重要的问题,或者因为环境压力迫使他们要快速取得进步(如一位找不到工作又快要没钱的人对求职面试的焦虑)。当你判断出该患者在有效地确定问题前还需要更多经验时,你可以把整个问题分成几个部分。这种方法与第 6 章"行为技术Ⅰ:改善情绪、提升动力、完成任务和解决问题"中的逐级目标分配方法相似,把目光集中在问题的限定部分,以便立即引起注意。无论你是从处理最难问题开始,还是一步一步让患者容易接受暴露治疗,下面描述的基本技能训练都能成为患者克服焦虑的工具。

第3步:基本技能训练

几项核心 CBT 技术能成功地帮助焦虑障碍患者进行基于暴露的干预。我们下面详述其中的 5 种方法:放松训练、思维阻断、注意力转移、去灾难化和呼吸训练。

放松训练

放松训练的目的在于帮助患者学习实现一种放松反应——一种心理和生理的平静状态。肌肉放松是一种实现放松反应的基本方式之一。你可以教患者系统地放松全身肌群的紧张状态。当肌肉紧张下降时,主观的焦虑体验通常也会下降。教会患者深度肌肉放松的常用方法见表 7-2 中列举的步骤。网上有一些音频和 app 可以帮助增进深度肌肉放松,但内容质量参差不齐,我们建议临床工作者选择适合他们患者的最好的方法。可以先看看针对焦虑的应用程序评测推荐(例如 www. healthline. com)。

【习题 7-1】放松训练

1. 用表 7-2 中的放松指导,自己练习放松,努力实现深度肌肉放松状态。

2. 在你的一个或多个焦虑患者中练习这一过程。

表 7-2　放松训练方法

1. **解释放松训练的原理**。在开始放松训练前,给患者概括地介绍运用放松训练的原因。也简要介绍一下放松训练的整个方法。

2. **教会患者对肌肉放松与焦虑状态进行分级评分**。用 0~100 分的评分法,0 分代表没有肌肉紧张或焦虑,100 分代表最高的肌肉焦虑与紧张。

3. **探索肌肉紧张的范围**。因为放松训练的焦点主要就是降低肌肉紧张,像下面这样做也有效:让患者尝试握紧拳头到最紧的状态(100 分),然后让拳头完全放松(0 分)或者他能做到的最松弛的状态。然后要求患者尝试最大限度地握紧一个拳头同时尽可能放松另一个拳头。这种练习常常能让患者了解到,他可以自主地控制肌肉的状态。

4. **教会患者降低肌肉紧张的方法**。从双手开始,尝试帮助患者达到完全放松的状态(达到 0 分或者接近 0 分)。认知行为治疗的基本方法是:①通过观察到紧张并告诉自己放松以达到有意识地控制肌群;②通过尽可能伸展的动作拉长目标肌肉群;③轻柔地自我按摩以安抚和放松紧张的肌肉;④运用平静的意象。

续表

5. **帮助患者逐步放松身体的每一处主要肌群**。在患者实现手部的深度放松状态之后,让患者将放松延展至全身,一次一组肌群。常用的步骤是手部、前臂、上臂、肩部、颈部、头部、眼睛、面部、胸部、背部、腹部、臀部、大腿、小腿、脚、脚趾。你也可以选择任意顺序,只要是你和你的患者认为对他最有效的顺序。在这一实践过程中,第 4 步中运用的、被证明有效的所有步骤都可以重复使用。我们常常发现拉长肌肉能让患者发现自己需要特别关注的紧张肌群。

6. **建议患者进行意象,这可能对放松有所帮助**。你建议的意象(或者患者自己激发的)可以转移患者焦虑想法的注意力,并帮助患者集中注意实现放松应答。例如,你可以说"想象你的紧张消失,并且像冰融化一样缓慢地掉在地上",用一种缓慢的、平静的、诚恳的声调说出这些想象。

7. **要求你的患者规律地练习这些放松训练方法**。患者通常需要相当多的练习才能掌握这种深放松技术。因此,建议患者把放松练习作为家庭作业通常会有用。当放松练习成为焦虑障碍的治疗计划之一时,在随后的步骤中确认患者运用这种技术的进步也是很重要的。

思维阻断

思维阻断与大多认知干预方法不同,它并不分析负性思维。思维阻断的目标是停止负性思维的过程,而以正性的、适应的思维取而代之。思维阻断可能对一些焦虑障碍患者有效,如恐惧症和惊恐障碍。然而,对强迫障碍患者的研究显示,当患者有意识的压抑困扰时,他们的疾病反而会加重(Abramowitz et al. 2003;Purdon 2004;Rassin and Diepstraten 2003;Tolin et al. 2002)。因此,如果思维阻断不能有效帮助患者降低焦虑想法时,应当尝试其他方法。思维阻断的过程如下:

(1)**认识到不正常的思维过程的存在**(如,过度担心、夸大恐惧、思维反刍)。

(2)**给自己发布思维阻断的指令**。这个方法起作用的方式是,帮助部分患者做一个决定把思维从焦虑想法上移开。有些患者可能会对自己说一些语句来帮助起效,比如"停下来"或"别再那样想了"。

(3)**把想法看成一个愉悦或放松的场景**。可以想象假期、运动或者音乐记忆;一个有趣的人的面孔;或者一幅看过的画或照片。好的想象能通过深度肌肉放松得到增强,也能通过加入细节如时间、气候、声音等得到美化。

要求患者一旦产生不安的想法时就按步骤练习以上每一步,然后实施思维阻断。要求患者就自己的经验给出反馈,然后对这一过程做出必要的调整。例如:如果积极的想法比较难以产生或维持,可以选择其他的场景或修改想象使其更加栩栩如生。

分散注意力

在以上"思维阻断"中描述的意象技术是常用的认知行为治疗分散注意力方法。意象也能被用于增强其他行为干预,包括呼吸训练。当运用意象技术时,尝试帮助患者产生几种正向的、平静的场景让患者感到放松,或者至少暂时的降低焦虑支配下的紧张情绪。帮助患者运用分散注意力的方法了解到还有无数其他可能性存在,从而减少那些闯入性的或恼人的想法所产生的影响。常用的分散注意力的方法有阅读、看电影、做些与兴趣爱好有关的事情、约见朋友,或者花些时间上上网。在运用分散注意力方法时,治疗师需要仔细观察患者的活动,这样患者不会用分散注意力来回避恐惧情境或逃避本章后文介绍的基于暴露的干预方法。有效运用分散注意力的方法会减少自动思维出现的频率和强度,并降低躯体紧张和情绪困扰,从而使得暴露和其他行为干预更易进行。一些研究显示分散注意力方法在强迫障碍患者减少强迫思维比思维阻断更为有效(Abramowitz et al. 2003;Rassin and Diepstraten 2003)。

去灾难化

运用去灾难化方法的一般原则在第 5 章"处理自动思维"中讲述,并且在视频 2 中展示。这个案例将会展示 Wright 博士和 Kate 针对她驾车过桥的恐惧一起工作。对话给了我们一个示范,即如何一步一步地改变灾难化想法。对一些患者来说,改变功能失调的认知可以开启他们运用行为技术去控制焦虑的潜力。

> Kate:我不想开车,如果我很紧张的话我会放弃。
>
> Wright 博士:这是你经常会有的想法吗?
>
> Kate:经常会出现的想法。
>
> Wright 博士:好的,现在让我们看看它,它是否会继续,或者它有多准确。让我想想,你生活中开过很多次车了,即便你有时候会很焦虑,是吗?
>
> Kate:是的。
>
> Wright 博士:你现在多大年纪? 我觉得你现在应该是 50 多岁吧。你从几岁开始开车的?
>
> Kate:16、17 岁吧。
>
> Wright 博士:所以,你已经开了 36 年车了?
>
> Kate:(笑)是的。
>
> Wright 博士:当你出现这种想法的时候,你认为晕倒的可能性有多大?

Kate:可能性的话,我认为有 90%。

Wright 博士:90% 的可能性你会晕过去?

Kate:是的。

Wright 博士:让我们回到你过去开车的那 36 年,过去那 36 年,你每天大概开车多长时间,给一个平均值就行。

Kate:可能每天一两个小时。

Wright 博士:我们加起来看看,从你 16 岁开始,你一共单独驾驶了多少次?

Kate:那可能有几千次吧?

Wright 博士:是的,至少上万次了。如果一天开两次车,可能有两万次或者更多了。你在之前的这两万次中有晕倒过吗?

Kate:没有。

Wright 博士:你从来没有晕倒过?

Kate:没有,但是我觉得我快要晕过去了。

Wright 博士:你感觉要,但是并没有发生。我们觉得有 90% 的可能发生,但是实际发生率是 0。你觉得呢? 你能不能再做一个更准确的估计?

Kate:恩,我觉得你是对的(点头)。我驾龄已经很久了,我经常觉得我快要晕过去了……

Wright 博士:是的。

Kate:但是我从来没晕过去。

Wright 博士:所以,对你来说真正的危险率有多少?

Kate:所以,可能有 5%。

Wright 博士:5%? 是的,所以我们通过思考就从 90% 降到了 5%,这太棒了!

Kate:(笑)是的,我都感觉尴尬了

Wright 博士:但是我们仍然觉得有 5% 的可能,即便我们实际经历过的是 0。

Kate:是的。

Wright 博士:我想我们在这里看到的是很多像你这样焦虑的人会发生的事情。因为这样或那样的原因,无论是他们的大脑是如何连接的,还是由于他们在生活中的经历,他们都高估了发生坏事的风险。所以,当他们想到开车或乘电梯时,不管他们害怕什么,他们都有一个估计,这个估计远远超过任何没有这种焦虑问题的人对这种体验的估计。但你还是给出了5%的可能。所以我们还有一段路要走。

　　Kate：是的。

　　Wright博士：这里的重点不是说永远不会有坏事发生的风险，而是说如果我们能现实一点，这有助于我们控制焦虑。

　　Kate：好的。

以下是你能用来帮助患者降低灾难预感的一些步骤：

　　1. **评估可能性**，询问患者他们相信灾难发生的可能性，从0（完全不可能）到100（完全确定）打分。请注意评估结果。（视频2）

　　2. **评估证据**，包括支持和反对灾难发生的证据。监控患者的认知错误，运用苏格拉底式提问来帮助患者区分恐惧与事实。

　　3. **回顾证据清单**，要求患者重新评估灾难发生的可能性。通常此时评分将低于第一步的原始评分。如果评估的可能性增加了（担忧让患者更为确信），询问患者第2步中让他觉得灾难来临更可能的每一条证据。必要时运用第5章"处理自动思维"中的认知重建技术。

　　4. **建立一份行动计划**。运用头脑风暴的策略来降低灾难发生的可能性。让患者写下他能采取的以取得进步或避免恐惧产生的行动。

　　5. **形成一份应对计划**。如果灾难真的发生了。在Kate的情况下，开车时晕倒将是一场真正的灾难。幸运的是，在没有任何警告的情况下发生这种情况的可能性很小，这样她就可以注意到自己的安全。对于其他对更有可能发生的"灾难"感到恐惧的患者（例如，社交恐惧症患者在聚会上不知道该说什么，在重要的商务会议上惊恐发作而不得不离开房间），想象"最坏的情况"，并制订一个成功管理这种恐惧事件的计划是非常有用的。

　　6. **再次评估**　灾难发生的可能性以及最终发生后的控制水平。比较此次评估结果与原始评分，并讨论其中的差异。

　　7. **总结**。通过询问患者用这种方式讨论他对与灾难的想法感受如何。再次强调"去灾难化"作为治疗计划一部分的重要性。

　　呼吸训练

　　呼吸训练通常用于治疗惊恐障碍，因为不规则呼吸和过度换气是惊恐发作的常见症状。过度换气通常会通过过度呼吸来降低血二氧化碳分压（PCO_2，代表血液中二氧化碳的含量）（Meuret et al. 2008）。尽管关于调节呼吸和二氧化碳水平的方法的特异性存在争议（一项研究发现，降低或增加二氧化碳水平对惊恐障碍有效；Kim et al. 2012），研究记录了呼吸训练的有效性（Kim et al,2012；Meuret et al. 2008,2010），这种方法仍然是惊恐障碍CBT

方法的一个关键特征。

　　对于惊恐发作呼吸训练的最常用策略,是要求患者在降低呼吸频率前先增加呼吸频率。患者可能会按指令在短时间内又快又深地呼吸(最长不超过一分半钟)以重复惊恐发作时的呼吸体验。下一步是要求患者尝试缓慢呼吸直到他能再次正常控制自己的呼吸。大部分惊恐障碍患者报告这种练习很接近惊恐发作时的感受。因此它能在患者过度换气时从生理学角度解释当时发生在患者身上的事情,从而帮助患者减轻对可能发生的后果的灾难化恐惧感。

　　治疗师能帮助患者学会控制自己的呼吸,教会患者减缓呼吸的方法,如呼吸计数、用手表的秒针计数以及使用积极的意象来平息焦虑的想法。然而,需注意不要鼓励过度深呼吸。这种呼吸模式会通过持续的过度换气加剧恐慌。视频 16 显示,Wright 博士模拟了惊恐发作时经常发生的过度换气,并要求 Kate 在治疗间隔练习这种方法。请注意 Wright 博士如何使呼吸模式正常化,并使用积极的意象来增强控制呼吸速率的效果。

视频 16　惊恐发作的呼吸训练:Wright 博士和 Kate(7:48)

　　一旦掌握了这些步骤,呼吸训练的练习就可以被布置为家庭作业,应当让患者每天练习这项技术直到产生自信。治疗师要让患者在焦虑发生时尝试运用这种技术,但要注意的是,在这项技术没有被完全掌握之前,不要让患者对于用其控制焦虑的期望太高。

【习题 7-2】呼吸训练

1. 看过视频 16 后,与一位同事通过角色扮演的方式练习呼吸训练。
2. 演练过度呼吸,然后放缓呼吸频率直到每分钟呼吸 15 次左右。
3. 练习运用意象来降低焦虑,使呼吸训练更容易。

第 4 步:暴露

　　对引发焦虑的刺激进行暴露是 CBT 治疗焦虑障碍、PTSD 和 OCD 最重要的一步。为了打破回避导致的再强化循环,患者可在外界帮助下运用前文"第 3 步:基本技能训练"中提到的认知重建和放松训练来面对压力情境。尽管某些焦虑症状,如单纯恐惧能通过一次性的冲击疗法进行治疗(如,治疗师示范处理某些情境,并鼓励患者直接面对恐惧刺激),但是大部分暴露治疗需要通过系统脱敏方法。这一过程需要先将恐惧刺激分级,以便于之后组织逐级暴露策略来逐步克服焦虑。本章后续部分详细介绍了暴露治疗的特定方法及相关技术。

制订逐级暴露的等级表

　　系统脱敏或逐级暴露的成功,常常取决于这一过程中制订的等级表的优劣。表 7-3 列举了一些与构建有效等级表相关的建议。

表 7-3　构建逐级暴露等级表的建议

1. **尽量详尽**。帮助患者在等级表中清楚而确切地描述每一步的刺激。过于笼统或不够明确的步骤有:"再次学习驾驶";"不再害怕参加聚会";"在人群中感觉放松"。详尽而确切的步骤有:"至少每周三次开车两个街区到街角的商店";"在离开邻居的聚会前至少待够 20 分钟";"在周日早晨去人少的商场待上 10 分钟"。具体步骤将有助于你和患者对等级结构中的进展计划做出正确的决定。

2. **给困难或预期焦虑水平分级**。用 0～100 打分,100 分代表最大困难或最高焦虑。这些分级能用于每一步中暴露步骤的选择和进步的测评。通过等级表取得进步的常见效果是每掌握一步,困难或焦虑等级就会下降。

3. **构建一份对不同等级的困难实施不同步骤的等级表**。指导患者列出从极低难度(5～20 分)到极高难度(80～100 分)的不同解决步骤清单。尝试列出所有困难的解决步骤。如果患者只能列出高级别的困难步骤或者找不到中间级别步骤,你需要帮助他构件一份更细更全面的等级表。

4. **合作选择步骤**。与认知行为治疗中任何其他任务分派一样,都要和患者作为一个团队一同工作来选择逐级暴露治疗的步骤。

　　视频 17 显示了 Wright 博士和 Kate 构建的一个等级,以帮助她克服由于驾车过桥或其他驾驶活动触发焦虑所致的回避行为。Wright 博士一开始解释了等级的原理,然后生成了 Kate 在 0～100 分的痛苦等级评价中相当低的几个等级。在识别出能引起 90～100 分的痛苦等级一些驾驶活动后,他们完成了用于暴露治疗的所有可能靶刺激的等级表(见图 7-1)。注意他们是如何以合作形式完成的等级表。

　　我们经常用认知的方法来探索评定等级以提高患者对认知行为治疗焦虑模型的理解并促进对暴露治疗的参与。在这个视频中,Wright 博士让 Kate 注意其评为 20 分的相对低的等级——常规开车 5km 到她现在的办公室。相反,她对一项路途比较短而出现频率较低的驾驶情形给出了比较强的痛苦等级。应用苏格拉底式提问,他帮助 Kate 学习了重复经历可以减低焦虑水平,而回避常常会增加焦虑。他们用这样的理解来强化暴露方法的价值。

视频 17　焦虑的暴露治疗:Wright 博士和 Kate(10:00)

　　在你观看视频时,你将会明白 Wright 博士要 Kate 预测一下她现在的暴露活动中是否有"超过最高点"的等级活动,即引起非常严重焦虑的活动,以至于目前评分 100 分的焦虑等级都太低了,不能达到她体验的强度。想了一会儿后,Kate 回答说,驾驶她姐姐的敞篷车通过大桥的痛苦评分是 140。要求患者思考超出最高焦虑范围活动的策略有几个好处:①等级表中的其他项目的评分可能会下调,因而显得更易做到;②指出导致极度恐惧的活动可能会刺激患者思考等级表中的其他、较低焦虑的项目;③超高项目可以最终加入暴露活动清单中,因此帮助患者全面地面对恐惧刺激。

　　在视频 17 中,你发现 Kate 的安全行为了吗? 一个明显的安全行为是:她丈夫驾车在高速公路上行驶时,她作为乘客一直紧闭双眼。尽管 Wright 博士在视频中没有特别说明安全行为,但他计划评估这些行为,把它们整合到暴露计划中,并通过他们一起工作来达到她的治疗目标。

活动	痛苦等级(0~100)
开车在附近逛	10
开车 3km 去办公室	20
从办公室短途开车去给同事取午餐	35
跟丈夫开车上高速(闭着眼睛)	35
开车过小溪上的一座小桥	40
跟丈夫开车上高速(睁开眼睛)	50
开车经过家附近的桥	60
周日上午自己开车上高速(路上车不多)	70
高峰时自己开车上高速	85
开车过一座大桥去新办公室(晴天)	90
开车过一座大桥去新办公室(雨天)	100

图 7-1　Kate 的暴露等级

　　Kate 的暴露治疗进展得很顺利。但是逐级暴露不一定经常进展得这么好。难题指导 4 可能会给你一些克服障碍的指导,成功地进行基于暴露的治疗。

难题指导4　暴露治疗中的挑战

1. **不参加/回避治疗**。焦虑和回避是否干扰了患者规律地参加治疗？这个问题可见于场所恐惧症患者，他们很难走出被限制的"安全区"。对于遇到这种困难的患者，一个临时的解决办法是通过电话、电子邮件或远程医疗来进行治疗。当然，治疗师应该使用CBT方法帮助患者亲自参加治疗。否则，参加治疗的替代方法可能会成为持续回避模式的一部分。另一个步骤是重新评估治疗关系和你对患者做的准备。你是否花了足够的精力去建立合作关系？你有没有详细解释暴露疗法的基本原理？

其他可以考虑的选择如下：①引出并修正对暴露疗法的功能失调性认知（例如"这对我来说太难了……我无法忍受那种焦虑。没用的，我永远不会改变"）；②采用动机访谈建立患者对治疗的承诺；③暂时使用安全行为，如家人或朋友接送患者去参加治疗。

2. **屡次不能完成基于暴露的家庭作业**。当患者在治疗间隔没有完成他们的暴露任务时，你应该问自己："我为患者安排的任务是否与他/她当前的水平相匹配？"也许你的进度太快或推得太强了；又或者你进度太慢了。你可能需要重新调整暴露等级，找出更小的步骤，或者更有创意地设计出有意义且可行的步骤。

如果患者没有完成作业，治疗师要和他们讨论这个问题。询问患者进行暴露时所遇到的困难，然后帮助他们想出克服这些困难的办法。例如，患者可能会说："我工作太忙了。而且我回家之后，还要花时间陪家里人。"一个可能的解决方案是，让患者在她的伴侣的支持下制订一个时间表，好在治疗间隔里安排20分钟的时间来完成暴露。

之前总结的那些不参加或回避治疗的策略也适用于没有完成家庭作业的情况。举例来说，在家中进行暴露活动有困难的患者可以与治疗师进行一个简短的电话治疗，以促进患者参与暴露任务。

3. **难以建立暴露等级**。如果患者无法制订出一整套暴露的详细步骤，你可以尝试下面这几种策略。

你可以建议进行头脑风暴，在这种情况下，你可以释放患者的想象力，写下任何想法，即使这些想法看起来无关紧要，不可行，或者太简单。有时候，这样的想法对产生暴露等级而言有抛砖引玉的作用。

另一个策略是你要带头提出有创意的建议。当你提出建议时，试着用问题的方式来表达，以唤起患者的兴趣，促使患者参与到暴露等级的制订过程中来。

第三种方法是使用患者已经找到的项目作为制订暴露等级的开始。例如，试想一个场所恐惧症的患者，他将在杂货店购物视为他的暴露等级中的一个项目。治疗师可能会问，如果购物时间是在周日早上7点，那会儿商店里几乎没有其他人，而如果是周六下午1点，商店里可能会有很多人，那么他的焦虑评分分别会是多少。暴露等级中的其他等级可以通过对条件的详细描述来确定，比如是让家人或朋友一起去还是独自去购物，或者是短时间地购买少量商品还是花30分钟或更长时间填满购物车。

4. **难以安排暴露体验**。如果患者在日常生活中有一些常见的焦虑触发因素,如拥挤的场所、社交场合、开车等,通常可以很容易地安排暴露体验。当焦虑的触发因素不那么常见,或者很难形成一个系统的暴露等级时,治疗师可以借助于视频和电脑工具来产生一些刺激因素。血液恐惧症的人可以在互联网上观看描绘越来越生动的血的场景视频(例如,显微镜下的血液细胞,从细小伤口的一滴渗血,到更大伤口的呼呼冒血、开放式心脏手术),为现实暴露做准备(在本章后面会详细解释和演示)。害怕飞行的患者可以观看不同程度的真实飞行体验的视频,为实际飞行做好准备。

虚拟现实(virtual reality,VR)暴露是在治疗师的办公室或家庭环境中提供参与性暴露体验的极好方法。虚拟现实程序的开发针对的是飞行恐惧、高空恐惧症、公共演讲恐惧、战争相关的 PTSD 和其他由焦虑驱使的回避问题。虚拟现实的程序见第 4 章"结构化与教育",用于 CBT 的计算机工具的资源见附录 2。

5. **患者的技能缺乏**。由于长期的回避模式,许多患者可能没有完全发展出他们在害怕的情况下所需要的技能。患有公众演讲焦虑的人可能没有足够的学习经验来学会如何进行有效的演讲。社交恐惧症患者可能还没有掌握在聚会或其他社交场合闲谈的技巧。有恐高症的人可能不太知道如何安全使用梯子或如何在陡峭的小径上徒步。当你的患者缺乏技能时,你可以建议他阅读(例如关于如何闲聊的书籍)、上课(例如国际演讲会培训或公共演讲课程),或查找在线资源(例如关于如何开始和不熟悉的人进行有效的对话的视频、关于梯子安全的视频)。你也可以在治疗过程中通过角色扮演来培养技能(例如参加工作面试、在工作会议上发言、邀请某人参加社交场合)。

6. **治疗进度停滞不前**。当治疗进度缓慢或停滞不前时,以上详述的许多方法都可能会帮助你和患者回归正轨。此外还有两种策略可以帮助你克服暴露疗法中遇到的瓶颈。

首先,我们建议你更深入地了解安全行为。患者是否已经采取了安全行为来减轻痛苦以至于动机已经消退了?你是否未能发现需要在暴露协议中解决的安全行为?你可以让患者在治疗过程中表现出回避行为,这样你就可以确切地看到他们是如何应对令人恐惧的情况的。也许你错过了重要的安全行为,而这些行为可能是未来进步的关键。你也可以要求患者详细写下一个想象的暴露活动(如下一节"想象暴露"所讨论的),让你对他的行为有一个更全面和深入的理解。

其次,我们建议你评估在完成暴露任务时对患者施加的压力。如果你期望太少,陷入了一种过于支持的风格(例如:对完成任务的困难过度同情,对回顾任务和寻找问题的解决方案缺乏乐观或精力,习惯性地让治疗工作远离暴露,以便使患者可以接受当前的压力),你可能在不知不觉中促成了治疗的停滞。长期回避治疗的患者通常需要治疗师的鼓励和一点点推动,才能在暴露治疗方案上取得进展。否则,他们可能会无限期地继续他们的回避模式。

在视频 17 中,你看到 Wright 博士让 Kate 接受比她最初计划的更多的挑战。因为他们有良好的治疗关系,他的干预带着善意和幽默,所以她才欣然接受了建议。在CBT 治疗焦虑和 OCD 的过程中,治疗师需要学习的核心技能之一就是将暴露疗法的预期发挥到最有效的水平。视频 18 和 19 将就本章下一部分的特征要素进一步演示如何巧妙地实施暴露疗法。

想 象 暴 露

有两种暴露方式,想象暴露和现场暴露。在逐级暴露中运用想象暴露时,治疗师可让患者尝试将自己沉浸于场景中并想象自己如何反应。想象暴露常在治疗室中开始,并作为家庭作业让患者继续练习。可以给一些提示以帮助患者尽可能生动地经历焦虑相关刺激。想象暴露技术被用来帮助Raul,他因为工作事故而患上 PTSD。

案例

Raul 从他正在修理的一台机器上摔了下来(大约 4.5 米高),原因是有一位同事误启动了该设备。尽管 Raul 的肋骨和腿的骨折已经痊愈,他还是不能回去工作,因为对工作环境的恐惧、闪回和梦魇的折磨。他们让他换了一个完全不同的工作,不涉及任何攀爬和危险的维修工作。但是,光是进入工作地点的想法就会引发他强烈的焦虑。

Raul 的治疗师针对他的工作环境制订了一个逐级暴露。他们从想象暴露开始。然后在 Raul 督导师的援助下,他们又制订了一个现场暴露计划使他可以逐步回到工作中去。想象暴露治疗成分以对话的形式节选如下。

治疗师:在治疗过程中你想先做到哪一步?

Raul:先可以进入工厂的门,然后签订工作合同。

治疗师:想象一下你在停车场停好车,你坐在车里,你看到了什么,你感觉怎么样,你在想什么?

Raul:我握紧方向盘,低着头,不敢看工厂。我在想,我不能操作机器,有一些不好的事情会发生……我会发抖,会看起来像一个傻瓜……

治疗师:当你坐在车里的时候,你在想什么。

Raul:想调头回家。

治疗师:做什么能让你自己冷静下来,继续去工厂?

Raul:放松呼吸,告诉我自己不要再想这些吓人的想法,告诉我自己在我工作的这 15 年里只发生了一次意外。这个意外的发生是因为我没有系安全带,而当时有人不知道我在机器上工作。我的新工作是质量控制,我只要待在实验室做实验就好了。受伤的概率很小。

治疗师:现在你可以想象你从车里出来,经过大门进入工作的地方吗?

Raul:可以,我想这样做。

治疗师运用想象的方法让 Raul 在工厂附近游走,去观察和体验他害怕的场景,让 Raul 去经历这个场景一段时间,把他自己放在新的工作环境中,也就是质量控制中心。最终 Raul 可以运用现场暴露去完成工作事故触发 PTSD 的康复之路。

想象暴露在 PTSD 的治疗中特别有帮助,创伤和相关触发因素的想法得以避免,从而保持它们引起焦虑的价值。想象同样也在 OCD 的暴露治疗中有好处。强迫思维可以在治疗中被引发,然后运用认知方法(如检验证据)和/或行为方法(如放松或分散注意力)而平静下来。此外,针对强迫行为的暴露和反应预防策略能首先通过想象帮助患者获得技能和信心,从而使其有能力停止这些行为。

视频 18 展示了 OCD 想象暴露的有效方法。Hembree 博士是 OCD 治疗专家,她跟 Mia 一起工作,Mia 有污染恐惧,回避她觉得会使她生病的东西。视频 18 刚开始先回顾了 Mia 的家庭作业。她听了一段以前的想象暴露的录音,并且做了一些练习,例如碰触一下门把手,并且不洗手。在这一部分,她准备做的一个想象暴露是摸狗绳,一根已被狗毛、唾液和排泄物严重污染的狗绳。

注意想象暴露如何唤起的强烈的情绪和生理反应。当 Mia 把这些都想象完之后,Hembree 博士重复了这些内容。然后 Mia 再次沉浸在这个情景中。她们将这个场景重复了多次,目的是让 Mia 习惯这个刺激并减少她平时的回避行为,例如戴手套或者洗手。

视频 18　强迫障碍的想象暴露:Hembree 博士和 Mia(9:39)

对于许多 OCD 患者来说,延长暴露,无论是在想象中还是在现场,都可能需要改变根深蒂固的回避或强迫行为。心理学家或其他非医师治疗师可能会使用超过 50 分钟的疗程来提供有效的暴露疗法。然而,精神科医生很少将疗程延长至 90 分钟或更长。作为本书作者的精神病学家(J. H. W. 和 M. E. T.)经常将短暂的暴露期与 OCD 的药物治疗相结合[有关使用少于传统"50 分钟作为一小时"的疗程的详细信息,请参见我们的书《高效短程认知行为治疗图解指南》(Wright et al. 2010)]。在某些情况下,我们观察到完成作业的人在 20~25 分钟的较短时间内取得了良好的效果。但我们也准备了进行更长时间的治疗，或者在需要时咨询其他治疗师。

如果患者能够面对现实生活情境中令人恐惧的刺激，暴露治疗可能是最有效的，所以建议尽可能让患者参与随后的现场暴露。治疗 Raul 焦虑的案例包括使用想象暴露作为一种方法，让他为接触现实生活中的工作环境做好准备。使用想象暴露帮助患者过渡到现场暴露的其他例子包括对飞行恐惧（例如在办公室进行想象练习，然后进行实际的飞机旅行）和场所恐惧症（如想象练习步入商场，然后在现场实施暴露）的治疗。

现 场 暴 露

现场暴露需要直接面对激发患者恐惧的刺激。能否在治疗过程中实施现场暴露取决于你的临床环境资源。恐高、电梯恐惧以及一些社交情境恐惧可以被再现，治疗师能够陪伴患者进行暴露体验。现场暴露中治疗师的现场陪伴有利有弊。这种方法好的方面是给了治疗师机会：①示范有效的焦虑处理技术；②鼓励患者面对他们的恐惧；③提供实时的心理教育；④修正灾难性认知；⑤给予建设性的反馈。然而，正如朋友或家人陪伴能够降低患者的焦虑水平一样，治疗师的陪伴可能会让一个恐惧情境显得相对安全。因此，治疗师的行动必须谨慎，不要促进了患者的回避模式。为了完成暴露过程，更多的工作通常需要在治疗之外无人陪伴时完成。

视频 19 展示了 Hembree 博士帮助 Mia 完成现场暴露。这个视频生动地示范了治疗师怎样让患者参与他们之前一直回避的事情，同时维持稳固而富有成效的治疗关系。注意 Hembree 博士真诚的鼓励话语，例如"你真勇敢，你做得真棒"。此外要注意，当 Hembree 博士向 Mia 展示如何获得"全身接触"时，她对"污染的"狗绳进行了暴露的有效示范。进行现场暴露治疗的治疗师需要对他们的患者回避接触的物体在触摸时感到舒适或变得舒适。

视频 19 强迫障碍的现场暴露：Hembree 博士和 Mia（8:37）

在治疗中进行现场暴露后，患者应该在家庭作业中继续暴露。Hembree 博士要求 Mia 每天花一个小时去摸狗绳，把它绑在腰上，用它来"污染"她家周围的其他东西。当治疗师布置了现场暴露的家庭作业，应该在下一次治疗时与患者简述情况，让其将预测与实际结果进行比较。如果情况没有那么危险，处理得比预期的好，问问患者认为这对于其未来努力应对焦虑有什么意义。如果患者发现情况比预期的要困难，或者她处理得比计划的要差，那么下一步就采用更容易完成的方法或重新审视用于控制恐惧的方法。如果在应用应对策略方面有困难，就在面谈治疗时进行练习。如果出现意外的障碍使情况更加复杂，应努力帮助患者找到克服这些问题的方法。

反 应 阻 止

反应阻止是用于帮助患者停止维持其疾病行为方法的总称。在焦虑障碍、PTSD 和 OCD 的 CBT 治疗中，暴露和反应阻止通常一起使用。例如，Mia 不洗手就反复触摸"污染"的物体。反应阻止是 OCD 仪式行为的 CBT 的一个重要组成部分，如计数或进行重复行为（例如，在离开房间前打开和关闭电灯开关 16 次，按仪式顺序淋浴 20 分钟）。鼓励患者制订计划，逐步减少他们的仪式，在这些仪式中，他们会因没有完成完整的仪式而感到焦虑。OCD 治疗中的反应阻止干预可以简单到仅仅是离开发生强迫性仪式的场所（例如，洗手一次后离开水槽）或同意参与替代行为。对于反复检查房子周围情况的行为，可以让患者在第一轮检查后就离开家，并且在指定的时间内不返回，即使他有这样做的冲动。反应阻止方法通常在合作决定的情况下效果最好，而不是遵从治疗师给出的处方。患者和治疗师一起决定反应阻止的具体目标，然后患者努力按计划进行。

奖 赏

正强化使得奖赏行为再次发生的可能性增加。因而在建立暴露计划时，考虑正强化鼓励适应行为，如处理恐惧情境等，可能是很有用的。家庭成员或朋友可以表扬患者，并提供奖励或者激励以实现暴露目标。例如，他们可能与患者一同外出吃饭，庆祝暴露过程中一个重要里程碑的实现。患者也可以奖励自己战胜了恐惧。奖赏可以是让患者感到高兴或积极的任何事物。奖赏的大小应当与取得成果的大小相匹配。小一点的奖赏如食物（如吃喜欢的冰淇淋）可以被用来奖励面对恐惧的开始或中间步骤。较大的奖赏（如买一些特别的东西，外出旅行）可以被计划用来奖励战胜更大的困难。

【习题 7-3】暴露治疗

1. 让一位同事扮演一位焦虑障碍患者，和/或用触发你自己焦虑的物体或情境进行这个练习。

2. 运用表 7-3 中的建议，针对一个特定的恐惧情境写出暴露等级表。

3. 确认至少 8 个分步骤，从低到高排列困难等级。

4. 为暴露治疗选择一个开始目标。

5. 运用想象暴露技术帮助患者为现场暴露做好准备。

6. 尝试指出暴露计划实施过程中的潜在问题，然后指导患者(或自己)学会克服这些困难的方法。

7. 坚持练习暴露治疗技术直到你能掌握这项关键行为技术。

总　　结

焦虑障碍、PTSD 和 OCD 的认知行为治疗方法基于这样的概念，即患有这些疾病的人对物体或情境产生不切实际的恐惧，对恐惧的刺激做出过度焦虑或生理激活的反应，然后他们通过回避诱发刺激来逃避不愉快的情绪反应。患者每次回避激发焦虑的情境，他们就进一步取得证据，认定自己不能应对或处理这种情境。但是，如果这种回避模式能被中断的话，他们就会认识到该情境是可以被忍受和掌控的。

本章描述的行为干预方法主要直接指向停止回避行为。治疗师应教会患者如何降低情绪唤起，如何减少可能导致焦虑增加的错误认知，如何在恐惧情境中系统地暴露自己。

焦虑障碍及相关情况的行为干预的通用模式共分成 4 个步骤：①评估症状，焦虑触发点以及应对方式；②确认和区分治疗目标；③指导应对焦虑的基本技术；④暴露于恐惧刺激，直到恐惧反应明显下降或消除。这些方法首先在治疗室内实践，然后布置为家庭作业，让患者把治疗获益扩展到日常生活中。

(李晓琪　米　丝　译　李占江　校)

参 考 文 献

Abramowitz JS, Whiteside S, Kalsy SA, Tolin DF: Thought control strategies in obsessive-compulsive disorder: a replication and extension. Behav Res Ther 41(5):529–540, 2003 12711262

Beck AT, Epstein N, Brown G, Steer RA: An inventory for measuring clinical anxiety: psychometric properties. J Consult Clin Psychol 56(6):893–897, 1988 3204199

Clark DA, Beck AT: Cognitive Therapy of Anxiety Disorders: Science and Practice. New York, Guilford, 2010

Goodman WK, Price LH, Rasmussen SA, et al: The Yale-Brown Obsessive Compulsive Scale, I: development, use, and reliability. Arch Gen Psychiatry 46(11):1006–1011, 1989 2684084

Kim S, Wollburg E, Roth WT: Opposing breathing therapies for panic disorder: a randomized controlled trial of lowering vs raising end-tidal P(CO2). J Clin Psychiatry 73(7):931–939, 2012 22901344

Meuret AE, Wilhelm FH, Ritz T, Roth WT: Feedback of end-tidal pCO2 as a therapeutic approach for panic disorders. J Psychiatr Res 42(7):560–568, 2008 17681544

Meuret AE, Rosenfield D, Seidel A, et al: Respiratory and cognitive mediators of treatment change in panic disorder: evidence for intervention specificity. J Cons Clin Psychol 78(5):691–704, 2010 20873904

Meyer TJ, Miller ML, Metzger RL, Borkovec TD: Development and validation of the Penn State Worry Questionnaire. Behav Res Ther 28(6):487–495, 1990 2076086

Purdon C: Empirical investigations of thought suppression in OCD. J Behav Ther Exp Psychiatry 35(2):121–136, 2004 15210374

Rassin E, Diepstraten P: How to suppress obsessive thoughts. Behav Res Ther 41(1):97–103, 2003 12488122

Spitzer RL, Kroenke K, Williams JB, Löwe B: A brief measure for assessing generalized anxiety disorder: the GAD-7. Arch Intern Med 166(10):1092–1097, 2006 16717171

Tolin DF, Abramowitz JS, Przeworski A, Foa EB: Thought suppression in obsessive-compulsive disorder. Behav Res Ther 40(11):1255–1274, 2002 12384322

Wright JH, Sudak D, Turkington D, Thase ME: High-Yield Cognitive-Behavior Therapy for Brief Sessions: An Illustrated Guide. Arlington, VA, American Psychiatric Publishing, 2010

第8章　修正图式

当治疗师要帮助来访者改变他们的图式时，会在基于他们自我概念和生活方式的基础上开展工作。图式是包含信息处理基本规则的核心信念，可以为一些信息加工处理过程提供模板：①从环境中筛选和过滤信息，②决策，③行为的驱动特征图式。图式的发展是个体与父母、教师、同辈和其他重要人物在生活中相互作用而形成的，还有生活事件、创伤、成功和其他影响因素。遗传通过影响个体的气质、智力、特殊技能或缺乏技能（如运动能力、体形、吸引力、音乐才能、解决问题的能力）以及心理和生理疾病的生物易感性，而在图式的形成中起作用。

为什么说理解你的患者的潜在图式很重要？有以下几点原因。首先，认知行为治疗（CBT）的一个基本理论假设——素质-应激假设——指出非适应性的核心信念可能存在于个体表面之下，在其正常状态下很少有消极影响，而在应激事件下会被激活并且成为疾病发作期间个体思维和行为的有效控制器（Clark et al. 1999）。因此，修改功能失调的图式可能存在两方面的好处：①缓解当前症状，②提高未来对应激源的抵抗力。CBT 已被证明在降低复发风险方面有很明显的作用（Evans et al. 1992；Jarrett et al. 2001）。虽然 CBT 这一特点的确切机制尚不清楚，但我们推测这可能与图式的修正有关。

将治疗干预的重点放在核心信念上的另一个原因是患者通常有不同类型的图式。即使有特别严重症状或极度绝望的患者也有能帮助他们应对问题的适应性图式。虽然非适应性的图式可能要为患者的病情发作负全责，但是治疗师可以寻找患者积极的信念并加以强化，这可能会对患者的康复有重要的影响。因此，探索和讨论患者基本认知结构中适应性的部分是非常重要的。

Beck 和 Freeman（1990）提出了人格的认知理论，该理论提出通过研究个体的核心信念可以更好地理解个体的自我概念、性格类型，以及习惯性行为模式。例如，具有强迫人格特质的人可能会有"我必须在控制中""如果你想做事正确，就得自己去做吧"等类似的根深蒂固的图式，这些信念可能与这个人的行为表现存在一致（例如刻板、控制他人、掌控权力）。如果一个人有一系列与依赖相关的图式(例如"我需要他人才能生存""我很弱……不能自己完成"),那么他可能会依附他人,在人际关系中缺乏自信。相反,更为适应性的图式(如"我可以去理解""我能处理压力""我喜欢挑战"等)都与问题解决的有效行为存在关联。

CBT 对于抑郁和焦虑的治疗通常是为了减轻症状,而不是改变性格。然而,分析那些有助于患者性格形成的核心信念和补偿性的行为策略,可以帮助你形成更深入的个案概念化,充分考虑患者的易感性和优势有助于设计更有效的干预措施。此外,一些抑郁症和焦虑症患者的治疗目标可能包括个人成长的内容,他们可能想要变得更灵活,打破过分依赖的图式,或者克服长期存在的自尊问题。在这种情况下,可以通过阐明和修正可能阻碍目标实现的图式来完善整个治疗进程。

在第 10 章"慢性、严重或复杂性精神障碍的治疗"中,我们简要介绍了 CBT 治疗人格问题推荐的修正图式的方法。如果你有兴趣学习更多关于如何利用 CBT 治疗人格障碍的方法,我们推荐 Beck et al.(2014)和 Young et al.(2003)等人的优秀书籍。基于图式的 CBT 方法在《性格的陷阱》中通过自助的形式进行了介绍(*Reinventing Your Life*,Young and Klosko 1994)。我们的主要重点是帮助你学习如何识别抑郁和焦虑患者的图式,以及如何使用 CBT 来修正这些核心信念(表 8-1)。

表 8-1 识别图式的方法
使用各种提问技巧
心理教育
寻找自动思维模式
进行生命史的回顾
使用图式问卷
记录个人图式清单

识 别 图 式

运用提问技巧

引导式发现、意象、角色扮演和其他用于自动思维中的提问技巧也可以用于识别图式。然而,在认知加工的图式层面上实施成功的提问策略可能更具挑战性。因为图式对患者来说可能并不是显而易见的，或者不可能通过常规的提问来发现，所以治疗师需要针对患者可能存在的核心信念形成假设。然后治疗师可以将问题指向假设图式的方向，这类引导式发现的技术见视频 20 中的示范。

我们将再次以 Sudak 博士治疗 Brian 的案例中基于个案解析的提问为例（在第 5 章"处理自动思维"有讨论）。在本次会谈中，Brian 谈到了令他困扰的事件：Renee 是他的同事，她走到他的办公桌前问他是否愿意一起吃午饭，他没有对她的邀请表达自己的荣幸，而是想起了"前任"和自动思维——"我不能这样做"。通过使用一系列的苏格拉底式提问，Sudak 博士帮助 Brain 明白了，他父亲带给他的早年经历——他的父亲经常"像风一样"突然就消失了，以及他前女朋友出轨而分手带给他的创伤，让他认为："他人是不可靠的"，他目前在人际关系中的行为模式是符合这种信念的。他在自己周围建立了像"诺克斯堡"般厚厚的城墙。在 Brian 后续治疗的视频中，你会发现找到核心信念"人是不可靠的"，为他以后在关于他人的图式和建立重要关系能力的图式发生根本性的改变提供了可能。当你观看视频时要注意 Sudak 博士是如何引导他找到一个功能不良的核心信念（见第 3 章"评估与案例解析"）。

视频 20　找出适应性图式：Sudak 博士和 Brian（12:22）

心境变化是相应图式在起作用的有效线索。强烈情感的突然呈现可以作为揭露一系列问题背后核心信念的有效切入点。在视频 20 中，你可以看到 Sudak 博士对于患者强烈抑郁情绪出现时进行的共情和有效的提问。以下是 Allison 的治疗对话，为如何利用情绪变化发现非适应性图式提供了另一个例子（Allison，年轻女性，患有严重的进食障碍，目前住院治疗）。

　　治疗师：在医院感觉如何？

　　Allison：*每个人都很好，大多数护士我都很喜欢。（她看起来平静而愉快）但是当他们推出晚餐车的时候，我感到无法忍受。他们为什么吃那么多的食物？（心情变得更加焦虑）*

　　治疗师：我注意到当你说起装食物的推车时变得很紧张。他们在这里用餐的方式让你感觉不安？

　　Allison：*每个人都吃那么多的食物，旁边堆积着用过的餐具。如果我要排队去领餐，可能就会控制不住自己。*

治疗师：你能想象自己在推车前排队领餐吗？试着想象自己在队伍里，你脑子里有什么想法？

Allison：我会把车上的东西全吃了，我会完全失去控制。

治疗师：你认为你对自己的行为有多大的控制能力？

Allison：我会失去控制。

　　另一个 CBT 揭示图式的有效方法是箭头向下技术，通过一系列的问题揭示更深层的思维内容。第一个问题通常是针对自动思维的。然而，治疗师需要推断一个潜在的图式，并构建一系列基于该假设的链式问题（在之后进行验证和修改），该假设是基于患者的认知行为治疗师提供了她真实自我的准确表征。大多数问题都遵循这样的形式："如果你认为你关于自己的认识是真的，那对你来说意味着什么？"

　　因为箭头向下技术需要让患者假定那些消极或功能不良的认知是真实的（这是为了干预的目标），这种方法不应该在建立良好的治疗关系前使用，而且应该在之前的治疗中已经成功改变了歪曲的认知。患者应该充分意识到，这样询问的目的是要引出可能需要改变的核心信念，治疗师并没有试图说服她关于那些困扰的图式的有效性。采用友好的、共情的提问语气，有时可能是稍显夸张或略带幽默，可以使箭头向下技巧发挥最佳的效果。

　　案例

　　Maria 是一个 45 岁的女人，最近发现丈夫有外遇。她先前经历过两次短暂的抑郁（一次是结婚前与男朋友分手，一次是被解雇）。这一次的抑郁更糟糕，没有出现恢复的迹象。虽然她没有自杀的念头，但她的 PHQ-9 评分为 20（重度抑郁）。她的自尊心由于背叛和丈夫随后提出的离婚而备受打击。

　　Maria 的医生注意到她反复出现的自动思维，这些自动思维和她潜在的关于接纳和自己是否值得被爱的图式有关，决定使用箭头向下技术来找出这些图式。她运用了一种高度合作式的提问方式帮助 Maria 找到了由关系破裂所激活的核心信念。图 8-1 展示了治疗师几个关键提问以及 Maria 的反应。

　　在熟练使用向下箭头技术之前可能需要相当多的练习。了解常用图式的知识可以帮助你制订提问的方向。知道何时通过施加压力来更进一步以及何时后退的经验，将有助于你更有效地使用推理链。重要的是要保持（患者)情绪基调的平稳,这样有利于患者去学习并体验到这种方式给他们的帮助。然而,发现非适应性图式的过程往往会产生痛苦的情绪。

经验丰富的认知行为治疗师使用箭头向下技术时会试图把问题放在合适的水平上来帮助患者揭示重要的核心信念,并在提问过程展示出丰富的治疗经验。我们建议你练习"习题"来发现图式和复习在表 8-2 中给出的提示列表来使用箭头向下技术。

> **Maria:**我仅有的爱过的两个男人都离开了我……伤透了我的心,这肯定是我的问题。
>
> **治疗师:**当你说你有问题的时候,我想知道你是否对自己有一个基本的信念,使得你很难摆脱抑郁情绪。如果我们能找到核心信念,就会知道我们需要改变什么。让我们假设你的自动思维是正确的。那你有什么问题呢?

> **Maria:**我不擅长人际关系。
>
> **治疗师:**如果你确实不擅长人际关系,那么这对你意味着什么?

> **Maria:**我终究不会幸福的。我永远找不到一个愿意和我在一起的男人。
>
> **治疗师:**如果永远找不到一个愿意和你在一起的男人,那又意味着什么?

> **Maria:**没有人会爱我。

图 8-1　箭头向下技术

表 8-2　如何使用箭头向下技术

1. 从一个确定会造成痛苦的自动思维或认知开始提问。选择一种可能是明显由潜在图式导致的自动思维。
2. 形成对可能存在图式的假设,或者对自动思维背后潜在的一系列图式进行假设。
3. 解释箭头向下技术从而让患者理解治疗师想要提问一些不同的问题。
4. 请确保你和你的患者在使用这些技术时是完全合作的。强调认知行为治疗的合作性和经验性特点。
5. 事先预计时间和进程。问自己:"现在是揭示这个图式的时机吗?""患者是否准备好了?""我应该以怎样的方式(速度和强度)对患者进行引导式提问以帮助他对自己的核心图式进行思考?"以及"在什么时候我应该放慢速度或者结束这一系列的问题?"

续表

6. 事先考虑在明确图式后下一步要做什么。揭示图式的好处是什么？发现核心信念之后做什么？如何帮助患者合理运用自己的核心信念？

7. 使用"如果……会怎样"的提问来逐步揭示患者更深层的认知，如"你反复提到自己交友困难，如果你真的如此，别人会怎么看你？"，"你又如何看待自己？"

8. 在揭示核心信念后对患者表示支持和共情。给患者传达一种态度，即了解图式之后可以帮助患者建立自尊，并学会更好地处理问题。即使消极倾向的核心信念已被部分修正，认知行为治疗仍然可以用来指导患者学会调节非适应性图式以及应对行为后果的技能。

【习题 8-1】核心信念的提问技术

1. 练习引导发现式提问，通过从自己某一具体时刻下的自动思维开始来问自己一系列问题，然后发现自己更深层次的认知。试试箭头向下技术。使用此方法找到一个或多个自己的图式。除了一些积极或者适应性的图式以外，如果可能的话可以尝试发现会产生不良影响的图式，把提问和回答写在笔记本上。

2. 下一步，找一个同学或助手用角色扮演来练习引导发现提问和箭头向下技术识别核心信念，或者与你治疗的患者练习这些方法。

3. 列出你在提问寻找核心信念时的优点以及缺点。你做得怎么样？你需要更集中的练习吗？你能及时形成准确的案例解析吗？你提问的方式能否在寻找痛苦和烦恼的核心信念的同时灌注希望吗？你对识别适应性的图式有足够的关注吗？找出你在进行图式提问策略时遇到的问题，并与同学、同事或督导师讨论可能的解决方案。

图式的患者教育

图式的心理教育通常是与前面"运用提问技巧"中介绍的提问方法同时进行的。除了在治疗会谈中进行简单说明，我们会经常给患者推荐阅读资料或其他的教育性经验，来帮助患者了解和识别图式。《理智胜过情感》（*Mind Over Mood*，Greenberger and Padesky 2015）包含针对教育患者如何识别他们的假设和核心信念的练习。《摆脱抑郁：通往健康之路》（*Breaking Free From Depression：Pathways to Wellness*，Wright and McCray 2011）包括适应和非适应性图式的例子，这样的例子可以帮助患者认识到他们信息处理的基本规则。

计算机程序《走向幸福生活》(Wright et al. 2016)有许多交互的场景,旨在促进图式的发现和修改。计算机辅助 CBT 特别有助于对患者进行核心信念的教育,因为它应用生动的多媒体学习体验能指向表面并不明显的认知。此外,计算机辅助 CBT 采用学习增强技术,可以帮助进行演练和回忆。

识别自动思维模式

如果在自动思维中发现反复出现的主题,这往往意味着有一个核心信念藏在这些更为表浅、特定情境相关的认知背后。在自动思维模式中寻找图式有几种很好的方法。

1. **在治疗会谈中识别一个主题**。当使用引导发现或其他提问方法时,要听反复出现的主题。探索这样的主题常常会引出关键的图式。例如,这些自动思维的模式——"Jim 不尊重我……我的孩子不听我的……工作中不管我做什么,他们总是会把我当作几乎不存在",可能是由于核心信念的激活,如"我什么都不是"或者"我不值得尊重"。

2. **在治疗会谈中复习思维记录**。思维记录就像无价宝藏一样,它是可以用来帮助你找到图式的材料。比较这几天完成的一些思维记录,看看是否有反复出现的自动思维的模式。询问患者是否能辨认出一致的主题。然后使用引导发现或箭头向下技术来发现相关的核心信念。

3. **布置回顾思维记录的家庭作业**。治疗会谈中,在检查思维记录和解释发现图式的过程后,要求患者在两次会谈之间回顾更多的思维记录,记录所有她识别出的核心信念。这样的家庭作业可以有许多好处,包括:①识别在治疗过程中可能不明显的图式;②提高患者对核心信念强力影响的认识;③获得发现图式的自助技能。

4. **检查自动思维的书面清单(或计算机生成的清单)**。如果患者完成了一份自动思维问卷或记录了她常见的自动思维,那么检查一下这个清单,看看成组的思维是否有可能与核心信念相关。如果你在通过引导发现和其他的提问方法识别图式时遇到了困难,可以考虑使用这种替代性的方法。观察大量的自动思维可能会帮助你和患者发现那些本来无法识别的信念。

我们在这里提供一个习题,你可以使用它来练习发现自动思维模式中的潜在图式。你也可以利用这个练习帮助你的患者学会识别核心信念的技能。

【习题 8-2】 在自动思维模式中发现图式

说明：在练习中将左边的数字项目和右边的字母项目匹配。

自动思维	非适应性图式
1. Abby（女儿）如果不小心的话可能会出事⋯⋯她不知道怎么的就遇到麻烦了⋯⋯我真希望她从来没学过开车	＿＿ A. 我是个失败者
	＿＿ B. 我需要做到完美才会被别人接受
2. 我又搞砸了⋯⋯我根本胜任不了这么多的工作⋯⋯我没法糊弄过去的	＿＿ C. 我必须时刻保持警惕，否则就会遇到危险
3. 别让我去试着和人约会⋯⋯我不可能会去的⋯⋯我最好一个人待着	＿＿ D. 我总是会被人拒绝，没有男人，我什么都不是
4. 我绝不能在这次测试中犯错⋯⋯得把整个周末都用来学习⋯⋯Jim 会为我骄傲	

答案：A：2；B：4；C：1；D：3。

进行生活史的回顾

由于生活经验塑造了图式，因此揭示图式基本规则的有效方法就是让患者及时回想起成长性影响，这可能促发了适应性或非适应性信念的形成及发展。这种回顾性的评估可以通过引导发现、角色扮演和家庭作业来完成。与识别图式的其他方法一样，深入的个案概念化可以帮助治疗师指明可能会出现结果的方向。与其对全部生活史做一次全面的回顾，不如把注意力集中在人际关系、生活事件或环境上，这些都是既往生活中需要注意的关键问题。例如，如果患者已经告诉你他在的同行交往中从未感受到舒适并且有回避社交的经历，你可以将关注点集中到童年或青春期时特别难忘的社会交往上。你采用这一提问路线的目标是引出一个关于个人能力和被他人接纳的图式。

创伤性事件、困扰的关系或感知到的身体或人格的缺陷可能是在图式形成的历史回顾中比较明显的目标。然而，重要的是不要忘记，因为这些也可能有促进适应性信念发展的积极影响。以下类型的问题可以用来帮助患者了解在图式发展中起重要作用的生活经历。

1. **询问有影响力的人：**"哪些人在你的生活中有最大的影响？""你从他们身上学到了什么？""教师、教练、朋友、同学或宗教领袖对你的思维方式有何影响？""哪些人给你带来麻烦或让你失望？""哪些人增强了你的信心，或者给予了你鼓励？"

2. **对这些经历可能形成的核心信念进行提问：**"你从你和家人的争吵中得到了什么负面信息？""父母离婚对你的自尊有什么影响？""从学校取得的

成功中得到了哪些积极的信念？"经历过离婚和摆脱了虐待关系，你从中对自己有了什么样的理解？

3. **询问对于患者来说重要的兴趣、工作、宗教活动、运动和其他活动：**"你在音乐方面的兴趣和能力如何改变了你看待自己的方式？""你对你的工作技能有什么核心信念？"你对自己的看法如何受到你的宗教信仰的影响？""参与艺术工作、旅行或业余爱好，这些活动会影响你的自我概念吗？"

4. **询问文化和社会的影响：**"你的文化背景对你看待世界的方式有什么影响？"作为少数群体的身份如何影响你的自我概念？""生活在一个小镇上，与家人和朋友如此亲近，你的信念会受到怎样的影响？"

5. **询问关于教育、阅读和自我学习的问题：**"读书期间对你的基本信念有什么影响？"你读过哪些书，你认为它可能改变了你对自己的看法？""从那本书中你学到了什么？""你还记得有什么其他的学习机会改变了你对生活的态度吗？"

6. **询问转化经历的可能性：**"你有没有一些塑造生活的经历还没有告诉过我？""有没有一件事能让你产生一种全新的看世界的方式？从那次经历中产生了什么态度或信念？"

使用图式问卷

常见的核心信念问卷是用于帮助患者识别其图式的另一种有效技术。这些工具包括：功能失调态度量表(the Dysfunctional Attitude Scale)(Beck et al. 1991)，这个问卷的条目较多，主要用于研究；一个非常详细的量表，Young图式问卷(Young and Brown 2001；Young et al. 2003)；以及计算机程序《走向幸福生活》编制的一个简短的图式问卷(Wright et al. 2016)。我们在习题8-3和附录1中提供了图式检查"工作表与清单"，这样你可以在临床实践中应用这些工具。

当患者识别他们的核心信念遇到困难时，图式清单是很有用的。让他们理解各种可能的图式可以激活他们的思维，并帮助他们认识到可能给他们引起麻烦或者强化自尊的信念。使用图式清单在生成适应性信念列表尤其有用。在督导学员时，我们常常发现对积极的思维规则缺乏足够的重视。通过图式清单会让你花一些时间浏览患者的信念系统，发现力量源泉和成长机会。

即便患者通过引导发现和其他提问技巧很容易识别出自己的基本核心信念，而应用图式清单也能深化你的个案解析。我们通常发现患者会发现很多我们以前没有识别出来的消极和积极图式。此外，讨论患者在完成图式问卷后的反应可能会发现其他有价值的核心信念的信息。有时,问卷中并没有列出一个潜在的图式,但包含的信念可能会触发一系列自动思维,这些想法有助于向患者揭示其中最重要的潜在假设。

对于下一个习题,希望你使用我们之前工作中获得的图式问卷。因为这些问卷主要针对那些有显著抑郁或焦虑的患者,许多功能不良的图式有固定的术语表达。然而,关于图式问卷使用的临床经验和研究表明,患者通常更认可清单上非适应性的图式。我们建议你开始对正在接受 CBT 治疗的患者使用图式问卷,并在你的治疗过程中讨论这些结果。

【习题 8-3】问卷调查你的图式

说明:使用这个清单来寻找潜在的思维规则。在每个你认为有可能的图式旁边放置一个复选标记。(这个图式问卷可以在线打印供临床使用,获取地址:https://www. appi. org/wright)

健康图式	适应不良图式
____无论发生什么,我总能有办法处理。	____为了被别人认可,我必须尽善尽美。
____如果我在某方面努力工作,就能掌控它。	____如果我选择做某事,就必须成功。
____我是一位幸存者。	____我是愚蠢的。
____别人信任我。	____失去妻子(丈夫),我没法活了。
____我是位坚实的人。	____我是虚伪的。
____人们尊敬我。	____绝不能暴露缺点。
____他们可以打倒我,但不可能打败我。	____我不讨人喜欢。
____我关心他人。	____只要犯了一个错误,我就会失去一切。
____如果事先做好准备,我往往做得更好。	____在他人面前,我总觉得不自在。
____我值得受人尊重。	____我什么都做不成。
____我愿意接受挑战。	____不管做什么,我都没法成功。
____没有什么能吓到我。	____这世界对我太恐怖了。
____我很聪明。	____不可以相信别人。
____我能把事情解决。	____我必须总是处在掌控之中。
____我是友好的。	____我不吸引人。
____我能应对压力。	____从不显露自己的情绪。
____越是困难,我就愈加坚强。	____别人会利用我。
____我能从错误中吸取经验以自我完善。	____我很懒惰。
____我是一个好丈夫/妻子(家长/孩子/朋友/爱人)。	____如果别人真的了解我,就不会喜欢我了。
____一切问题都能解决的。	____为了被人接受,我就要取悦他人。

使用个人图式清单

在这本书中,我们已经多次指出让患者记下在会谈和家庭作业中学习到的材料,是帮助患者回忆和有效使用 CBT 的关键。当你在处理核心信念时,特别重要的是要强调,无论是用纸笔还是电子的方式,亲自记录笔记的重要性,并定期检查这些笔记。因为图式往往是潜在的或处于日常思维的表面之下,如果不加以强化,我们对核心态度的意识可能会迅速消失。在我们的临床实践中,许多情况下都要针对治疗方案中的关键图式进行工作,但由于当前环境事件的压力和时间的推移,患者似乎忘记了核心信念,因此我们要时刻提醒他们注意他们的核心信念。

个体化图式清单可以是一个很好的方法来记录、存储,并强化你和患者获得的适应性和非适应的核心信念知识。在图式工作的开始阶段,列表中可能只有很少的条目。但随着治疗进行,你们会添加更多的图式进去,在下一节中讲述的"修正图式"的技术可以用于改变非适应性的核心信念。因此,在整个 CBT 治疗过程中个人图式清单是变化的,应该是显示进步的稳定证据。

【习题 8-4】建立个人图式清单

1. 使用本章中描述的方法制订你的个人图式清单。试着写下尽可能多的适应性和非适应性图式。

2. 与你的一个或多个患者练习制订个人图式清单。在治疗会谈期间定期检查清单,在图式改变取得进展时编辑、修改图式清单。

修 正 图 式

在你帮助你的患者识别出潜在的图式后,你就可以开始改变功能不良的思维和行为基本规则。当你准备这样做的时候,聪明的做法是要记住:图式通常是根深蒂固的,并且已经被实践和强化了很多年。因此,患者不太可能仅仅通过顿悟来改变。为了修改这些关键的操作规则,患者通常需要经历一个专注的修正过程来检查信念,形成替代性的规则,并在现实生活中对修正过的图式进行演练(表 8-3)。

表 8-3 改变图式的方法

苏格拉底式提问

检查证据

优劣势清单

认知连续体

产生替代性图式

认知和行为演练

苏格拉底式提问

好的苏格拉底式提问往往可以帮助患者明白他们的核心信念不一致的地方,意识到这些核心信念对情绪和行为的影响,从而开始改变的过程。苏格拉底式提问的主要目的之一是激发患者的探究感,从而让患者摆脱固定的、非适应性的关于自我和世界的观点,发展出更加好奇的、灵活的、促进成长的认知风格。以下是一些就苏格拉底提问的建议,以帮助患者对修正核心信念持更加开放的态度。

1. **制订案例解析来指导一连串提问**。对于你要达成的目的有一个好的计划,就像象棋大师在行动前会预想很多步,并有各种各样的策略,以应对对手可能的行动。要让自己在计划的设计中扮演一个优秀的棋手。当然,你的苏格拉底式提问是合作而不是竞争。

2. **用提问帮助患者明白他们想法中的矛盾**。患者通常有各种各样的核心信念,其中一些信念会给他们矛盾的信息。在一个经典的视频中,Aaron T. Beck(1977)对一个准备离婚的患者进行提问,解释她认为"没有丈夫她无法活下去"和"结婚前更快乐更健康"这两个信念的矛盾之处。这些类型的问题可以帮助理解上的快速突破,并使其愿意参与到随后的行动计划中来改变。

3. **提问来鼓励患者识别适应性信念**。一般来说,如果患者在发现积极的图式时做了大量的工作,适应性信念就更可能得到充分的认可、牢记及实施。不要直接告诉患者他们有健康的态度和力量来克服他们的问题,试着用苏格拉底式的提问,让他们更多地表现出自己适应性的核心信念。

4. **避免提具有引导性的问题**。即使你有一个不错的计划并希望患者能明白或做到,也不要以提问的方式来表达你已经知道的答案。保持 CBT 协作性和经验性的风格,保持开放,跟随患者的思路。

5. **需要记住的是,能激活明显情感体验的提问可以增强学习。**如果你能用苏格拉底式提问激发情绪唤起或明显减轻情绪痛苦,那么患者的学习体会可能更有意义和印象深刻。

6. **提问是其他改变图式的方法得以实现的跳板。**好的苏格拉底式提问常常可以为其他修改核心信念的更具体的方法做铺垫。苏格拉底式提问是打开学习之门的一把钥匙。当你的苏格拉底式提问很有效时,接下来可以准备实施其他方法,如检查证据,产生替代性信念,或使用认知连续体,以及后文描述的所有技术。

检查证据

在第 5 章"处理自动思维"中,我们解释了如何检查自动思维的证据。检查图式证据的过程与其非常相似。然而非适应性核心信念是长期存在的,而且现实的消极结果、批评、不良的人际关系或创伤都会增加核心信念的强度,患者可能会找到大量的证据支持这些信念的真实性。坚信自己是一个失败者的男人可能有很多消极经历的举例,如失业、婚姻破裂或经济困难。如果一个女人告诉你她是不可爱的,她可能会讲述多次被拒绝的情感经历。因此,在检查图式的证据时,你可能需要承认问题的存在,并对患者生活上的困境产生共情。

Maria 的治疗展示了一次检查证据的练习(图 8-2),Maria 的图式是"我是没人爱的"(见前文"运用提问技巧")。这种干预的第一步是帮助 Maria 识别支持和反对该信念的证据。然后治疗师引导她注意到支持非适应性图式的证据中的认知错误。最后,治疗师通过苏格拉底式提问帮助 Maria 修正信念。当你跟患者使用检查证据的方法时,请记住表 8-4 中列出的建议。

19 岁的 Allison 是一位患有厌食症和抑郁症的女性,我们在"运用提问技巧"中描述了如何通过检查证据从而引出布置有具体行动目标的家庭作业。在治疗过程中,Allison 的抑郁症有所好转,她不再自杀且已出院,并继续接受 CBT 治疗。她的治疗师帮助她为"我必须完美才能被接受"的图式制订了一个工作表(图 8-3)。请注意,Allison 找到了大量不支持该信念的证据,并且写上了她观察到的一些认知错误。然而,她似乎还需要做更多的工作来产生替代性的信念。检查图式证据的空白工作表可在附录 1"工作表与清单"中查阅,你可以复制这些表格以便与患者共同使用。

要改变的图式："我是不可爱的"	
支持图式的证据	**不支持图式的证据**
1. 我的丈夫有外遇,离开了我	1. 两个男人都离开了我,但是我想他们都曾爱过我,我和丈夫度过了至少10年的好时光
2. 我唯一爱的人也离开了我。如果我再试一次,我一定会受到同样的伤害。	2. 我完全在指责自己,或许有部分是他人的错
3. 我总是感到我不足够好	3. 我丈夫说他仍关心我,并为发生的事感到内疚
4. 我没有和很多人约会	4. 很多人都爱我(女儿、父母、姐妹)。我的祖父母非常爱我
	5. 也许还有另外一个人会更适合我并支持我。我的结论只是基于两次寻找爱情的经历

认知错误:忽视证据,过度概括,全或无,个人化

修正的图式:我曾经被拒绝过两次,但并不意味着我是不可爱的。我有优点,值得被爱。我在亲密关系中能提供很多。

图 8-2 检查图式证据:Maria 的例子

表 8-4 如何检查图式的证据

1. 在开始检查证据之前简要地解释。

2. 利用实证的方法,让患者能够很实在地看到这个过程的效果。

3. 在工作表上记下证据。如果是第一次做,你能写下证据的话效果会更好。有机会的话尽可能让患者自己来记录证据。

4. 工作表可以在治疗时开始使用,在家庭作业中进一步完善。这样能够让患者完全地参与到寻找证据和记录中来。

5. 图式的证据通常很绝对,而且受到错误认知和其他功能不良的信息加工的支持,通过推论的方式帮助患者发现这些错误。

6. 如果有证据显示患者反复出现人际关系、接纳、竞争、社交技能、或者其他重要功能的问题,那么可以利用这些信息设计干预策略。比如:患者如果对社会竞争有消极的核心信念,那么可以通过行为技术来帮助患者打破回避的社交模式,并教会患者在社交场合需要的社交技能。

7. 要创造性地寻找不支持非适应性核心信念的证据。通过苏格拉底式提问可以激发患者从不同的角度来看待问题。因为患者对自身有比较固定的、负性的看法,你需要付出必要的精力和想象力来帮助患者找到改变观念的理由。

8. 尽可能地收集不支持功能不良信念的证据。这些信息可以帮助患者反驳核心信念,同时也可以为其他认知行为的干预提供机会。

9. 把检查证据作为帮助患者能够具体修正核心信念的平台。在和患者共同讨论检查证据之后,让患者考虑可能的改变,引导形成相对健康的思维规则。把这些想法都记录在检查证据的工作表中,然后利用本章介绍的其他方法进行干预。

10. 在顺利完成证据检查之后布置家庭作业。可以让患者在工作表中加入更多的证据,发现认知错误,考虑替代性的图式,或者布置行为任务,用该任务实践与修正的信念一致的行为。

要改变的图式:"我必须完美才能被他人接受"

支持图式的证据

1. 因为我在每件事上都做得很好,我的父母为此感到高兴
2. 我始终保持苗条的身材
3. 当我成绩排名位于前列时我能得到奖学金,所有人都说我是非常优秀的学生
4. 你只有优秀才受欢迎,谁会喜欢很普通的朋友呢?

反对图式的证据

1. 尽管我的父母很有高的标准,但如果我不是那么完美,他们也会接纳我。他们本身也不完美,但是我仍然爱着他们,尽管他们有各种缺点。
2. 我的有些朋友虽然体重超重了,但是她们和男朋友仍然有非常好的亲密关系。
3. 我知道有些幸福的人并不会强迫自己完美。
4. 其他那些不完美的人好像也能被别人接受,或许有些人跟不那么完美的人建立关系会更加舒服。

认知错误:全或无思维、夸大、忽视证据

1. 当我把事情搞砸或者没有达到目标的时候,我的父母确实会对我表现出更多的关心和接纳。我知道他们更希望我不那么执着于自己的体重。
2. 有很多对我来说比体重或者平坦的腹部更重要的东西,我需要认可自己其他的长处。
3. 如果我并不是那么努力想要保持完美的话,我也许能交到更多的朋友。我自己设定的高标准让很多人无法和我建立关系。

在检查证据之后,我对图式的相信程度:30%。

我对修正该图式的想法:

1. 我可以力求完美,但在没能达到要求时仍要自我接受。
2. 对于完成目标,如果我更加实际一些,就会变得更开心,觉得自己更容易被接受。

为了改变我的图式,更健康的行为方式,我将采取的行动是:

1. 准备一个记录本,记下在什么情况下虽然不是很完美,但是我仍然是一个值得被认可的人。
2. 有意识地不再强调完美主义,通过:①每周至少有两天的休息;②在健身房锻炼时,不要执着于记录重复动作的次数。
3. 减少学习上追求完美的习惯,通过:①不再记录每次完成家庭作业的时间;②劳逸结合,每周至少 3 次娱乐活动(比如,看电影或者和朋友们出去闲逛);③在学习上,把注意力从总想取得最好的成绩转移到从中获得乐趣。

图 8-3 检查图式证据的工作表:Allison 的例子

优缺点清单

有些非适应性的图式得以维持是因为这些图式给他们带来了好处。尽管图式可能带有负面影响,但它也可能获益,促使患者不断地以同样的功能失调方式思考和行动。Allison 的图式"我必须是尽善尽美的才会被认可"是这类核心信念的典型范例。她迫使自己追求完美导致她痛苦不堪,但是她也由于完美主义的行为从而取得了一些重大的成就。这些具有两面性的图式很常见,即使在没有精神症状的人身上也是如此。也许你就有一些信念是优点和缺点并存的。你能在自己的个人列表中找出这些图式吗?

【习题 8-5】通过优势和劣势找到图式

1. 从习题 8-4 中回顾自己的个人图式清单。

2. 找到一个对你有帮助但也可能会有不利影响的信念。也许一个图式可以让你努力工作,但也带来了压力和紧张,或者影响了你的社交生活。没人能有一整套完全适应的图式,所以要试着找到既有正性影响又有负性影响的图式。

3. 列出这个核心信念的优点和缺点。

在临床上使用列举利弊技术时的许多步骤是与检查证据相同的。首先,你应该简单地向患者解释主要的流程,这样患者就知道你工作的方向。然后通过一系列引导性的提问,准备好书面记录图式的利弊。然后利用这些记录进行分析,思考如何使用图式能更具适应性,减轻图式不良影响带来的负担。最后,布置和完成家庭作业以练习新的行为。

比较图式的优点和缺点有如下潜在好处:可以看到图式的全面影响,探索这些不同的影响可以激发患者想要改变的念头。当然,列出图式的不良影响可以突出提示继续持有这种信念的缺点。但是,了解图式的优点同样重要。患者不可能放弃非适应性的图式及相关的行为,因为这些给他们带来很大的正性强化,除非修正后的信念同样可以带来这些优势。

当我们试图找到替代性图式时,往往会建议患者考虑改变图式,以消除或大幅减少原有图式的负面影响而至少保留一些原有信念的好处。Allison完美主义图式就是这类干预措施合乎逻辑的目标。列出优势和不足可以让她获得很多好主意来修正自己的核心信念(图8-4)。

我要改变的图式:"我必须完美才能得到认可"

图式的优点	图式的缺点
1. 我上学时总是名列前茅。	1. 完美主义让我精疲力竭
2. 我能保持好身材	2. 我有进食障碍
3. 我努力学习小提琴,入选了州交响乐团	3. 做好所有事情是我获得快乐的唯一方法
4. 许多同学仰慕我	4. 追求完美让我远离周围的人,因为我似乎总是想要做得比他们更好,这让别人不太喜欢我
5. 大学入学获得奖学金	5. 我对自己并不满意,我认为自己并不够好
6. 除了接受精神科治疗,我没有遇到过任何麻烦	6. 我无法放松和获得乐趣,我抑郁很重,总是感觉紧张且不快乐

我对修正该图式的想法:
1. 我可以选择目标来尽力做到最好。例如,我可以继续努力学习,争取今后在职场上获得成功。但是我可以在生活的其他方面退一点。
2. 我可以培养兴趣爱好,可以不必做到最好,而是享受其中的乐趣。
3. 当与朋友和家人相处时我可以放松,并希望他们能接受我,而不需要我取得多大的成功或成为完美的人。
4. 如果我努力获得成功,或许更有可能被别人接受,但不要过分追求完美。

图8-4 列出优缺点的工作表:Allison的例子

认知连续体

当图式以肯定的语气表达时,患者可能非常消极地看待自己(例如"我是个失败者""我是不可爱的""我是个傻瓜")。如果这些图式存在,认知连续体技术可以用来帮助患者把他们的信念放在更大的背景下来使其想法变得恰当。

在视频 21 中,Sudak 博士采用认知连续体有效地帮助 Brian 改变了他的图式"别人是靠不住的"。在形成图 8-5 所示的认知连续体后,Brian 能够将自己的信念修改为"有的人可靠……有的人不可靠"。当你观看视频时,注意 Sudak 博士设计了一个行为任务。该行为在帮助 Brian 减轻孤独感和社交隔离的同时,对巩固更加适应的信念很有潜力。

视频 21 改变非适应性图式:Sudak 博士和 Brian(12:26)

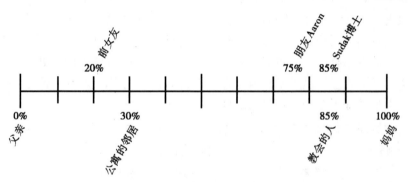

图 8-5 认知连续体:Brian 对信任的人的相信程度的例子

产生替代性图式

本章介绍的改变核心信念的方法(如苏格拉底式提问、检查证据、列出优缺点)通常可以鼓励患者考虑其他替代的图式。这些关键的干预措施是非常有效的工具,可以帮助患者修正其思维的基本规则。在你进行核心信念工作中,你也可以采用寻找自动思维合理选择所用的技术(参见第 5 章"处理自动思维")。例如,你可以鼓励你的患者通过像科学家或侦探那样思考,或者想象他们是教练,通过帮助发现积极而合理的方法来建立他们的优势。第 5 章中详细介绍的头脑风暴方法对于生成深层图式的替代方案特别有用。当我们使用这种技术来修正核心信念时,要求患者尽量远离旧的思维方式,并考虑各种可能的变化。

另一种帮助患者生成替代图式的方法是把注意力放在图式的语言表达方式上。例如,考虑一下这些核心信念的措辞:"我毫无价值""我不擅长运动""我会被拒绝"。指出其中绝对化的语气,让患者考虑使用不那么极端的词汇,这也是产生健康的信念的一种方式(例如"我曾被拒绝,但我的家人和朋友都支持我")。你也可以帮助患者利用假设性的表达方式来做出改变(例如,"如果人们真的了解我,就会知道我是一个骗子","如果我不满足他的所有要求,他就会离开我","如果你接近别人,他们总是会伤害你")。让患者明白僵化的如果-那么信念的限制性可以促使患者发展出更灵活的基本规则(例如"接近别人会有风险,但并不总是意味着我会受伤")。另一种你可能会考虑的方法是要求患者检查核心信念中看似有益,但总体上带来有害影响的措词。也许只需改变一两个字就能帮助人们把图式调整到一个更适应或伤害较小的水平(例如,把"我必须控制⋯⋯"修正为"我喜欢控制⋯⋯")。

有些患者可以有效利用学习、反省、文化活动、课程和其他成长体验来探索核心信念可能发生的变化。阅读材料可以包括励志类、哲学类或历史类的书籍,挑战他们已有的思想。宗教活动、戏剧或音乐表演、视觉艺术、富有启发性的公众演讲、户外拓展训练可以给人们提供从不同的方式看待自我和世界的机会。这些经验对那些想要寻找更深的人生意义或生活目标的人来说尤其有用。我们的患者找到一些有用的书籍,包括《追寻生命的意义》(*Man's Search for Meaning*)(Frankl 1992),《灾难人生》(*Full Catastrophe living*)(Kabat-Zinn 1990),《静谧的艺术》(*The art of serenity*)(Karasu 2003),《穿越抑郁的正念之道》(*the mindful way through depression*)(Williams et al. 2007),《繁荣》(*Flourish*)(Seligman 2012)。

认知行为演练

预测图式改变能否成功的三个关键词是练习、练习和练习。单纯依靠领悟力本身很少能扭转根深蒂固的核心信念,你需要制订策略来帮助患者在现实生活中尝试对图式进行修正,从自身的成功和阻碍中学到知识,获得能够用不同方式思考的技巧。图式演练通常在治疗期间开始进行,然后通过家庭作业的方式融入到日常生活中。我们在第5章"处理自动思维"和第6章"行为技术 I:改善情绪、提升动力、完成任务和解决问题"中讨论了认知行为演练的基本方法,为了巩固你的记忆、学会如何用演练方法,以及讲解这一技术在图式改变中的使用,我们从 Sudak 博士治疗 Brian 的案例中找了个例子。

本章前面的视频展示了 Sudak 博士帮助 Brian 寻找"人是靠不住的"的替代性信念,在接下来的片段中,她与 Brian 把一个健康的图式转化为行动。在这一点上,Brian 已经取得了很大的进步,并准备冒险邀请同事 Renee 去约会。然而,他担心事情可能会出现变故。Renee 可能会拒绝,或者说她正忙着别的事情。之后,Brian 告诉 Sudak 博士最坏的结果是 Renee 先答应然后又取消约会,他们通过练习来应对这种可能性。

视频 22　将修正后的图式付诸行动:Sudak 博士和 Brian（10:48）

许多有效的策略都适用于修正图式。如视频 22 所示,Sudak 博士用一个角色扮演练习帮助 Brian 获得修正信念的技巧。其他常用的方法包括想象、头脑风暴和制作应对卡。表 8-5 列出了为执行替代性信念而进行修正图式和行为计划演练的建议。

表 8-5　演练新图式的建议

1. 为需要尝试的新图式或修正图式制订练习计划。在计划中需要明确修正的核心信念,此外要列出将信念付诸实施时的具体行为。

2. 利用意象和/或角色扮演在一节治疗中演练计划。找出可能会妨碍修正计划的自动思维、其他的图式或者功能不良的行为模式。

3. 制订克服困难的应对策略。

4. 布置家庭作业来让患者在具体的真实生活情境中练习新的核心信念和适应性行为。

5. 指导患者以有效的方式完成作业。

6. 在应对卡片上记录修正计划。

7. 在下次会谈中回顾家庭作业的结果,必要时对计划进行调整。

8. 在帮助患者修正图式的过程中,牢记"练习练习再练习"的策略。为了更好地应用改变图式的原理,要选择不同的目标。

成长取向的 CBT

尽管图式改变的目标通常聚焦于症状的缓解和预防复发,但治疗也可以上升到另一层面:致力于个人的意义和成长。尽管患者主要关心的是症状的缓解,但寻找核心信念可能有助于促进个性的发展或全面了解生活的意义。以下列出一些问题,可以发现你的患者是否有可能进入面向个人成长方向的治疗:"当你的抑郁症状得到缓解,你还有其他想在治疗中做的事情吗?","在你退休后(或者你的孩子成家后,或者你接受了离婚的事情以后,等等),对于人生将有怎样的改变有没有其他的想法?","你说过不想成为一个工作狂……如果你大部分时间不用工作了,你的人生目标是什么?"

Allison 是一位患有抑郁症和贪食症的年轻女性,她非常专注于追求完美和过分执着以及迫使自己掌控一切,以至于错过了她生活中许多潜在的有意义的事情。然而,当她的症状开始缓解时,她能够对前面的生活道路有更丰富的认识。那些曾被她功能失调图式所掩盖的适应性信念现在可以被培养和增强(例如:"我是一个不错的朋友","我想在我的生活中做些有益于他人的事情","我喜欢在大自然中欣赏周围的事物")。

建立针对个人成长的图式的过程有时涉及对新领域的探索。也许患者总认为他生命中缺少了什么,或者他的生活毫无目的和意义。或许重大的损失动摇了他的核心价值。在这种情况下,CBT 可以帮助人们解决存在的问题,并试图找到战胜挫折的方法,释放潜能或者获得创造性的想法。在我们另一本为普通大众所写的书中推荐了几种实用的方法来寻找意义:《摆脱抑郁:通向健康》(*From Depression:Pathways to Wellness*)(Wright and McCray 2011)。这些想法主要来自 Viktor Frankl(1992)的书,可让那些有兴趣培养个人使命感或进一步认识其核心价值的人进行自我练习。

在针对成长取向 CBT 文章和书籍中,有些作者会使用建构主义或建构主义认知疗法描述一种帮助患者形成适应性图式的治疗方法,以此构建一个新的个体存在(Guidano and Liotti 1985;Mahoney 1995;Neimeyer 1993)。建构主义认知疗法的基本形式是患者可以通过这种治疗过程转变而获得更高水平的个体真实性和幸福感。根据我们的 CBT 经验,这种重大转变是很少见的。然而如果人们在症状缓解阶段继续进行治疗,并致力于实现以成长为导向的目标时,那么对患者和治疗师来说所获得的结果都是非常令人满意的。

对于针对个人成长的认知行为治疗和建构主义认知疗法的全面描述超出了这本基础书籍的范畴。不过,我们建议你在制订治疗方案时考虑个人成长的维度和意义,并且至少将一部分治疗时间用于帮助患者找到能为他们的未来提供指导的适应性核心信念。在第 10 章"慢性、严重或复杂性精神障碍的治疗"中,我们简要描述了促进个人成长的方法,如幸福治疗和基于正念的认知疗法。

【习题 8-6】修正图式

1. 与助手一起通过角色扮演练习检查图式的证据,并权衡其优缺点。

2. 接下来使用本章中介绍的技术形成替代的图式。

3. 制订计划将修正的图式付诸行动。包括患者会有怎样不同的想法和行为。

4. 然后和患者一起实施这些方法来改变图式。

5. 从患者身上引出至少一种适应性的、面向个人成长的图式,并制订一个计划,使这种信念付诸行动。

总　结

改变核心信念是一项富有挑战性的任务。然而,修正图式的治疗工作会增加患者的自尊和行为的改善。因为图式深深地嵌入了思维的基本规则中,治疗师在寻找图式时可能需要智慧和坚持不懈的努力。常用的揭示核心信念的方法有苏格拉底式提问、在自动思维中识别图式,以及箭头向下技术。记录图式清单可以帮助治疗师和患者持续聚焦于图式的变化。

为解开非适应性图式的束缚,CBT 鼓励患者回顾核心信念并检查其准确性。诸如检查证据和利弊分析的技术可以让患者有更全面的视野,并促进新图式的形成。当在治疗会谈或家庭作业中出现了对核心信念的潜在改变时,应设计具体的计划以便在现实生活中进行实践。重复练习通常可以巩固修正的图式,以取代旧的、非适应性的思考方式。对一些患者来说,针对个人成长的认知行为治疗过程可以帮助他们在适应性核心信念的基础上加深对自我的理解并增强幸福感。

（王鹏翀　译　李占江　校)

参 考 文 献

Beck AT: Demonstration of the Cognitive Therapy of Depression: Interview #1 (Patient With a Family Problem) (videotape). Bala Cynwyd, PA, Beck Institute for Cognitive Therapy and Research, 1977

Beck AT, Freeman A: Cognitive Therapy of Personality Disorders. New York, Guilford, 1990

Beck AT, Brown G, Steer RA, et al: Factor analysis of the Dysfunctional Attitude Scale in a clinical population. Psychol Assess 3:478–483, 1991

Beck AT, Davis DD, Freeman A (eds): Cognitive Therapy of Personality Disorders, 3rd Edition. New York, Guilford, 2014

Clark DA, Beck AT, Alford BA: Scientific Foundations of Cognitive Theory and Therapy of Depression. New York, Wiley, 1999

Evans MD, Hollon SD, DeRubeis RJ, et al: Differential relapse following cognitive therapy and pharmacotherapy for depression. Arch Gen Psychiatry 49(10):802–808, 1992 1417433

Frankl VE: Man's Search for Meaning: An Introduction to Logotherapy. Boston, MA, Beacon Press, 1992

Greenberger D, Padesky CA: Mind Over Mood: Change How You Feel by Changing the Way You Think, 2nd Edition. New York, Guilford, 2015

Guidano VF, Liotti G: A constructivist foundation for cognitive therapy, in Cognition and Psychotherapy. Edited by Mahoney MJ, Freeman A. New York, Plenum, 1985, pp 101–142

Jarrett RB, Kraft D, Doyle J, et al: Preventing recurrent depression using cognitive therapy with and without a continuation phase: a randomized clinical trial. Arch Gen Psychiatry 58(4):381–388, 2001 11296099

Kabat-Zinn J: Full Catastrophe Living: Using the Wisdom of Your Body and Mind to Face Stress, Pain, and Illness. New York, Hyperion, 1990

Karasu TB: The Art of Serenity: The Path to a Joyful Life in the Best and Worst of Times. New York, Simon & Schuster, 2003

Mahoney MJ (ed): Cognitive and Constructive Psychotherapies: Theory, Research, and Practice. New York, Springer, 1995

Neimeyer RA: Constructivism and the cognitive psychotherapies: some conceptual and strategic contrasts. J Cogn Psychother 7:159–171, 1993

Seligman MEP: Flourish: A Visionary New Understanding of Happiness and Well-Being. New York, Atria Books, 2012

Williams M, Teasdale J, Segal Z, Kabat-Zinn J: The Mindful Way Through Depression: Freeing Yourself From Chronic Unhappiness. New York, Guilford, 2007

Wright JH, McCray LW: Breaking Free From Depression: Pathways to Wellness. New York, Guilford, 2011

Wright JH, Wright AS, Beck AT: Good Days Ahead. Moraga, CA, Empower Interactive, 2016

Young JE, Brown G: Young Schema Questionnaire: Special Edition. New York, Schema Therapy Institute, 2001

Young JE, Klosko JS: Reinventing Your Life: The Breakthrough Program to End Negative Behavior and Feel Great Again. New York, Plume, 1994

Young JE, Klosko JS, Weishaar ME: Schema Therapy: A Practitioner's Guide. New York, Guilford, 2003

第9章　降低自杀风险的认知行为治疗

如果一个患者对未来已经放弃了全部希望,看不到任何东西,只剩下痛苦和绝望,自杀对他来说似乎是合理的选择。因为无望的认知可能导致急剧消极的结果,治疗师应采用所有的技能与创意来试图消除这一必然的结果。如果治疗师不致力于帮助患者改善这种无望的认知,这种信念的默默验证就有可能发生,治疗过程也会被削弱。如果患者相信康复是有可能的,有活下去的真实的理由,并且可以看到问题可能的解决方式,那么他也许能够忍受更高程度的绝望而不是去伤害自己。

几个基于循证的预防自杀行为的方法通过随机对照试验得到了验证。预防自杀的认知治疗(cognitive therapy for suicide prevention,CT-SP;Brown et al. 2005)、短程认知行为治疗(Rudd et al. 2005;Slee et al. 2008)、辩证行为治疗(Linehan et al. 2006),还有几种其它的方法(Bateman and Fonagy 1999;Guthrie et al. 2001;Hatcher et al. 2011)已经在成人自杀观念和自残行为的干预中起到了积极的作用。例如,近期有自杀观念并且被 CT-SP 干预的个体比起那些没被干预的个体在 18 个月内再次自杀的概率降低了 50%。这个治疗的基本特点是运用认知和行为技术直接指向预防自杀,同时减轻无助和绝望的程度。美国物质滥用和精神健康服务管理局(Substance Abuse and Mental Health Services Administration)的国家循证项目与实践注册(National Registry of Evidence-Based Programs and Practices)已经认可 CT-SP(Brown et al. 2005)为一种有希望的降低自杀风险的循证治疗。

在这一章里,我们将介绍几种基于 CT-SP 治疗的降低自杀风险的关键认知和行为策略。这些策略聚焦于无望患者参与认知行为治疗(CBT),向患者介绍 CBT,达成治疗协议,筛选与评估自杀风险,制订一个安全的计划,识别活下去的理由和注入希望感,并应用其它认知行为技术降低风险和预防自杀危机复发。

让无望的患者参与 CBT

有许多自杀风险的患者对于事情的改善不抱希望,并且正在考虑放弃这一切。尽管 CBT 策略可以用来帮助患者识别无望的认知并产生对这些认知更现实的替代反应,但是有自杀风险的患者对于精神科治疗是否能对他们有帮助感到无望。有些患者可能报告"没有任何作用"。他们已经尝试了一系列药物和心理治疗,以前没有一种治疗方法可以缓解症状或帮助他们保持良好状态。解决患者绝望的一种方法是让治疗师仔细回顾患者以往的治疗是否充分或质量情况,包括判断患者对治疗的依从性,然后帮助患者重新评估其关于这些治疗效果的结论。然而,在患者了解认知行为治疗或建立有效的治疗联盟之前,这种方法可能是无效的。

考虑到这些问题,仔细听取患者的关注,并且对患者在得到或接受治疗时面对的挣扎和挑战给予共情,使患者获得宽慰都是有益的。识别和承认患者的绝望感是让患者参与到治疗过程中的第一步。在仔细听取患者对以往治疗经验的描述后,治疗师可以评估过去的负面治疗经历对于目前治疗(包括 CBT)的消极态度的影响程度。给患者描述以前治疗有用和无用方面的机会,也让治疗师能通过强调那些可能增加治疗有效性具体方法来定制 CBT 干预。一旦患者感到被他们的治疗师所理解,治疗师就可以指出绝望是抑郁患者常有的一种思维方式,CBT 治疗的重点就是帮助他们来解决他们的绝望。

通常能在治疗早期减少绝望的 CBT 的另一个组成部分是治疗结构。被压垮并可能认为没办法摆脱困境的患者针对这种情况能够做出积极的反应:设定现实的目标,坚持应用问题解决,并且与引导他们达到治疗目标的治疗师合作的体验。

提供有关 CBT 的信息

向有自杀风险的患者介绍 CBT 的结构、过程以及隐私和保密条例是很重要的。向有自杀风险的患者提供关于这些问题的信息,然后给患者提问的机会是至关重要的,因为他们总是倾向于对治疗失去信心或完全放弃治疗。当描述 CBT 形式和结构的细节时,治疗师可以概述一下典型会话的结构,包括:进行心境检查,评估临床症状(包括自杀观念和行为),回顾上一次会谈,设定会谈的优先议题,总结当前会谈,合作布置自助任务,获得关于会谈是否有帮助的反馈。向来访者介绍 CBT 是怎样的过程有助于帮他们了解到自己的问题,甚至包括他们想要自杀的原因都可以通过深思熟虑和系统的方式来说明。

加强对治疗的承诺

初次 CBT 会谈的关键任务是明确对治疗的承诺,包括患者全程参与会谈,努力实现治疗目标,完成家庭作业,并积极参与其他有助于干预他们自杀危机和绝望的治疗。

增强治疗动机的重要策略是明确表明治疗的主要目标是防止自杀。在这方面,治疗师可能会要求患者不要采取自杀行动,并且全心参与一定数量的治疗过程。这种方法的目的是让患者在一段时间内充分致力于治疗,同时学习具体的应对技能以降低自杀风险和避免自杀企图。告知患者:在完成议定的治疗次数后,治疗师和患者将评估治疗是否有帮助,并在需要时制订进一步治疗计划。根据我们的经验,使用增加患者参与 CBT 治疗动机的这些方法降低了他们退出治疗的可能性。

筛查和评估自杀风险

评估自杀风险是根据自杀风险水平制订有效行动计划必要的一步。处于低风险的患者可以在门诊医疗环境中定期治疗,而具有较高风险水平的患者可能需要更加密集的治疗、额外的精神卫生或物质滥用治疗,或其他的照护等级,例如住院治疗,以保证他们的安全。

由于有自杀风险的个体属于高危人群,治疗师应在治疗开始时进行全面的自杀风险评估,并在随后的 CBT 会谈中筛查自杀风险。全面的自杀风险评估包括直接询问患者的精神状态、应用自评量表、回顾病历、临床观察患者的行为,以及与患者的家人或朋友沟通(如果有的话)。风险评估应包括目前自杀观念以及任何过去自杀意念和行为(包括自杀企图)的内容、频率、持续时间和严重性。自杀计划、实施自杀的企图、潜在的可以应用的自杀手段,是自杀风险评估的特别重要组成部分。

与患者临床状况相关的危险因素包括:无望与绝望,重度抑郁或其他心境障碍,药物滥用或依赖,人格障碍,激越或严重焦虑,社会隔离或孤独,问题解决的缺陷,功能失调态度(如完美主义或觉察到对家庭或他人的负担),高度冲动行为,杀人的想法,对他人的攻击性行为,以及慢性的躯体疼痛或其他急性的医疗问题。可能增加自杀风险的环境压力包括:近期生活事件如关系破裂或其他人际关系丧失,冲突或暴力,法律问题,财务困难,失业,等待监禁,以及无家可归。来自患者过去的风险因素的例子是家庭成员或朋友的躯体或性虐待和自杀。

　　另外有一系列非常重要的问题可以作为降低自杀风险的保护因素。关于活下去的理由的问题在评估风险方面特别有用。如果患者无法确定有意义的生活理由，风险可能相当高。相比之下，表达强有力的生活理由的患者可能自杀风险较低。正如我们在本章后文将讨论的，让患者产生活下去的理由是 CBT 降低自杀风险的关键。其他保护因素包括：表达希望，对家庭或他人负责，支持性社会网或家庭，反对自杀的精神或宗教信仰，对于死亡或由于疼痛与痛苦所致濒死感的恐惧，认为自杀是不道德的，还有参与工作或学校活动。

　　日常使用自评量表，如来访者健康问卷 9（PHQ-9；www. phqscreeners. com）或贝克抑郁量表 II（BDI-II；Beck et al. 1996）是用于筛查自杀风险的有用方法。这些自评量表可以在每次 CBT 会谈之前进行，以筛查自杀风险的程度，并评估抑郁症的严重程度。然后可以对在 PHQ-9 或 BDI-II 量表中表明存在自杀意念或绝望的患者进行额外的自杀风险评估。

　　对于有自杀企图或急性自杀意念的患者，治疗师可以针对自杀危机进行详细地叙事访谈。叙事访谈使患者能够就最近的自杀性危机"说出自己的故事"，其中包括导致自杀危机的事件、想法、感受和行为的顺序。叙事访谈有助于促进治疗关系，为 CBT 构想和治疗计划提供信息。治疗师在开始叙事访谈时可能会问："发生什么事情导致了自杀想法或行为？什么事情开启或触发了危机？"在叙事采访中，要避免提出太多可能将患者从她的故事要点岔开的细节问题。相反，治疗师可以在此过程中使用简短的总结来表达理解和同情心。

安 全 计 划

　　完成叙事访谈后，治疗师可以引入安全计划，帮助患者认识叙事访谈中出现的警示信号或触发因素。仔细分析叙事访谈中获得的信息通常可以发现自杀观念是如何发生，然后怎样随着时间的推移而减少的。安全计划基于以下观察结果：自杀风险是起伏不定的，且在自杀风险升高期间运用特定的策略可以预防自杀。这一策略要制订特定的警示信号、应对策略和自杀危机期间或危机前可利用资源的优先书面清单（Stanley and Brown 2012）。安全计划干预的意图是让患者改变自杀冲动行为，并让其思考自杀的时间减少且变得更易于管理。

　　安全计划最初是在 CBT 的临床试验中开展和进行的，包括成年自杀企图者的 CT-SP（Brown et al. 2005），青少年自杀企图者的自杀预防 CBT（Stanley et al. 2009）。从那时起，安全计划已经发展成为一种独立干预措施，无论是否使用其他治疗方法——包括 CBT。如上所述，安全计划措施广泛应用于许多医疗保健系统，包括退伍军人事务部（Knox et al. 2012）。美国自杀预防资源中心和美国自杀预防基金会认为安全计划干预是最好的实践。

安全计划包括与患者合作制订的一系列具体步骤。应告知患者，如果完成一个步骤没能减少自杀风险，就应该进行下一步，直到自杀的风险降低。表 9-1 是帮助患者制订的一个安全计划的简要指南（Brown amd Stanley 2016），本书附录 1"工作表与清单"提供了可用的安全计划工作表。在训练他人使用安全计划会谈时，我们已经注意到，安全计划的成功实施不只是简单地填写安全计划工作表，它包含了更多内容。更多关于安全计划、培训的其他资源可访问：www. suicidesafetyplan. com。

案例

David 是一名 20 岁的工科大四学生。他的抑郁和焦虑一直处于中度。他 17 岁时曾患过抑郁症。在高中时，他和父亲、母亲和妹妹住在一起。他的父亲是一名沉迷于工作的土木工程师，他的母亲是教师。David 指出，他父亲对他在学校的表现要求很高，他会因为不够努力学习或没有认真对待学习而被指责。他的母亲是支持他的，但是当 David 和他父亲争论时，他的母亲通常会避开。所以当 David 没有获得父亲想要的成绩时，他自己会很难过。他长时间地学习，并在考试前出现严重的焦虑和睡眠困难。

在高中时的某一天，David 在一次数学考试成绩不理想。他感到羞愧，并认为自己会因此上不了大学。他感到绝望，随后服用了过量的对乙酰氨基酚。他告诉母亲自己的自杀企图后，就被送到了医院治疗。短暂住院治疗后，医生给予他艾司西酞普兰和其他支持治疗减少抑郁和自杀的想法。

现在，处于大学毕业季的 David 正在抑郁和焦虑中再度挣扎。他住在学校，和室友关系不错，并还有其他朋友，培养了唱歌和志愿工作的兴趣。不过，他一直担心能否在考试中取得好成绩。最近他在一次测试中得了低分，他又开始感到绝望，想自杀。他没有任何死亡的意图或具体的自杀计划。但是，由于认识到自己的变化，他寻求 CBT 的帮助来减轻抑郁、焦虑，并减少自杀观念加重的机会。

在视频 23 中,David 和 Brown 博士聚焦于 David 最近由于考试得了低分引起的焦虑和抑郁情绪。在了解 David 对治疗的期望之后,Brown 博士进行了全面的风险评估,然后对他近期在学校遇到的挫折及其自杀的观念进行了叙事访谈。该视频显示,他们制订了一个安全计划,包括确定活下去的理由。视频 23 的以下对话提供了执行安全计划第 1 步的示例(表 9-1)。建议你现在观看整个视频,以便了解如何制订完整的安全计划。

表 9-1　制订安全计划的步骤

步骤 1:识别警示信号。告知患者,识别警示信号的目的是帮助他识别自杀危机何时升级,以便提醒他开始安全计划并采取行动降低风险。如果警示信号模糊不清,要向患者说明警示信号最好是明确的,这样他更有可能识别自杀危机的开始。

步骤 2:制订应对策略,解释为何从自杀的想法上转移注意力可以帮助降低风险。问他"如果你又有了自杀的念头,能做点什么阻止自己实施?"至少要确定三个具体的策略,除非患者拒绝。确认这些策略是否安全、不会增加风险,并且可行。评估使用这些策略的障碍(如果有的话),并使用协作、解决问题的方法来解决潜在的障碍或确定更可行的替代应对策略。

步骤 3:确定社会联系和社会支持。向患者解释,如果步骤 2 没有降低风险,应该实施步骤 3。让患者判别有助于减轻他的问题、帮助他感觉更好的人。此外,确定可能有助于减轻他的问题的社会环境。确定他在某个危机期间能够与某人谈话或前往某个地方的可能性。评估使用这些策略的障碍,并确定解决障碍的方法或找出替代方法。

步骤 4:联系家庭成员或朋友。向患者说明,如果步骤 3 没有降低风险,应进入步骤 4。要求患者确定在危机期间可以联系有可能帮助自己的家庭成员或朋友。评估患者能够联系到指定人员的可能性。如果患者对于能否联系到这个人表示疑虑,应评估障碍并解决潜在的阻碍,或者确定其他的联系人。

步骤 5:联系专业人士或机构。向患者说明,如果步骤 4 没有降低风险,应该实施步骤 5。找出在危机期间可以接触的任何精神卫生专业人员。说明在危机期间如何联系自杀预防热线(1-800-273-8255①),或者如何去医院或紧急照护场所。评估患者接触每个专业机构或危机热线的可能性;识别潜在的障碍,解决问题。

步骤 6:确保环境安全。向患者解释,确保环境安全有助于降低自杀风险。询问患者是否能接触到枪支。如果有其他可能致命的方法,则确认患者是否可获取。对于每种可能致命的方法,协同制订一个计划,使环境更安全,以避免这种方法。如果患者制订的限制途径有所疑问,请询问限制此途径的优缺点,以及是否有其他的替代限制方式,以便让环境更安全。对于武器,可以请有持枪证的家庭成员或朋友将其移走,或者考虑将武器和弹药锁起来。②

步骤 7:确定并找出活下去的理由。请使用后面章节中的"活下去的理由"一节中描述的方法。花些时间与患者一同认识并强化这些特别有价值的保护因素。

---

①　译注:此处为美国的可用电话。治疗师可查询使用所在地的自杀干预热线电话。
②　译注:这一步骤讨论的内容基于美国的情况,治疗师在工作中应遵守当地枪支弹药相关的管理法规。

视频 23　安全计划:Brown 博士和 David(8:37)

Brown 博士:David,谢谢你告诉我你的故事。正如你所注意到的那样,你的自杀观念变得更加强烈,之后又降低了。我想做的一件事是确定危机的一些警示信号或触发点。我想将这些记录在你的安全计划里,以便你了解何时使用安全计划。那么你出现过哪些警示信号?

David:嗯……当我听说考试可能不合格的时候,我觉得很自己失败,感觉很崩溃,因为我已经尽了最大的努力,却没有得到想要的结果。我一无是处。我的第一个想法是,我的父母会对我非常失望,我没法告诉他们。我对此感到不知所措,非常沮丧,并且对这样的结果感到羞愧。

Brown 博士:这是一个很好的总结。我们写下来,具体来说一说首先出现的是什么?

David:我想是我开始感到崩溃、焦虑……

Brown 博士:"感觉崩溃……焦虑"(书写)。

David:或者羞愧

Brown 博士:"羞愧"(书写)。还有什么?

David:无法告诉我的父母。我平时非常愿意说,可以和他们谈谈任何事情,但现在我得封闭起来,不能和他们分享这些。

Brown 博士:"我不能告诉父母"(书写)。还有什么?

David:感觉自己是个失败者。

Brown 博士:"感觉自己是个失败者"(书写)。所以每当你出现这些警示信号时,你需要想到你的安全计划。这提醒你该使用它了。

(David 点点头)

Brown 博士:所以我想谈谈的第一件事是,当你进入那个一片漆黑的状态,感到崩溃、焦虑、羞愧,你产生这类想法时,感觉想放弃一切时,这时你需要使用这些策略帮助你解决危机或避免让其升级。那么接下来我想做什么呢?看看我们是否可以集思广益地采取一些策略来摆脱你的问题,让你至少可以暂时摆脱危机。你过去在面对这样的危机时是如何应对的?

这段简单的对话示例展示了治疗师和患者如何在制订安全计划上协同工作，以及在完成安全计划时使用患者自己说的话有多重要。一旦制订了安全计划，就可与来访者回顾安全计划的步骤，并询问使用它的可能性。此外，应确定将安全计划放在何处保存，以便患者在危机期间可以使用。最后，将完整的安全计划交给患者，并在病历中保留一份副本。向患者说明在治疗之后回顾安全计划与否，决定了其对降低风险有多大的帮助，并告诉患者必要时怎样修改安全计划使其更好用。

活下去的理由

在本章之前的部分，我们强调了将活下去的理由列为一种评估自杀风险方式的重要性。向患者提出关于生存原因的问题也是有高度治疗效果的，因为可以让他们突破有自杀观念的人的负面偏见，摆脱绝望的想法，让他们想到一些可以活下去的力量，如与亲人的关系，精神或宗教信仰和价值观念，未达到的目标、愿望及持久的承诺。

对于近期有自杀观念或有非常严重自杀想法和计划的住院患者的干预，作者(JHW)通常会在第一次会谈期间列出一个活下去的理由清单，要求患者将清单贴到病房的墙壁上，护士和其他工作人员会与患者讨论这些理由，并在随后的会谈中增加清单的深度。如果患者给出"我的孙子"这样的理由，那么治疗师就会提出建立细节的问题，并加强其原因的意义。"为什么想到你的孙子会让你想继续活下去？未来和你的孙子生活在一起你会感觉怎么样？如果你去世了你孙子会多么想念你？你的自杀对他们有什么影响？和我谈谈你的孙子，为什么他们对你很重要。"

如视频 23 所示，活下去的理由清单是安全计划的重要组成部分，Brown博士向 David 询问生存理由时，他的第一个回答是"我的家人"，Brown 博士问"有谁特别重要吗？"——这样问很重要。David 说"我的妹妹，我就像她的全世界……"他看向我："我不想失去这些"。他们继续找出其他的原因，包括"我最好的朋友""很多我还没来得及去做的事情，比如去中国了解那边的大家庭""唱歌的乐趣，我不想放弃"。视频片段的最后 David 谈到他在歌唱中获得的喜悦，Brown 博士再次提出更多的问题来坚定 David 活下去的决心。

如果患者无法确定任何活下去的理由，或无法努力列出实质性清单，治疗师可能需要举些例子，也许能揭示被抑郁症或药物滥用所掩盖的原因。例如可以询问患者过去喜欢的活动。另一个策略是询问在得抑郁之前没有自杀的原因,或者如果抑郁或当前的生活问题得到解决,他们会产生怎样不同的看待事物的观点。

David 的安全计划,包括他活下去的理由,如图 9-1 所示。

步骤一:确定危险信号。
- 感到迷茫和焦虑
- 感到羞愧
- 不能告诉自己的父母
- 感觉像一个失败者

步骤二:制订对应策略。
- 唱歌
- 用烹饪食物来提醒自己回家
- 制作陶器

步骤三:确定社会接触和社会环境。
- 安排一些时间和室友 Charlie 在一起度过

步骤四:联系亲人或者朋友。
- 给最好的朋友 Vanessa 打电话
- 拜访自己的妹妹和母亲

步骤五:联系专业人员或机构。
- 去 Brown 博士的办公室,如果他下班了可以使用他的接听服务*
- 去宾夕法尼亚大学精神科急诊*
- 拨打自杀预防生命热线 1-800-273-TALK(8255)*

步骤六:确保周围环境安全。
- 我接触不到枪支
- 把药给每天能分配的室友保管

步骤七:确定并建立活下去的理由。
- 自己的家人、妹妹
- 自己的好朋友
- 做自己还没来得及做的事,比如去中国旅行
- 享受唱歌的乐趣
- 做志愿者服务
- 建立自己的家庭

图 9-1 David 的安全计划

* 实际使用时应附有对应的正确联系电话

建立希望工具箱

治疗师也可以鼓励患者建造一个希望工具箱,收集一些提醒他们活下去的理由的物品。建立希望工具箱的步骤时,患者先回顾以前确定的活下

去的理由,然后找到一个简单的载体,比如鞋盒、信封或剪贴簿,用来存储纪念品,如照片、信件、明信片、祷告或诗歌、音乐、织物或其他物品。希望工具箱也可以放在电脑、智能手机和其他设备上。我们发现建造希望工具箱对于患者来说是非常愉快的,并且是 CBT 治疗中最有用的应对自杀想法和行为的方法之一。此外,在建造希望工具箱的过程中,来访者通常能识别出原先忽视的活下去的理由。

修正自动思维和核心信念

应对自杀风险的 CBT 治疗的另一个基本部分是使用第 5 章"处理自动思维"和第 8 章"修正图式"中描述的方法来帮助患者培养技能,以便修正与自杀风险相关的负面想法和图式。我们在这里没有详细说明这些方法,因为在本书的前面已经有了充分的解释。降低自杀风险特别有用的 CBT 核心方法之一是使用应对卡。这些卡片包含了一些在痛苦期间可以采取的应对策略。我们发现,如果访谈期间教会患者应对卡的使用,并强调它的重要性,那么应对卡更有可能被其使用。自杀危机时出现的自动思维可能会被写在卡片的顶部,而那些替代的、更平衡的思维则写在卡片的其余部分。例如,与自杀有关的自动思维可能是"我无法再忍受了"。更平衡或适应性的陈述可能是"我经历了一段非常困难的时间,但这些感觉并不会持续很长时间,我能够自己恢复过来……当我感觉产生这种想法的时候,我可以打电话给我的朋友 Larry,他来看我时可以帮我暂时忘掉烦恼"。

降低自杀风险的行为方法

第 6 章"行为技术 Ⅰ:改善情绪、提升动力、完成任务和解决问题"以及第 7 章"行为技术 Ⅱ:降低焦虑和打破回避模式"中的策略可以为干预自杀危机提供额外的资源。例如,你可以发起一个行动计划,帮助患者摆脱深度的绝望。如果她开始采取行动减少痛苦,或显示出一丝快乐和成就感,那她对未来的希望就可能会增加。减轻焦虑的方法比如放松训练可以用来分散自杀的想法,也可以缓解痛苦的情绪。问题解决计划可以帮助她找到并解决与自杀思维有关的压力源。从本书前几章和其他培训经验中学到的认知和行为方法可以很好地用于预防复发,详见本章下一节。

巩固技能和预防复发

巩固关键技能

在结束或准备结束治疗前几周巩固关键技能,临床工作者应要求患者回顾或总结他们的笔记,以便将来可以参考。如果患者在整个会谈期间没有记录笔记,那么他们可以在这几次会谈中着重制作笔记或希望工具箱。临床工作者和患者可以回顾和总结治疗过程中学到的重点。有时患者会抵制记录,也可能无法书写。在这种情况下,治疗师可以为他们提供治疗过程中学到技能的书面或音频记录。

指导复发预防任务

在巩固具体技能之后,治疗师应该引入预防复发的任务,包括几个指导性的意象练习,让患者想象过去的自杀危机以及将来可能发生的危机。这种干预的主要目的是让患者制订详细的计划,以应对潜在的触发因素或自杀危机。因此,患者有机会在自杀危机出现前,在安全的环境中练习应对能力。预防复发任务也有助于"过度学习"某项技能,使患者在危机期间想起来使用它。此外,这项任务可以帮助评估治疗进展,并提供针对是否可以减少治疗频率或停止治疗的有价值的信息。如果患者难以顺利完成复发预防任务,那么在治疗过程中需要做更多的工作,治疗需要延迟结束,直到患者在危机期间可以应用这些技能。

同意和准备

在进行复发预防任务之前,临床工作者应让患者做好体验痛苦回忆和厌恶情绪的准备。首先,临床工作者获得患者口头同意进行任务。告知患者这项任务有可能引起不愉快的感觉,但治疗师会引导他们进行活动,并协助他们在会谈结束之前解决这种情绪。此外,很重要的一点是为这项任务提供一个充分的理由,以激励患者积极参与这一潜在的负向任务。患者被告知通过想象自杀危机并重新感受情绪波动,就知道自己能否实施治疗中讨论的应对策略。讨论完成这项任务的风险和益处后,有些来访者可能不愿意这样做。在这种情况下,应尊重来访者的选择,但临床工作者可以回顾患者已学习到的应对技能以及他们将来应用这些技能的方式。

顺序引导意象

在患者同意进行预防复发任务的情况下,临床工作者使用意象方法(参见第 5 章"处理自动思维"中的描述)帮助患者想象出能引发自杀危机的生动形象事件。治疗师鼓励患者闭上眼睛,大声按顺序描述想象的场景,以期让患者重新体验自杀危机时的情绪和想法。然后治疗师通过类似的任务引导患者,但这次改为鼓励患者应用认知行为技能来应对该场景,并降低自杀风险。接下来,指导患者详细想象未来的自杀危机,并概述应用在治疗中学习到的技能来应对自杀想法的方式。完成这些指导性意象练习后,治疗师要仔细倾听患者,赞扬他成功完成这样一项艰难的任务,并获得他对于该任务是否有助于减少未来风险的反馈意见。如果在任务期间患者出现自杀意念,那么治疗师要在会议结束时评估自杀风险,并使用本章介绍的策略来解决(例如回顾安全计划)。治疗师还可以构建额外的危机场景,以确保患者能将治疗中学到的技能灵活应用于各种情况。我们发现在这项任务中经常会暴露有关自杀危机的新信息。在建立强大的治疗联盟之后,患者可能会感觉更安心,并暴露这些信息。

表 9-2　应对自杀患者的建议

1. 治疗师应该清楚自己在面对自杀患者时的个人反应,比如:要对一个人的生命负责任时的不知所措、恐惧、不舒服或焦虑;与患者深深的心理痛苦和苦难建立联结,又或者是基于他们福祉的预期法律责任。

2. 在与自杀患者工作中遇到这种反应的治疗师应该识别他们的自动思维和情绪,并使用认知行为治疗方法,如证据检验,尽可能合理有效地对自杀风险进行治疗。治疗师还应该采取积极的应对行为,如第 11 章"培养认知行为治疗的胜任力"里"治疗师的倦怠和耗竭"一节所述的行为。

3. 治疗师应该始终坚持认为,自杀不是人生问题的合适的解决方案。理解和同情是治疗自杀来访者的关键。但是治疗师需要小心,不要陷入困扰患者使其绝望的陷阱中。

4. 如果治疗师在治疗自杀患者时出现恐惧、愤怒或绝望的反应,需要咨询自己的督导师或同辈。在治疗自杀患者时感觉自己"卡住"的治疗师可能会向患者传达沮丧或恐惧。如果治疗师对于帮助他们的患者不抱希望,怎么能期望患者对得到帮助抱有希望?

【习题 9-1】使用认知行为治疗技术降低自杀风险

1. 邀请同事扮演一个有自杀念头的患者。使用安全计划工作表(见附录 1"工作表和清单")制订安全计划。确保找到深层的活下去的理由,并采取预防措施,减少激发自杀的可能。排除制订有效计划的困难。

2. 对一名或多名有自杀念头的患者使用 CBT 方法预防自杀。

3. 与患者进行预防复发任务。考虑未来可能出现的增加自杀思维的触发因素,并帮助患者制订减少自我伤害风险的应对方法。

治疗自杀患者难点的处理

与高危患者合作的临床工作者可能遇到的问题之一是对于成功治疗患者感到压力过大甚至无望。在与慢性、复发性自杀或重复出现自杀企图或持续故意伤害自己的患者合作时,可能会出现此问题。表 9-2 提出了针对治疗自杀患者时可能遇到的困难的建议。

如果可能,在为自杀患者提供 CBT 治疗时,鼓励使用团队合作方式。在这种情况下,治疗小组通常由治疗师、督导师、病例管理者或为患者提供精神保健的其他人员组成。根据我们的经验,治疗师认为病例管理者特别有帮助,因为他们可以提醒患者预约时间,协助治疗师与来访者联系,提供心理健康和社会服务的转介,并担任支持性联系人(Brown et al. 2005)。如果你不是在应用治疗团队的临床环境中工作,可以与其他提供者或专业人员定期沟通,如初级保健医生、牧师、拉比、阿訇或其他正在为来访者提供支持和关心的治疗师。

总　　结

本章介绍了如何将 CBT 方法用于自杀风险患者的治疗。高危患者的创新治疗包含对患者自杀动机的理解、自杀筛查和全面自杀风险评估、合作制订安全计划、确定活下去的理由、构建希望工具箱,以及巩固 CBT 技能并反复练习以防止未来的自杀行为。我们建议临床工作者将这些策略作为自己干预自杀患者工作的核心要素。

(张　艺　译　李占江　校)

参 考 文 献

Bateman A, Fonagy P: Effectiveness of partial hospitalization in the treatment of borderline personality disorder: a randomized controlled trial. Am J Psychiatry 156(10):1563–1569, 1999 10518167

Beck AT, Steer RA, Brown GK: The Beck Depression Inventory, 2nd Edition. San Antonio, TX, Pearson, 1996

Brown GK, Stanley B: The Safety Plan Intervention (SPI) Checklist. University of Pennsylvania and Columbia University, 2016

Brown GK, Ten Have T, Henriques GR, et al: Cognitive therapy for the prevention of suicide attempts: a randomized controlled trial. JAMA 294(5):563–570, 2005 16077050

Guthrie E, Kapur N, Mackway-Jones K, et al: Randomised controlled trial of brief psychological intervention after deliberate self poisoning. BMJ 323(7305):135–138, 2001 11463679

Hatcher S, Sharon C, Parag V, Collins N: Problem-solving therapy for people who present to hospital with self-harm: Zelen randomised controlled trial. Br J Psychiatry 199(4):310–316, 2011 21816868

Knox KL, Stanley B, Currier GW, et al: An emergency department–based brief intervention for veterans at risk for suicide (SAFE VET). Am J Public Health 102 (suppl 1): S33–S37, 2012 22390597

Linehan MM, Comtois KA, Murray AM, et al: Two-year randomized controlled trial and follow-up of dialectical behavior therapy vs therapy by experts for suicidal behaviors and borderline personality disorder. Arch Gen Psychiatry 63(7):757–766, 2006 16818865

Rudd MD, Bryan CJ, Wertenberger EG, et al: Brief cognitive-behavioral therapy effects on post-treatment suicide attempts in a military sample: results of a randomized clinical trial with 2-year follow-up. Am J Psychiatry 172(5):441–449, 2015 25677353

Slee N, Garnefski N, van der Leeden R, et al: Cognitive-behavioural intervention for self-harm: randomised controlled trial. Br J Psychiatry 192(3):202–211, 2008 18310581

Stanley B, Brown GK: Safety Planning Intervention: a brief intervention to mitigate suicide risk. Cogn Behav Pract 19(2):256–264, 2012

Stanley B, Brown G, Brent DA, et al: Cognitive-behavioral therapy for suicide prevention (CBT-SP): treatment model, feasibility, and acceptability. J Am Acad Child Adolesc Psychiatry 48(10):1005–1013, 2009 19730273

Wright JH, Turkington D, Kingdon DG, Basco MR: Cognitive-Behavior Therapy for Severe Mental Illness: An Illustrated Guide. Washington, DC, American Psychiatric Publishing, 2009

第10章 慢性、严重或复杂精神障碍的治疗

在你完成认知行为治疗（CBT）的初始训练后——通常最好是在督导之下完成了对重性抑郁障碍或一种常见焦虑障碍的治疗——这时是对更复杂案例进行治疗以获得经验的时候了。大量研究显示了认知行为治疗和相关治疗模型在重性或难治性精神障碍中应用，比如慢性抑郁障碍、精神分裂症、双相障碍和人格障碍。

由于存在上述问题的人群治疗难度更高，因而有一些可指导治疗的一般原则。包括如下几点：

● 认知行为模型以及认知行为治疗的所有方面都是和恰当形式的药物治疗相容的。

● 无论损害程度或严重程度如何，治疗关系始终以合作经验主义为特征。

● 家庭作业的布置直接建立在治疗中所处理的问题上。

● 治疗策略的目标是问题认知、情绪或行为。

● 如有必要，可邀请家庭成员和重要他人加入治疗，以使治疗进展得更加顺利。

● 疗效的评估以及治疗方法的使用会进行调整，以使改善的概率最大化。

在这一章节中，我们简述了重性、慢性或难治性精神疾病的 CBT 和相关治疗模型。我们将着重于讨论这些方法的实证证据，并提供一些基本的原则，以指导与更复杂或致残性更高的疾病患者开展工作。诸如精神分裂症、双相障碍和人格障碍的 CBT 书籍及治疗手册见附录2"认知行为治疗资源"。

严重、反复发作、慢性和难治性抑郁障碍

抑郁障碍的传统治疗模型直接或间接地建议：重性或慢性抑郁很大程度上是生物性的，因此更有可能需要躯体的治疗（美国精神病学协会 1993；

Rush and Weissenburger 1994；Thase and Friedman 1999）。尽管一些早期研究的结果显示，相较于较轻的抑郁患者，重性抑郁门诊患者对 CBT 治疗的反应确实相对较差（Elkin et al. 1989；Thase et al. 1991），但重性抑郁症并不是单纯认知行为治疗的禁忌证。事实上，用临床对照试验个体患者数据进行的几个 meta 分析显示，对于更严重的抑郁患者的 CBT 治疗可能反应和抗抑郁药物的治疗反应是一样的（DeRubeis et al. 1999；Weitz et al. 2015）。此外，许多研究还表明，在药物治疗基础上联合标准的认知行为治疗能明显地改善严重、反复发作、难治性或慢性抑郁症患者的结局（Hollon et al. 2014；Rush et al. 2006；Thase et al. 1997，2007；Watkins et al. 2011；Wiles et al. 2013；Wong 2008）。

标准的认知行为治疗

　　许多在标准认知行为治疗基础上加以修改的治疗形式被推荐用于严重或慢性抑郁障碍（Fava et al. 1994；Thase and Howland 1994；Wright et al. 2009）。标准的认知行为治疗方法在《重性精神疾病的认知行为治疗图解指南》（*Cognitive-Behavior Therapy for Severe Mental Illness：An Illustrated Guide*）（Wright et al. 2009）的随书视频中进行了充分地介绍。这些调整主要集中在 CBT 的常用方法以适应慢性和重性抑郁症的治疗。这些常用的方法与 A. T. Beck 和他的同事（1979）最初提出的概念以及本书所描述的是一样的。这些调整主要集中以下几个观察点：①治疗更困难的抑郁患者会因治疗变得沮丧，无望或耗竭；②慢性抑郁症与显著的自杀风险相关；③难治性抑郁症患者通常被他们的思维和行为迟缓、低动力和快感缺乏所折磨；④某些症状，如焦虑和失眠，需要特别的关注；⑤慢性抑郁症往往与重大的人际和社会问题相关，比如婚姻问题、失业或经济困难。认知行为治疗的目标在表 10-1 中进行了总结。

表 10-1　难治性抑郁症的认知行为治疗的潜在目标

无望

自杀风险

快感缺乏

低动力

焦虑

负性自动思维

非适应性信念

人际关系问题

药物治疗的不依从

处理无望和消沉的认知行为技术和降低自杀风险的方法在第9章"降低自杀风险的认知行为治疗"中进行了详述,这是慢性抑郁症的认知行为治疗方法的重要组成部分。而且,治疗上的调整还包括早期对行为策略的强调,比如活动和愉悦事件计划,特别是当患者严重抑郁、有强烈的快感缺乏,以及动力极低时。治疗师可以使用认知重建来处理非适应性思维模式,但是他们需要在治疗当中集中地帮助患者实施这些干预技术,然后再把这些技术当成家庭作业布置下去。而问题解决方法则也可以针对社交和人际关系问题。

在治疗的时机和节奏把握上,重性抑郁患者的认知行为治疗需要适合其症状水平,以及参与治疗的能力。对于某些患者来说,早期治疗阶段可采取一周两次的治疗频率。如果在集中注意力方面有显著困难的话,采用频繁而简短的治疗,每次20~25分钟,会比传统的45~50分钟治疗更有帮助。《高效短程认知行为治疗图解指南》(*High-Yield Cognitive-Behavior Therapy for Brief Sesseions:An Illustrated Guide*)(Wright et al. 2010)对简短认知行为治疗的方法进行了描述。

幸福疗法

Fava及其同事(Fava 2016;Fava and Ruini 2003;Fava et al. 1997,1998a,1998b,2002)创立了幸福疗法(well-being therapy,WBT),幸福疗法是认知行为治疗的一种变形形式,用于治疗慢性抑郁症和降低复发风险。他们描述了幸福疗法的两个基本概念:快乐论和实现论。从快乐论的观点来看,幸福感和正性情绪相关,比如快乐和愉悦,以及对生活中的方方面面感到满意。而实现论的观点则是和实现潜能及达成自我实现有关。在幸福疗法中,这些观点被结合起来,治疗师通过6个重要部分来帮助患者采取积极的行动:环境掌控、个人成长、人生目标、自主权、自我接纳以及人际关系。

幸福疗法的核心方法和标准认知行为治疗紧密相关。例如:活动计划、逐级暴露和问题解决的行为方法被用于培养环境掌控的能力,以及促进个人成长;证据检验或其他认知技术被用于产生更积极的想法和情绪。然而,幸福疗法还增加了一些特定的方法,这些方法在标准认知行为治疗中并不经常使用。例如,在幸福疗法的早期阶段,患者会被要求坚持做幸福日志。这种方法和标准认知行为治疗中的思维改变记录非常相似,但是聚焦点是在于识别幸福的状态,而不是痛苦的想法和情绪。治疗师会训练患者去指出幸福的感受,并将这些体验和生活中的事件进行联结。当患者就幸福疗法基本的记录技能掌握后,他们便转而用幸福日记来识别那些打断或终止幸福状态的想法或行为。当他们能够识别干扰的想法(例如负性自动思维、非适应性核心信念)或行为(例如对于控制或工作的过度关注、拖延)时,治疗师会鼓励他们成为一名"观察者",去给自己如何培养和维持幸福体验提建议。

当患者学习到如何识别和维持幸福感的状态之后,幸福疗法的下一个阶段便是针对 6 个功能维度进行工作(Fava 2016)。在修正干扰任一维度的认知和行为时,都需要标准 CBT 方法作为一个基础的平台。然而,治疗师还会运用许多其他不同的方法,比如 Viktor Frankl(1959)提出的寻找意义和目的,或增强与他人积极关系的人际治疗策略。它和标准认知行为治疗的主要区别是:更关注于提升个人成长、自我实现,以及建立有目标的生活。

心理治疗的认知行为分析系统

McCullough(1991,2001)提出了一系列不同的认知行为治疗的修改形式,用于治疗慢性抑郁症。他的方法是以心理治疗的认知行为分析系统(cognitive behavioral analysis system of psychotherapy, CBASP; McCullough 2001)为体系的,他观察到,慢性抑郁症患者在有效定义和解决人际问题方面有持续性的困难,他的方法便是建立在这个基础之上的。心理治疗的认知行为分析系统的方法是教授患者如何有效地管理社交场景,以及修正功能失调性认知。然而,相比其他难治性抑郁症研究中所使用的标准认知行为治疗方法,它更少关注认知重建(Thase et al. 2007; Watkins et al. 2011; Wiles et al. 2013; Wong 2008)。一项慢性抑郁症的大型研究发现,心理治疗的认知行为分析系统联合药物治疗可显著产生更好的疗效(Keller et al. 2000),而另一项研究采用了更复杂的药物治疗策略,却没有得到更好的获益(Kocsis et al. 2009)。对心理治疗的认知行为分析系统感兴趣的读者可以参阅 McCullough 在 2001 年出版的书籍,书中详细解释了如何在慢性抑郁症患者中应用这项治疗方法。

正念认知治疗

另一种方法,正念认知治疗(mindfulness-based cognitive therapy, MBCT),由 John Teasdale、Zindel Segal 及 J. Mark Williams(Segal et al. 2002; Williams et al. 2007)创立,用于补充复发/反复预防的传统认知行为治疗策略。和传统的复发预防的方法一样,正念认知治疗的治疗模型假设是,易患抑郁症的人更容易对引发自动认知过程(自动负性思维或抑郁核心信念的激活)的应激源或诱因作出反应。和传统 CBT 恰好相反,正念认知治疗的主要目标是教授个体观察和接纳这些负性认知,而不是评判或尝试改正它们(Segal et al. 2002)。

基于由 Kabat-Zinn(1990)推广的正念减压方法,正念认知治疗教授个体使用冥想及其相关策略,来练习接纳和提高对想法和感受的觉知,而这些想法和感受往往是和抑郁状态相关的。去中心化策略有时也被称为获得元认知觉察,它可以帮助个体觉知和接纳自身的想法和感受,这些想法和感受只是短暂而客观地出现在脑海中,而并非个体自身的真实状态。除实验证据表明这种方法可减轻压力、减少或预防抑郁症状外,针对练习正念冥想的人群进行的神经影像学研究还显示,与情绪调节和注意控制相关的脑机制得到了改善(例如,见 Ives-Deliperi et al. 2013)。

正念认知治疗通常是以团体形式进行的,人数可由传统的如 4~6 人,多至满满一礼堂。关于抑郁症复发预防,最好的正念认知治疗的研究程式是典型的 8 周时长,每一次治疗持续 1~2 个小时。也有一些程序是以全天的引导工作坊为开始。和传统 CBT 一样,正念认知治疗也非常重视把在现实情况中练习技能作为家庭作业。有证据表明,治疗获益的关键因素是大量的练习。

考虑到对抑郁症的复发/反复预防效果,一项 meta 分析纳入了 9 项对照试验结果,1258 例患者(Kuyken et al. 2016)。作者发现,与没有使用 MBCT 的患者相比,正念认知治疗可以显著地降低抑郁复发的风险。然而,一项由 Huijbers 等人(2016)实施的大型研究表明,在中断抗抑郁药物治疗的情况下,正念认知治疗并不能使复发/反复风险完全降至正常。停用抗抑郁药物的患者要比坚持冥想练习的患者的复发/反复风险至少要高 25%。

双 相 障 碍

已有证据的收敛曲线表明:①仅有一小部分双相障碍患者对标准药物治疗有效,且能维持长期的缓解;②对药物治疗方案不依从是复发的主要原因;③压力会增加疾病发作的可能性,而社会支持则对疾病发作有有利影响;④多数双相障碍患者必须应对高水平的压力,这些压力来自婚姻问题、人际问题、失业、低水平就业、阶段性的完全残疾以及其他损害生活质量的问题。因此,有多种理由来评估 CBT 和其他心理治疗对双相障碍的潜在益处。

CBT 治疗双相障碍有效性的整体研究结果是积极的。尽管一项大型试验(Scott et al. 2006)发现,只有对那些既往发作次数少于 12 次的患者,认知行为治疗才比常规治疗更有效;而另一项试验(Parikh et al. 2012)报告则表明,认知行为治疗并不优于心理教育。但大多数调查研究均观察到,认知行为治疗可以减轻患者症状,缩短康复时间,和/或改善社会功能(Gregory 2010;Isasi et al. 2010;Jones et al. 2015;Lam et al. 2003;Miklowitz et al. 2007a, 2007b;Szentagotai and David 2010)。例如,多中心双相障碍系统治疗增强计划(Systematic Treatment Enhancement Program for Bipolar Dsiorder,STEP-BD)的研究发现,比起单纯的药物治疗,认知行为治疗能够更大程度地改善整体功能、人际功能,以及生活满意度(Miklowitz et al. 2007b);Jones 等人(2015)也报告,认知行为治疗可以促进双相障碍患者的康复,并延长复发的时间。

　　Basco 和 Rush(2007),以及 Newman 等人(2002)建立了一套综合的认知行为治疗方法,用以治疗双相障碍。这些方法在《重性精神疾病的认知行为治疗图解指南》(Wright et al. 2009)中进行了阐述,并通过视频的形式进行了展示。双相障碍的认知行为治疗的一个首要假设是,心境稳定剂(也有可能是非典型抗精神病药物)的药物治疗是治疗有效的必须前提条件;心理治疗则被视为一种增效或是辅助治疗。尽管当患者拒绝药物治疗时,可以尝试单独的认知行为治疗,我们仍然推荐合并使用锂盐、双丙戊酸钠、或其他心境稳定剂,或证实能够预防躁狂的非典型抗精神病药。

　　双相障碍认知行为治疗的目标在表 10-2 中进行了总结。接下来会对每一个目标进一步讨论。

表 10-2　双相障碍认知行为治疗的目标

1. 针对患者及家属进行双相障碍教育。
2. 教授患者如何进行自我监测。
3. 保证规律的昼夜节律。
4. 建立预防复发策略。
5. 提高药物治疗方案的依从性。
6. 使用认知行为方法减轻症状。
7. 建立双相障碍的长期管理计划。

　　第一个目标是提供双相障碍方面的心理教育。心理教育过程包括向患者讲解:①双相障碍的生物学基础;②相应的药物治疗(如果治疗师是医生或者护士的话);③压力对症状表现的影响;④睡眠和活动的改变对幸福感的影响;⑤抑郁和躁狂的认知行为因素。

　　双相障碍的认知行为治疗的第二个目标是让患者参与到自我监测中来。在治疗的早期阶段,患者会被教授如何监测自身疾病的不同临床表现(例如症状,活动和情绪)。自我监测有几个目的:①帮助区分疾病的特点和正常的情绪和行为;②评估疾病是如何影响患者的日常生活的;③建立一个复发前兆的预警系统;④识别心理治疗干预的靶点。

由于双相障碍患者更容易出现生活秩序混乱,并存在睡眠问题,认知行为治疗的第三个目标聚焦于提高日常作息的规律性。活动监测和活动计划包括让患者在一周七天里保持在固定的时间入睡和醒来,另外还有按时、规律进食及其他一般活动。

建立复发预防策略是双相障碍认知行为治疗的关键性的第四个目标。促进预防复发的方法之一是制订一个症状总结表,清晰地描述出患者及其家属观察到的躁狂或抑郁的早期征兆。这个清单会被当作一个预警系统,用以发现重性发作之前所出现的情绪或行为变化。然后治疗师会帮助患者制订特定的认知和行为策略,目的是限制或逆转症状的进展。例如,患者正在考虑一些快速赚钱的计划,那么在真正采取行动之前,治疗师会让他/她列出一个关于实现这些想法的利弊清单,以及一个赚钱的行动计划。

图 10-1 展示了一位具有轻躁狂和躁狂的男性患者的症状总结表。这是一位 33 岁的男性双相障碍患者,他能够写下当他要进入躁狂发作循环的时候,自己所出现的典型的具体变化。关于使用这项技术的详细介绍以及其他预防复发的认知行为治疗方法可参阅 Basco 和 Rush (2007) 的书籍。

双相障碍的认知行为治疗的第五个目标,也是最重要的一个目标是:提高药物治疗方案的依从性。从认知行为治疗的角度来说,不依从是非常普遍和可理解的问题,但却往往使得慢性疾病的治疗复杂化。通过识别规律服药的障碍,并系统地处理这些障碍,可以提高治疗依从性。难题指导 5 提供了一些关于所有精神病性障碍改善治疗依从性的有效技能。

第 6 个目标是通过认知行为的干预方法来减轻症状。处理抑郁症状的方法与标准认知行为治疗中的相同。在治疗轻躁狂症状时,治疗师则聚焦于使用行为策略来治疗失眠、易激惹、活动增多和言语迫促。例如,失眠的认知行为治疗方法(例如,减少睡眠环境中分散注意的因素,提供健康睡眠模式的教育,使用思维阻止或转移注意力来降低闯入性思维或思维奔逸的频率)被报道对重建正常的睡眠模式有效(Siebern and Manber 2011;Taylor 和 Pruiksma 2014)。另外,还应建立行为目标,减少刺激性活动或监测和控制语速。

轻度症状	中度症状	重度症状
我开始考虑一些想法,计划要赚很多的钱,但我不能做这些	我正在积极地寻找能赚大钱或出名的发明或投资	我把账户里的钱取了出来,贷了款,或用其他方式弄到钱投资了一个大项目,或者开始了一项新生意
由于我的脑子里充满了想法,我有些入睡困难,但是我还是努力睡够 7 个小时,以保证休息,坚持工作	我比正常情况晚上床 1~2 个小时。我总是忙于其他事情而不愿睡觉	我每天晚上只睡 2~4 个小时
我感到比平时更活跃。我不太在乎我的日常问题。我想去聚会	我经常晚上出去,也不管那些应该在家做好的工作报告和策划文案。我不想喝多,但我和朋友一起出去的时候确实会喝上 3、4 杯啤酒	我花了很多钱去娱乐,去喜欢的餐厅等等。我一时兴起飞去纽约过周末,并且把信用卡透支了
我感到比平时更有创造性。轻而易举就能产生灵感	我的脑子转得太快了。我注意不到其他人。因为不注意,我在工作上犯了错	我真的感到精神百倍。我思维跳跃,总是想很多不同的事情
我比起平常有些容易激惹。我不能容忍那些我认为很懒的人。我比平时对女友更苛刻了	我在上班和陪女友时都经常陷入争吵	我令人难以忍受
和我熟知的人(我的女友和母亲)告诉我需要慢下来。他们发现我语速变快,或者像打鸡血了一样	我绝对比正常时语速更快,音量更大。我这样和别人说话时,他们貌似很生气	我滔滔不绝地讲话。我总是很不礼貌。我打断别人的谈话,并且在谈话时大声喊叫

图 10-1　一位患者的症状总结表:轻躁狂与躁狂症状举例

　　认知重建方法可以用于帮助轻躁狂患者识别和修正认知歪曲(Newman et al. 2002)。这种类型的干预方法举例如下:①指出认知歪曲(例如,夸大自己的能力或力量,忽略风险,过度概括自身积极的一面,自我评价过于浮夸);②使用思维记录表技术识别夸大或激惹性的认知;③列举持有过度乐观的信念或预测的好处和坏处。

　　双相障碍的认知行为治疗的第 7 个目标是帮助患者进行长期的疾病管理,其中包括改变生活方式,面对和解决病耻感,以及更有效地处理生活中的压力问题。在培养这些能力时,认知行为治疗不同于更偏支持性的治疗模式,它会连续使用情绪和活动监测、逐步问题解决,以及认知方法,如权衡证据以指导决策。

难题指导 5　药物依从性的问题

1. **依从性评估不规律**。如果了解到患者有多么平常地漏服药物,你可能会感到惊讶。研究发现,无论是双相障碍还是单相抑郁患者,他们的不依从率大约是 50%(Akincigil et al. 2007;Keck et al. 1997)。因此,常规性询问依从性是一个好办法,即使是那些你认为会按处方服药的患者也应询问。向患者提问,在合作的原则之上邀请他们讨论服药的情况。例如,你可以问"你的药服得怎么样?……在规律服药方面有什么问题吗?……你觉得自己每周按要求服药的百分比是多少?"

2. **患者对服药有负性思维**。鼓励你的患者开放接受"不规律服药可能提示了'想法/感受/行为'中的某一环节问题"的可能性,这样就使得我们能在治疗中进行相应的处理。你可以布置家庭作业来让患者监测自己的想法,并使用标准认知行为治疗的方法来检验它们(例如,检查认知歪曲,使用思维改变记录)。最常见的和依从性问题相关的一些想法有"我感觉不错,所以我不需要再吃这些药了……我应该能自己搞定这些……我讨厌吃药因为这会导致_____(这里填写最令人不快的副作用)"。

3. **药物治疗没有帮助**。最常见的不依从的理由之一是,患者得出结论认为药物不起作用,或者不可能会起作用。如果药物治疗方案无效,临床工作者(如果他就是开处方的人)需要考虑对治疗计划进行调整。然而,对患者进行进一步的教育,告诉他们药物起效需要一定的时间,或许也能使患者获益。治疗师可以鼓励患者在自行停药之前,谈论一下对于疗效的顾虑。另外,还可以使用认知行为治疗方法来修正患者的无望感,或是对于药物潜在益处的过度悲观的看法。

4. **患者因服药不依从而自责,还可能因为羞耻不承认服药方面的问题**。让依从性方面的问题正常化通常有帮助。治疗师可以和患者讨论,服药方面的问题对各种疾病都十分普遍。你可以使用恰当的自我暴露,来表明你自己也有没完全按照医嘱服药的时候。或许你可以分享一个短期服抗生素的故事,比如在 7~10 天的疗程后,发现本该吃完的药却剩了些没吃。把服药依从性当成一个连续谱,而不是非黑即白地进行评判。

5. **患者执行复杂的服药方案存在困难**。药物种类开得越多,服药的频率越高,出现偏差、错误和遗漏的可能性越高。在当今临床实践中,多数双相障碍的患者都在服用两种、三种、四种甚至更多的精神科药物。可以将药物进行整理,简化治疗方案。如果你不是开处方的医生的话,就考虑下你的患者是否在协商改变治疗方案方面需要帮助。

6. **遗忘**。当遗忘成了问题时,要和你的患者一同针对解决方案进行工作。例如,一天一次的药物可以常规和某件事情一起进行,比如刷牙(起床时或入睡前)或早饭。还可以借助按天或按周使用的药盒。另外,大多数人都能采取一种或几种新科技手段来提醒自己,同时也不怎么引人注目。

人 格 障 碍

根据 DSM-5 的标准,大约 30%~60% 的情绪障碍和焦虑障碍患者都符合一种或几种人格障碍的诊断(美国精神病学协会 2013;Grant et al. 2005)。尽管不是所有的研究结果都保持一致,但是人格障碍往往具有负面的预测作用,它可以降低情绪和焦虑障碍对治疗起效的概率,延缓康复时程,或者提高复发的可能(Thase 1996)。有趣的是,一些重性抑郁障碍的早期研究表明,共病人格障碍并不会负面地影响其对认知行为治疗的应答(Shea et al. 1990;Stuart et al. 1992)。尽管这些研究排除了那些患有最严重的人格障碍的患者,但其结果确实表明,认知行为治疗所使用的结构化方法尤其适合于人格障碍的患者。

人格障碍通常在成年早期就已明显显现。然而,人格病理学并不是一个静态的过程,而且会被焦虑(例如回避的增加)、抑郁(例如依赖性增强或边缘特质加剧)或轻躁狂(例如自恋或表演特质的增强)放大。如果你的患者提出要治疗抑郁症或焦虑障碍,那么推迟人格障碍的诊断评估,至少等到心境或焦虑障碍被部分解决之后再评估是非常有用的。有时,直到治疗开始之后,人格障碍的有力临床证据才明显展露出来。在这种情况下,你的治疗计划就需要改进了。

人格障碍的认知行为治疗模型主要聚焦于个体在组织信念或图式时的相互作用,这些信念或图式指导着行为、功能失调性(且通常是过度的)人际策略以及与环境之间的交互作用(A. T. Beck et al. 2015;J. S. Beck 2011)。人格障碍被视为不良发展经历的影响。Young 及其同事(2003)总结出了 5 个主要的影响方面:①分离与拒绝;②自主性与执行力受损;③界限受损;④其他的指向性;⑤过分警惕和抑制。

人格障碍的常用治疗方法有很多是和心境和焦虑障碍一样的,但前者更强调针对图式工作,以及发展更加有效的应对策略(J. S. Beck 2011)。人格障碍和抑郁症、焦虑障碍的认知行为治疗的其他区别还包括:①治疗的时程往往要长得多(例如一年或更久);②更加关注治疗关系以及针对改变工作时的移情反应;③需要反复地练习认知行为治疗方法,以修正自我概念、人际关系、情绪调节和社交技能方面的慢性问题。

表 10-3 总结出了一些特定人格障碍常见的主导性核心信念、补偿性信念以及相关的行为策略。一旦问题性图式或核心信念被识别,便能够应用认知行为策略,比如证据检验和考虑可替代性解释。

辩证行为治疗

Linehan(1993)的辩证行为治疗(DBT)是一种治疗人格障碍的基本认知行为治疗方法。辩证行为治疗区别于其他方法的四项关键特征是:①个体对那一刻自身行为的接纳和确认;②强调识别和治疗干扰治疗的行为;③利用治疗关系作为行为改变的必要手段;④聚焦于辩证过程(本节接下来会讨论)。随机对照试验的证据(Bohus et al. 2004;Linehan and Wilks 2015;

Linehan et al. 1991；Robins and Chapman 2004）表明，DBT 能够有效减少自伤和"类自杀"行为，因而鼓励将这些方法扩展应用于临床实践。另外，除人格障碍之外，DBT 还成功应用于物质滥用和进食障碍患者的治疗（Linehan and Wilks 2015；Linehan et al. 2001；Palmer et al. 2003）。

除了给治疗命名之外，"辩证"一词还描述出了这种治疗的核心哲学基础。Linehan（1993）选择用这个词语来描述一种全面的心理病理学方法，并将东西方哲学紧密联系在一起。辩证行为治疗遵循的原则是，认为即使非常有问题的行为也同样具备某种功能，而不是将功能失调性行为简单地视为疾病的一种症状。例如，不同帮助者或照顾者之间的分歧可以使不受欢迎和受到批评性反馈的机会最小化（至少短期内），同时也可以使收到理想效果的机会最大化。在商界中有一条类似的策略，叫"鹬蚌相争，渔翁得利"。治疗师会帮助患者发觉自己的根本目的，并让他们能够考虑，最终应用、改变和采用社交接纳度更高的方法来达成目的，因而推动治疗的进展。

表 10-3   人格障碍：信念和策略

人格障碍	关于自我的核心信念	关于他人的核心信念	假设	行为策略
回避型	我是不受欢迎的	别人会拒绝我	如果人们真正了解了我，他们就会拒绝我。 如果我以假面目示人，他们就会接受我	避免与人亲近
依赖型	我是无助的	别人应该照顾我	如果我依靠自己，我就会失败。 如果我依赖别人，我就能幸存	依赖他人
强迫型	我的世界会失去控制	别人对此没有责任	如果我不能完全掌控，我的世界就会坍塌 如果我执行事务有严格的规则和结构，事情就会顺利	控制自己和他人
偏执型	我是脆弱的	别人是恶毒的	如果我相信其他人，他们就会伤害我	多疑
反社会型	我可以随心所欲	别人都不重要	如果我利用别人，我就会得到我想要的	利用他人
自恋型	我高人一等（潜在的信念可能是"我低人一等"）	别人都低我一等（潜在的核心信念可能是"别人都高我一等"）	如果别人用平常的方式对待我，那就意味着他们视我为下等 如果我得到了特权，那就表示我是特别的	要求特别对待

续表

人格障碍	关于自我的核心信念	关于他人的核心信念	假设	行为策略
表演型	我什么也不是	别人不会珍惜我	如果我不显得有趣的话，别人就不会被我吸引 如果我很引人注目，我就会得到别人的关注和认可	制造趣味
分裂样	我不适合社交	别人没有什么能给我	如果我和别人保持距离，我会过得更好	和他人保持距离
分裂型	我是有缺陷的	别人是危险的	如果我感到别人对我不善，那一定是真的 如果我对别人保持警惕，我就能预测他们的真实意图	假定潜藏的动机
边缘型	我是有缺陷的。 我是无助的。 我是脆弱的。 我是坏的	别人会遗弃我。不能信任别人	如果我依靠我自己，我就无法幸存 如果我相信别人，他们就会遗弃我 如果我依赖别人，我就会幸存，但最终还是会被遗弃	在极端的行为中摇摆

另外，辩证行为治疗还会指导患者在对立的目标之间获得更好的平衡，例如，接纳与改变、灵活与稳定，或者博取照顾和获得自主。正念练习常被用于帮助患者达成目标（见本章之前的小节"正念认知治疗"）。辩证行为治疗中正念的概念是指教授患者更好地集中于当下的活动（例如，观察、描述和参与），而不是被强烈的情绪所淹没（Linehan 1993）。治疗师同时也借鉴了认知行为治疗中的行为技术（见第 7 章"行为技术 II：降低焦虑和打破回避模式"），比如放松训练、思维阻止和呼吸训练，来帮助管理他们痛苦的情绪。除此之外，社交技能训练策略，包括认知和行为演练，也会被用于帮助患者学习更加有效地应对人际纷争。

物质使用障碍

自 20 世纪 80 年代和 90 年代第一批对认知和行为治疗的治疗物质使用

障碍(substance use disorders,SUD)的研究(例如,Carroll et al. 1994;Woody et al. 1984)出现以来,相关的试验证据便开始增多。尽管并非所有研究都得出了明确的阳性结果(例如, 见 Crits-christoph et al. 1999;Project MATCH Research Group 1998),但是证据的权重足以支持将认知行为治疗(CBT)作为酒精使用障碍及其他 SUD 的综合治疗程序的一部分(Carroll 2014)。如图10-2 所示,物质滥用的认知行为模型发现,与毒品或酒精问题性使用相关的情感、行为和认知之间具有高度相互依存且相互影响的性质。尽管不同物质滥用障碍之间存在着社会人口学、生理学和临床的重要差异,但认知行为模型假设,在使用兴奋性物质的行为和潜在的信念、由线索引起的冲动或渴求以及负性自动思维之间,有一个共同的基本过程(A. T. Beck et al. 1993;Thase 1997)。

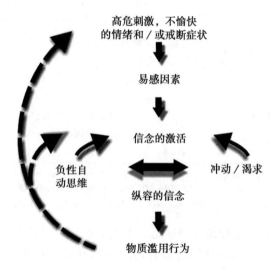

图 10-2　物质滥用的认知行为模型
摘自 Thase 1997.

　　在开始物质滥用障碍的认知行为治疗之前,还有很多重要的任务。第一,如果物质滥用障碍的特点是存在潜在的戒断综合征的风险,那么在医疗人员的督导之下进行戒断计划就非常必要。第二,应当评估患者是否准备好做出改变(Prochaska and DiClemente 1992)。治疗动机应当被理解为一个连续谱,从无意图期(例如,"我没问题,我只是稍微喝了点酒又不巧被交警抓了而已")、意图期、准备期到最后的行动期。动机访谈法(Miller et al. 2004;Strang and McCambridge 2004)特别适合帮助患者从无意图期和意图期转入准备期和行动期。第三,要签订"节制契约"。特别是,患者应该承诺不在毒品或酒精的影响之下前来参加治疗,而且治疗师也要学会在契约被违反的时候轻松自然地说"不,今天不能做治疗"。

认知行为治疗模型的一个重要部分是,帮助患者意识到饮酒或吸毒的冲动和渴求常常与毒品或酒精滥用的相关信念的激活有关。物质滥用相关的认知通常会在个人相关线索(例如,匿名戒酒协会流行的"人、地点和事物")出现时立即出现,作出反应。从某种程度来说,冲动与渴求的区别是人为划分的。冲动的概念是使用毒品或酒精的认知和行为倾向,而渴求则是伴随冲动的情感和生理体验。除了情景线索(比如开车经过一家酒吧或看到一条电视广告)外,冲动和渴求还可以被白日梦、记忆或烦躁情绪(最常见的有愤怒、焦虑、悲伤甚至无聊)所触发。表 10-4 列出了与物质滥用障碍的起病和维持相关的信念。

表 10-4　物质滥用相关的信念举例

我无法控制我的渴求。
我能做的应对渴求的事只有去使用它。
我没法学习戒酒——酒是我的一部分。
能戒掉的人都是有意志力的,而我没有。
如果不嗨起来,生活太无趣了。
我已经毁了自己的生活,所以我应该继续下去,让自己嗨起来。
总有一天我会戒掉的——但目前我还没准备好要戒。

随着物质滥用的频率和强度的增加,认知也进一步发生改变,而这在疾病的发展演变中起到了非常重要的作用。例如,主流的传统目标和追求,包括渴望维持重要他人的爱、支持和认可,便趋于被贬低。类似地,关于使用毒品和酒精的负面后果的信念则会被削弱,而饮酒或吸毒的正面影响相关的态度则会被放大。继发的或放纵的信念也趋向于建立(例如,"我最后再嗨一次,然后明天就重新开始我的节制计划"和"一旦我开始使用,我就停不下来——所以我还是继续享受继续嗨吧")。这样的信念帮助解释了这种普遍存在的趋势,即一次毒品的使用或者一次堕落如何演变成一场全面复燃。

因此,治疗沿着两个方向同步进行:①完成和维持节制计划,②识别和修正导致和维持问题性物质使用的相关信念和行为(见 A. T. Beck et al. 1993)。当在这领域取得成功之后,便可开始处理其他的更长期的治疗目标,其中包括生活方式和职业方面的改变。物质滥用的认知行为治疗成功的基础是复发预防(Marlatt and Gordon 1985)。复发预防策略包括将触发冲动和渴求的可能性最小化,以及进行认知重建练习来对抗关于饮酒或吸毒的负性歪曲认知。另外,鼓励患者参与自助项目,例如匿名戒酒协会,通常也是一个不错的方法。

进 食 障 碍

认知行为治疗作为治疗进食障碍的主要方法之一已被广泛认可,许多综述和 meta 分析得出结论,有足够有力的证据显示 CBT 对神经性贪食症和暴食症有效(Hay et al. 2014;Hofmann et al. 2012;McElroy et al. 2015;Vocks et al. 2010)。然而,认知行为治疗对神经性厌食症的有效性还未得到验证(Hay et al. 2015),而另一种多维度的治疗方法,包括药物、营养和认知行为治疗要素受到推荐(Hay et al. 2014,2015)。

治疗进食障碍的 CBT 模型的基本观点是,关于身材是否苗条的功能失调性信念导致人对体型和体重不满,驱使并维持异常的进食行为及其相关特征,如清除行为,以及导泻剂、利尿剂及减肥药的滥用。当代的社会标准加强了对"身材苗条"不切实际的期待,同时与个体易感性(例如,完美主义、情绪调节困难、抑郁倾向)相互作用导致了进食障碍的形成。

在治疗进食障碍患者前,你会发现去回顾 Keys 及其同事所做的经典研究(Keys 1950;Taylor 和 Keys 1950)结果是非常有用的,这些研究验证了半饥饿状态对于健康年轻男性态度和行为的影响。尽管这些志愿者实际并没有自然发展为进食障碍的风险,但是在明显的热量限制和显著的体重减轻的过程中,他们形成了对食物的先占观念,出现了性欲降低、情绪和睡眠紊乱以及不耐寒冷。当试验的热量限制结束之后,暴食行为、囤积食物以及不知饥饱的现象纷纷表露了出来。大多数被试者的体重反弹得比之前减掉的更多,过了几周之后,他们的体重才完全稳定下来。这些观察结果强调,无论个体易感性如何,饥饿过程和紊乱的进食行为在维持进食障碍当中都起着显著的作用。

认知行为治疗方法必然是多管齐下的,包括营养咨询、心理教育、自我监测,以及认知和行为干预。和一位有经验的饮食学家一起工作通常是一个不错的办法。治疗的初始目标是共同决定一个目标体重范围和饮食计划。非常有必要的是,要确定一个现实的目标,并采用一致的体重监测方法。一般一周测一次体重就足够了。饮食计划通常由三顿主餐和至少两顿零食组成,这样热量会被分散,以使饥饿感降到最低。在协商这些治疗项目的过程中,你会有足够的机会和患者讨论计划可能会适得其反的顾虑。此外,常用的减重策略,比如清除行为或使用导泻剂,其实都是徒劳,和患者一起分享这个事实也是心理教育非常重要的一个方面。

在一开始,自我监测对于记录进餐时间、问题性进食行为以及潜在的环境线索和触发物是非常必要的。随后,使用三栏表来帮助患者建立负性思维、烦躁情绪和问题性进食行为之间的联系。多种策略均可用于改变对线索的反应,或者有必要的话,避免对线索作出反应。反应阻止(见第 7 章"行为技术 II:降低焦虑和打破回避模式")是帮助患者学习延长从出现冲动(例如,暴食、清除或限制)到采取问题行为的间隔时间的重要工具。接下来是使用认知重建练习,来帮助患者应对不执行病态进食行为后果的负性歪曲思维。

精神分裂症

相比其他大多数重性精神疾病(包括 I 型双相障碍),精神分裂症有更大可能致残,出现维持期和完全缓解期的可能更小。这种重性疾病的慢性特点使得辅助心理社会治疗成为必要。尽管新型抗精神病药得到广泛应用,但这种需求仍然持续存在。

精神分裂症的 CBT 建立于 20 世纪 90 年代中期(Beck and Rector 2000;Garety et al. 1994;Kingdon and Turkington 2004)。目前,一系列临床试验的可靠证据显示,认知行为治疗能够显著改善精神分裂症的治疗结局(Burns et al. 2014;Mehl et al. 2015;Rector and Beck 2001;Sensky et al. 2000;Turkington et al. 2004;Turner et al. 2014)。尽管并非所有研究都证明认知行为治疗有效,但 meta 分析得出的结论是,认知行为治疗对于精神分裂症的阳性症状具有中度影响(Burns et al. 2014;Jauhar et al. 2014;Mehl et al. 2015;Turner et al. 2014),对于阴性症状则具有显著性的、相对较弱的效果(Jauhar et al. 2014;Turner et al. 2014;Velthorst et al. 2015)。精神分裂症的认知行为治疗方法在《重性精神疾病的认知行为治疗图解指南》(Wright et al. 2009)中进行了详细介绍,并以视频形式进行了演示。

和双相障碍的认知行为治疗一样,精神分裂症的治疗也应在患者的精神药物治疗稳定之后开始。在开始时治疗可以非常简短。在一些案例中,每周或每两周进行 2~3 次治疗,每次治疗持续 20 分钟,会比一次治疗 45 或 50 分钟更加有帮助。另外,合理的预期是,精神分裂症的理想治疗时程要长于重性抑郁障碍或惊恐障碍。

除建立治疗关系外,初始目标通常还包括对于疾病的心理教育(包括引出患者对精神分裂症特性及其治疗的信念)、提高活动参与程度,以及改善药物治疗的依从性。当治疗有所进展时,注意力便转移到识别和修正妄想,以及帮助患者减少或应对幻觉。妄想可被看作认知歪曲的极端形式,后者在本书之前的章节中已有介绍。患者个体在未完全评估事实的基础上便得出结论,且忽略或缩小了相反的证据。如果能够建立合作性治疗关系,患者便能通过使用逻辑分析方法获益,比如检验证据和寻找可替代性方案。

图 10-3 展示的是一个检验证据练习的范例,由一名 27 岁的精神分裂症男性患者完成。Ted 一直在社区医疗中心办公室做志愿者工作,并对这种环境产生了妄想。这些妄想的一个触发物是他的电脑屏幕上出现的一条日常信息。尽管这条日常信息——通常是一条搞笑语录——会被发送到这家社区中心的每一台电脑上,但 Ted 却以一种妄想的方式来解释它。他开始想到这是黑手党的一个阴谋,或者是某个国外情报机构接管了社区医疗中心。检验证据的技术帮助他识别出自己的认知歪曲,并建立一种看待这种情况的替代性方式。在这个案例中,治疗师鼓励 Ted 将这个妄想标记为"令人不安的想法",然后应用标准认知行为治疗方法对此认知进行检验。

令人不安的想法:黑手党或某国外情报机构已经渗透进这个办公室,并且操控了一切。

支持这个想法的证据:	反对这个想法的证据:
1. 电脑上的信息很可疑。	1. 每个人的电脑都收到了这条信息。这些只是俏皮话或者笑话,很有可能什么含义也没有。
2. 上星期有两名员工被解雇了。	2. 被解雇的员工以前经常旷工。
3. 电视监视器上好像被植入了窃听装置。	3. 我拆了一个监视器,结果什么可疑的东西也没发现。很可能是我有些偏执了。
4. 我在中心里没有亲近的朋友。人们也很少和我说话。	4. 我确实没什么朋友,但这并不代表有阴谋组织接管了中心。我喜欢这份工作,而且大家对我都很好。

替代性想法:我知道我体内的化学物质发生了紊乱,所以使我变得偏执。每天在电脑前坐好几个小时让我变得更加疑神疑鬼。这份工作值得我努力去克服我的恐惧。

图 10-3　妄想的证据检验:Ted 的例子

在治疗幻觉时,"正常化原理"的引入通常十分有帮助。"正常化原理",即几乎所有人在极端环境之下都会经历幻觉(例如,药物中毒或显著睡眠剥夺;Kingdon and Turkington 2004;Wright et al. 2009)。这个概念可以帮助精神分裂症患者减轻病耻感,并愿意去考虑可能加重幻觉的环境影响,或去探索幻觉的可替代性解释(以及替代性想法,比如"它是魔鬼""上帝在跟我交

流""有个女人的声音在折磨我")。一般幻觉的认知行为治疗的目标是帮助患者:①接受幻觉的合理解释模型(例如,正常化原理或生物易感性);②发展减轻或限制幻觉影响的方法。

　　针对幻觉工作时,最有效的策略之一就是建立一项行为清单,要么让声音安静下来,要么削弱其闯入性及命令性。除此,患者还可以通过建立一项使声音恶化的活动清单而获益。然后她可以建立一个行为计划来增加有利的行为,同时减少放大幻觉的活动。图 10-4 就展示了一个这样的行为清单示例。Barbara,一位 38 岁的精神分裂症女性患者,列举了这样一个行为清单来帮助自己管理听到的声音。她能够识别出许多有用的策略,包括转移注意力的活动、训练自己考虑疾病特征的因素(例如,"我体内的化学物质发生了紊乱,我不需要关注这些声音"),以及她在没有治疗师推动的情况下自行设计的意象技术。她的计划还包括努力学习如何更好地管理那些加重幻觉的状况和问题。

可以使声音变小或消失的行为:	可以刺激声音出现或使声音变大的行为:
1. 聆听可以放松身心的音乐。	1. 与男友或家人吵架。
2. 做手工艺品。	2. 睡眠质量差。
3. 想象声音正在进入家里的一个壁橱里面,在壁橱里有一条毯子可以盖住声音,然后壁橱的门被锁上了。	3. 忘记了吃药。
4. 在教堂里做义工。	4. 观看有暴力色彩或者使人不安的电影或电视。
5. 读书或者看杂志。	
6. 告诉自己我脑内的化学物质不平衡,我不必注意这些声音。	
7. 到日间治疗中心去参加团体治疗。	

图 10-4　可以改善或加重声音的行为:Barbara 的例子

　　阴性症状可通过活动计划、逐级任务分配、行为演练、技能训练和相关策略来处理。然而,精神分裂症的认知行为治疗专家却推荐使用"循序渐进"法,给予患者大量的时间在症状方面开始改变,比如社会隔离、社会退缩以及缺乏主动性(Kingdon and Turkington 2004;Wright et al. 2009)。需要记住的是,尽管阴性症状很可能反映了其潜在的神经病变,但即使个体因脑损伤变得易感,比如曾患中风或多发性硬化症,但其依然能够在系统康复方法中学习补偿性应对策略。

总　结

认知行为治疗已经建立了一套针对重性精神障碍,比如难治性抑郁症、双相障碍、人格障碍和精神分裂症的治疗方法,并且疗效也得到了验证。另外,对于神经性贪食症,CBT 技术是一线治疗,对物质滥用问题的管理也能提供有利的工具。尽管许多抑郁症和焦虑障碍的标准认知行为治疗方法也可用于更加难治的疾病,但是仍然推荐在认知行为治疗的高阶应用时进行特定的调整。除此之外,我们还概述了相关治疗的基本概念(例如,幸福感疗法、正念认知疗法和辩证行为疗法),如有必要,这些治疗可为治疗师提供更多的选择。

在这一章中,我们描述了支持认知行为治疗对于慢性重性精神疾病疗效的试验研究,还简述了一些可用于处理这些具有挑战性问题的策略。在第 11 章"培养认知行为治疗的胜任力"中,我们推荐了一些补充阅读、工作坊和临床督导,以帮助建立重性精神疾病的认知行为治疗的专业技能。

(米　丝　译　李占江　校)

参 考 文 献

Akincigil A, Bowblis JR, Levin C, et al: Adherence to antidepressant treatment among privately insured patients diagnosed with depression. Med Care 45(4):363–369, 2007 17496721

American Psychiatric Association: Practice guideline for major depressive disorder in adults. Am J Psychiatry 150(4) (suppl):1–26, 1993 8465906

American Psychiatric Association: Diagnostic and Statistical Manual of Mental Disorders, 5th Edition. Arlington, VA, American Psychiatric Association, 2013

Basco MR, Rush AJ: Cognitive-Behavioral Therapy for Bipolar Disorder, 2nd Edition. New York, Guilford, 2007

Beck AT, Rector NA: Cognitive therapy of schizophrenia: a new therapy for the new millennium. Am J Psychother 54(3):291–300, 2000 11008627

Beck AT, Rush AJ, Shaw BF, et al: Cognitive Therapy of Depression. New York, Guilford, 1979

Beck AT, Wright FD, Newman CF, et al: Cognitive Therapy of Substance Abuse. New York, Guilford, 1993

Beck AT, Davis DD, Freeman A: Cognitive Therapy of Personality Disorders, 3rd Edition. New York, Guilford, 2015

Beck JS: Cognitive Behavior Therapy: Basics and Beyond, 2nd Edition. New York, Guilford, 2011

Bohus M, Haaf B, Simms T, et al: Effectiveness of inpatient dialectical behavioral therapy for borderline personality disorder: a controlled trial. Behav Res Ther 42(5):487–499, 2004 15033496

Burns AMN, Erickson DH, Brenner CA: Cognitive-behavioral therapy for medication-resistant psychosis: a meta-analytic review. Psychiatr Serv 65(7):874–880, 2014 24686725

Carroll KM: Lost in translation? Moving contingency management and cognitive behavioral therapy into clinical practice. Ann N Y Acad Sci 1327:94–111, 2014 25204847

Carroll KM, Rounsaville BJ, Gordon LT, et al: Psychotherapy and pharmacotherapy for ambulatory cocaine abusers. Arch Gen Psychiatry 51(3):177–187, 1994 8122955

Crits-Christoph P, Siqueland L, Blaine J, et al: Psychosocial treatments for cocaine dependence: National Institute on Drug Abuse Collaborative Cocaine Treatment Study. Arch Gen Psychiatry 56(6):493–502, 1999 10359461

DeRubeis RJ, Gelfand LA, Tang TZ, Simons AD: Medications versus cognitive behavior therapy for severely depressed outpatients: mega-analysis of four randomized comparisons. Am J Psychiatry 156(7):1007–1013, 1999 10401443

Elkin I, Shea MT, Watkins JT, et al: National Institute of Mental Health Treatment of Depression Collaborative Research Program: general effectiveness of treatments. Arch Gen Psychiatry 46(11):971–982, discussion 983, 1989 2684085

Fava GA: Well-Being Therapy: Treatment Manual and Clinical Applications. New York, Karger, 2016

Fava GA, Ruini C: Development and characteristics of a well-being enhancing psychotherapeutic strategy: well-being therapy. J Behav Ther Exp Psychiatry 34(1):45–63, 2003 12763392

Fava GA, Grandi S, Zielezny M, et al: Cognitive behavioral treatment of residual symptoms in primary major depressive disorder. Am J Psychiatry 151(9):1295–1299, 1994 8067483

Fava GA, Savron G, Grandi S, Rafanelli C: Cognitive-behavioral management of drug-resistant major depressive disorder. J Clin Psychiatry 58(6):278–282, quiz 283–284, 1997 9228899

Fava GA, Rafanelli C, Cazzaro M, et al: Well-being therapy: a novel psychotherapeutic approach for residual symptoms of affective disorders. Psychol Med 28(2):475–480, 1998a 9572104

Fava GA, Rafanelli C, Grandi S, et al: Prevention of recurrent depression with cognitive behavioral therapy: preliminary findings. Arch Gen Psychiatry 55(9):816–820, 1998b 9736008

Fava GA, Ruini C, Rafanelli C, Grandi S: Cognitive behavior approach to loss of clinical effect during long-term antidepressant treatment: a pilot study. Am J Psychiatry 159(12):2094–2095, 2002 12450962

Frankl VE: Man's Search for Meaning. Boston, MA, Karger, 1959

Garety PA, Kuipers L, Fowler D, et al: Cognitive behavioural therapy for drug-resistant psychosis. Br J Med Psychol 67 (Pt 3):259–271, 1994 7803318

Grant BF, Hasin DS, Stinson FS, et al: Co-occurrence of 12-month mood and anxiety disorders and personality disorders in the US: results from the National Epidemiologic Survey on Alcohol and Related Conditions. J Psychiatr Res 39(1):1–9, 2005 15504418

Gregory VL Jr: Cognitive-behavioral therapy for depression in bipolar disorder: a meta-analysis. J Evid Based Soc Work 7(4):269–279, 2010 20799127

Hay P, Chinn D, Forbes D, et al; Royal Australian and New Zealand College of Psychiatrists: Royal Australian and New Zealand College of Psychiatrists clinical practice guidelines for the treatment of eating disorders. Aust N Z J Psychiatry 48(11):977–1008, 2014 25351912

Hay PJ, Claudino AM, Touyz S, Abd Elbaky G: Individual psychological therapy in the outpatient treatment of adults with anorexia nervosa. Cochrane Database Syst Rev 7(7):CD003909, 2015 26212713

Hofmann SG, Asnaani A, Vonk IJ, et al: The efficacy of cognitive behavioral therapy: a review of meta-analyses. Cognit Ther Res 36(5):427–440, 2012 23459093

Hollon SD, DeRubeis RJ, Fawcett J, et al: Effect of cognitive therapy with antidepressant medications vs antidepressants alone on the rate of recovery in major depressive disorder: a randomized clinical trial. JAMA Psychiatry 71(10):1157–1164, 2014 25142196

Huijbers MJ, Spinhoven P, Spijker J, et al: Discontinuation of antidepressant medication after mindfulness-based cognitive therapy for recurrent depression: randomised controlled non-inferiority trial. Br J Psychiatry 208(4):366–373, 2016 26892847

Isasi AG, Echeburúa E, Limiñana JM, González-Pinto A: How effective is a psychological intervention program for patients with refractory bipolar disorder? A randomized controlled trial. J Affect Disord 126(1–2):80–87, 2010 20444503

Ives-Deliperi VL, Howells F, Stein DJ, et al: The effects of mindfulness-based cognitive therapy in patients with bipolar disorder: a controlled functional MRI investigation. J Affect Disord 150(3):1152–1157, 2013 23790741

Jauhar S, McKenna PJ, Radua J, et al: Cognitive-behavioural therapy for the symptoms of schizophrenia: systematic review and meta-analysis with examination of potential bias. Br J Psychiatry 204(1):20–29, 2014 24385461

Jones SH, Smith G, Mulligan LD, et al: Recovery-focused cognitive-behavioural therapy for recent-onset bipolar disorder: randomised controlled pilot trial. Br J Psychiatry 206(1):58–66, 2015 25213157

Kabat-Zinn J: Full Catastrophe Living: How to Cope With Stress, Pain and Illness Using Mindfulness Meditation. New York, Dell, 1990

Keck PE Jr, McElroy SL, Strakowski SM, et al: Compliance with maintenance treatment in bipolar disorder. Psychopharmacol Bull 33(1):87–91, 1997 9133756

Keller MB, McCullough JP, Klein DN, et al: A comparison of nefazodone, the cognitive behavioral-analysis system of psychotherapy, and their combination for the treatment of chronic depression. N Engl J Med 342(20):1462–1470, 2000 10816183

Keys A: The residues of malnutrition and starvation. Science 112(2909):371–373, 1950 14781769

Kingdon DG, Turkington D: Cognitive Therapy of Schizophrenia. New York, Guilford, 2004

Kocsis JH, Gelenberg AJ, Rothbaum BO, et al; REVAMP Investigators: Cognitive behavioral analysis system of psychotherapy and brief supportive psychotherapy for augmentation of antidepressant nonresponse in chronic depression: the REVAMP Trial. Arch Gen Psychiatry 66(11):1178–1188, 2009 19884606

Kuyken W, Warren FC, Taylor RS, et al: Efficacy of mindfulness-based cognitive therapy in prevention of depressive relapse: an individual patient data meta-analysis from randomized trials. JAMA Psychiatry 73(6):565–574, 2016 27119968

Lam DH, Watkins ER, Hayward P, et al: A randomized controlled study of cognitive therapy for relapse prevention for bipolar affective disorder: outcome of the first year. Arch Gen Psychiatry 60(2):145–152, 2003 12578431

Linehan MM: Cognitive-Behavioral Treatment of Borderline Personality Disorder. New York, Guilford, 1993

Linehan MM, Wilks CR: The course and evolution of dialectical behavior therapy. Am J Psychother 69(2):97–110, 2015 26160617

Linehan MM, Armstrong HE, Suarez A, et al: Cognitive-behavioral treatment of chronically parasuicidal borderline patients. Arch Gen Psychiatry 48(12):1060–1064, 1991 1845222

Linehan MM, Dimeff LA, Reynolds SK, et al: Dialectical behavior therapy versus comprehensive validation therapy plus 12-step for the treatment of opioid dependent women meeting criteria for borderline personality disorder. Drug Alcohol Depend 67(1):13–26, 2002 12062776

Marlatt GA, Gordon JR (eds): Relapse Prevention: Maintenance Strategies in the Treatment of Addictive Behaviors. New York, Guilford, 1985

McCullough JP: Psychotherapy for dysthymia: a naturalistic study of ten patients. J Nerv Ment Dis 179(12):734–740, 1991 1744631

McCullough JP Jr: Skills Training Manual for Diagnosing and Treating Chronic Depression: Cognitive Behavioral Analysis System of Psychotherapy. New York, Guilford, 2001

McElroy SL, Guerdjikova AI, Mori N, et al: Overview of the treatment of binge eating disorder. CNS Spectr 20(6):546–556, 2015 26594849

Mehl S, Werner D, Lincoln TM: Does cognitive behavior therapy for psychosis (CBTp) show a sustainable effect on delusions? A meta-analysis. Front Psychol 6:1450, 2015 26500570

Miklowitz DJ, Otto MW, Frank E, et al: Intensive psychosocial intervention enhances functioning in patients with bipolar depression: results from a 9-month randomized controlled trial. Am J Psychiatry 164(9):1340–1347, 2007a 17728418

Miklowitz DJ, Otto MW, Frank E, et al: Psychosocial treatments for bipolar depression: a 1-year randomized trial from the Systematic Treatment Enhancement Program. Arch Gen Psychiatry 64(4):419–426, 2007b 17404119

Miller WR, Yahne CE, Moyers TB, et al: A randomized trial of methods to help clinicians learn motivational interviewing. J Consult Clin Psychol 72(6):1050–1062, 2004 15612851

Newman CF, Leahy RL, Beck AT, et al: Bipolar Disorder: A Cognitive Therapy Approach. Washington, DC, American Psychological Association, 2002

Palmer RL, Birchall H, Damani S, et al: A dialectical behavior therapy program for people with an eating disorder and borderline personality disorder—description and outcome. Int J Eat Disord 33(3):281–286, 2003 12655624

Parikh SV, Zaretsky A, Beaulieu S, et al: A randomized controlled trial of psychoeducation or cognitive-behavioral therapy in bipolar disorder: a Canadian Network for Mood and Anxiety Treatments (CANMAT) study [CME]. J Clin Psychiatry 73(6):803–810, 2012 22795205

Prochaska JO, DiClemente CC: The transtheoretical approach, in Handbook of Psychotherapy Integration. Edited by Norcross JC, Goldfried MR. New York, Basic Books, 1992, pp 301–334

Project MATCH Research Group: Matching alcoholism treatments to client heterogeneity: treatment main effects and matching effects on drinking during treatment. J Stud Alcohol 59(6):631–639, 1998 9811084

Rector NA, Beck AT: Cognitive behavioral therapy for schizophrenia: an empirical review. J Nerv Ment Dis 189(5):278–287, 2001 11379970

Robins CJ, Chapman AL: Dialectical behavior therapy: current status, recent developments, and future directions. J Pers Disord 18(1):73–89, 2004 15061345

Rush AJ, Weissenburger JE: Melancholic symptom features and DSM-IV. Am J Psychiatry 151(4):489–498, 1994 8147445

Rush AJ, Trivedi MH, Wisniewski SR, et al: Acute and longer-term outcomes in depressed outpatients requiring one or several treatment steps: a STAR*D report. Am J Psychiatry 163(11):1905–1917, 2006 17074942

Scott J, Paykel E, Morriss R, et al: Cognitive-behavioural therapy for severe and recurrent bipolar disorders: randomised controlled trial. Br J Psychiatry 188:313–320, 2006 16582056

Segal ZV, Williams JMG, Teasdale JD: Mindfulness-Based Cognitive Therapy for Depression: A New Approach to Preventing Relapse. New York, Guilford, 2002

Sensky T, Turkington D, Kingdon D, et al: A randomized controlled trial of cognitive-behavioral therapy for persistent symptoms in schizophrenia resistant to medication. Arch Gen Psychiatry 57(2):165–172, 2000 10665619

Shea MT, Pilkonis PA, Beckham E, et al: Personality disorders and treatment outcome in the NIMH Treatment of Depression Collaborative Research Program. Am J Psychiatry 147(6):711–718, 1990 2343912

Siebern AT, Manber R: New developments in cognitive behavioral therapy as the first-line treatment of insomnia. Psychol Res Behav Manag 4:21–28, 2011 22114532

Strang J, McCambridge J: Can the practitioner correctly predict outcome in motivational interviewing? J Subst Abuse Treat 27(1):83–88, 2004 15223098

Stuart S, Simons AD, Thase ME, Pilkonis P: Are personality assessments valid in acute major depression? J Affect Disord 24(4):281–289, 1992 1578084

Szentagotai A, David D: The efficacy of cognitive-behavioral therapy in bipolar disorder: a quantitative meta-analysis. J Clin Psychiatry 71(1):66–72, 2010 19852904

Taylor HL, Keys A: Adaptation to caloric restriction. Science 112(2904):215–218, 1950 15442306

Taylor DJ, Pruiksma KE: Cognitive and behavioural therapy for insomnia (CBT-I) in psychiatric populations: a systematic review. Int Rev Psychiatry 26(2):205–213, 2014 24892895

Thase ME: The role of Axis II comorbidity in the management of patients with treatment-resistant depression. Psychiatr Clin North Am 19(2):287–309, 1996 8827191

Thase ME: Cognitive-behavioral therapy for substance abuse, in American Psychiatric Press Review of Psychiatry, Vol 16. Edited by Dickstein LJ, Riba MB, Oldham JM. Washington, DC, American Psychiatric Press, 1997, pp 45–71

Thase ME, Friedman ES: Is psychotherapy an effective treatment for melancholia and other severe depressive states? J Affect Disord 54(1–2):1–19, 1999 10403142

Thase ME, Howland R: Refractory depression: relevance of psychosocial factors and therapies. Psychiatr Ann 24:232–240, 1994

Thase ME, Simons AD, Cahalane J, et al: Severity of depression and response to cognitive behavior therapy. Am J Psychiatry 148(6):784–789, 1991 2035722

Thase ME, Greenhouse JB, Frank E, et al: Treatment of major depression with psychotherapy or psychotherapy-pharmacotherapy combinations. Arch Gen Psychiatry 54(11):1009–1015, 1997 9366657

Thase ME, Friedman ES, Biggs MM, et al: Cognitive therapy versus medication in augmentation and switch strategies as second-step treatments: a STAR*D report. Am J Psychiatry 164(5):739–752, 2007 17475733

Turkington D, Dudley R, Warman DM, Beck AT: Cognitive-behavioral therapy for schizophrenia: a review. J Psychiatr Pract 10(1):5–16, 2004 15334983

Turner DT, van der Gaag M, Karyotaki E, Cuijpers P: Psychological interventions for psychosis: a meta-analysis of comparative outcome studies. Am J Psychiatry 171(5):523–538, 2014 24525715

Velthorst E, Koeter M, van der Gaag M, et al: Adapted cognitive-behavioural therapy required for targeting negative symptoms in schizophrenia: meta-analysis and meta-regression. Psychol Med 45(3):453–465, 2015 24993642

Vocks S, Tuschen-Caffier B, Pietrowsky R, et al: Meta-analysis of the effectiveness of psychological and pharmacological treatments for binge eating disorder. Int J Eat Disord 43(3):205–217, 2010 19402028

Watkins ER, Mullan E, Wingrove J, et al: Rumination-focused cognitive-behavioural therapy for residual depression: phase II randomised controlled trial. Br J Psychiatry 199(4):317–322, 2011 21778171

Weitz ES, Hollon SD, Twisk J, et al: Baseline depression severity as moderator of depression outcomes between cognitive behavioral therapy vs pharmacotherapy: an individual patient data meta-analysis. JAMA Psychiatry 72(11):1102–1109, 2015 26397232

Wiles N, Thomas L, Abel A, et al: Cognitive behavioural therapy as an adjunct to pharmacotherapy for primary care based patients with treatment resistant depression: results of the CoBalT randomised controlled trial. Lancet 381(9864):375–384, 2013 23219570

Williams JMG, Teasdale JD, Segal ZV, Kabat-Zinn J: The Mindful Way Through Depression: Freeing Yourself From Chronic Unhappiness. New York, Guilford, 2007

Wong DFK: Cognitive behavioral treatment groups for people with chronic depression in Hong Kong: a randomized wait-list control design. Depress Anxiety 25(2):142–148, 2008 17340612

Woody GE, McLellan AT, Luborsky L, et al: Severity of psychiatric symptoms as a predictor of benefits from psychotherapy: the Veterans Administration–Penn study. Am J Psychiatry 141(10):1172–1177, 1984 6486249

Wright JH, Turkington D, Kingdon DG, Basco MR: Cognitive-Behavior Therapy for Severe Mental Illness: An Illustrated Guide. Washington, DC, American Psychiatric Publishing, 2009

Wright JH, Sudak DM, Turkington D, Thase ME: High-Yield Cognitive-Behavior Therapy for Brief Sessions: An Illustrated Guide. Washington, DC, American Psychiatric Publishing, 2010

Young JE, Klosko JS, Weishaar ME: Schema Therapy: A Practitioner's Guide. New York, Guilford, 2003

第11章　培养认知行为治疗的胜任力[①]

　　本章内容主要涉及心理治疗中的核心能力,如果你已经通过本书完成了认知行为治疗(CBT)的基本课程,并且通过书中习题不断练习治疗技术,你可能已经在成为有胜任力的认知行为治疗师的路上迈出了重要的一步。然而,你可能需要更多的培训和经历来帮助你掌握这些方法(Rakovshik and McManus 2010)。我们之所以建议你需要努力获得认知行为治疗的各项能力,有三点考虑:第一,你可能会有更好的治疗效果(Rakovshik and McManus 2010;Strunk et al. 2010;Westbrook et al. 2008)。第二,治疗师的知识和专业技能对患者非常重要。除了出色的倾听技巧、恰当的共情和其他的一般治疗方法,你的能力也能给你的患者带来很大的影响。第三,如果你对认知行为疗法更熟练并且能够为患者提供更多的帮助,在日常工作中可能会有更大的满足感。在这一章中,我们详细介绍了胜任力指南,概述了测量你在学习认知行为方面的进展的方法,提供了帮助你成为治疗师的方法,以及关于如何避免治疗师疲劳和职业倦怠的建议。

认知行为治疗的核心胜任力

　　美国精神科住院医师培训主任协会(American Association of Directors of Psychiatric Residency Training,AADPRT;www. aadprt. org)强调了在心理治疗中获得能力的重要性,并发布了评估 CBT 学员知识、技能和态度的指南。AADPRT 的精神病住院医师胜任力标准(Sudak et al. 2001)总结在表 11-1。因为这些标准相当广泛,它们对来自不同学科的 CBT 教育工作者和学员都有帮助。

　　AADPRT 能力标准的主要价值体现在学习认知行为治疗过程中需要借助于具体的目标。如果你想了解自己在学习 CBT 的道路上处于什么阶段,那么建议你做以下习题。

---

　　① 本章中提到的一些工具详见附录 1"工作表与清单",也可以在美国精神病学协会出版社网站 https://www.appi.org/wright 获取英文版。

【习题 11-1】认知行为治疗胜任力的自我评估

1. 评估清单 11-1 中的每一项。

2. 评估你的知识、技能和对 CBT 的态度，给你自己一个优秀(E)、满意(S)或不满意(U)的评定。自我评估的标准不应该以大师级治疗师的水平为基准，而应该基于已经完成住院实习课程、研究生培训项目，或者其他集中的 CBT 课程的临床工作者水平。

3. 如果你在知识、技能或其他任何条目的态度上存在不满意，那就制订一个提升自己能力的计划。这些计划包括重新阅读这本书的部分内容、复习课堂笔记、接受更多督导、学习其他材料。

表 11-1 认知行为治疗的胜任标准

知识	技能	态度
临床工作者显示出理解：	**临床工作者能：**	**临床工作者可以是：**
＿＿ 1. 认知行为模型	＿＿ 1. 采用 CBT 模型对患者进行评估和概念化	＿＿ 1. 共情，尊重，不评判，保持合作性
＿＿ 2. 自动思维、认知错误、图式和行为规则的概念	＿＿ 2. 建立并维持一个协作性的治疗关系	＿＿ 2. 保持对社会文化、经济和教育问题的敏感性
＿＿ 3. 常见疾病的认知行为个案概念化	＿＿ 3. 向患者介绍 CBT 模型	＿＿ 3. 保持对回顾录音或录像或者直接观察治疗的开放性
＿＿ 4. 认知行为治疗的适应证	＿＿ 4. 向患者进行图式教育，并帮助他/她们理解自己这些信念形成的原因	
＿＿ 5. 治疗结构、合作以及问题解决的原理	＿＿ 5. 结构化治疗，包括设置议程、回顾和布置家庭作业，处理关键问题、应用反馈	
＿＿ 6. 心理教育的基本原则	＿＿ 6. 应用活动计划和逐级任务分配	
＿＿ 7. 行为技术的基本原则	＿＿ 7. 应用放松训练和逐级暴露技术	
＿＿ 8. 认知技术的基本原则，如矫正自动思维和图式	＿＿ 8. 应用思维记录技术	
＿＿ 9. 继续教育在 CBT 中的重要性	＿＿ 9. 应用复发预防技术	
	＿＿ 10. 识别他/她自己在治疗中诱发的想法和感受	
	＿＿ 11. 完成 CBT 的个案概念化	
	＿＿ 12. 必要时寻求合适的会诊	

摘自 Sudak DM, Wright JH, Beck JS, et al: "AADPRT Cognitive Behavioral Therapy Competencies." Farmington, CT, American Association of Directors of Psychiatric Residency Training, 2001。

成为一名合格的认知行为治疗师

　　大多数经验丰富的 CBT 教育者认为胜任力的培养需要 CBT 相关的学习经验(Sudak et al. 2003,2009)。对于研究生、住院医师或其他在培的临床工作者来说,这些经验通常包括:①基础课程(认知疗法学院推荐至少 40 小时的课程);②指定的阅读材料(至少是关于 CBT 理论和方法的核心教材,比如本教材,以及其他针对具体主题的相关读物);③书面案例解析;④实验性角色扮演来练习使用 CBT 技能;⑤个案督导(个人或团体形式,或两者都有);⑥被有经验的认知行为治疗师用来评估和评价的视频或音频会话记录;⑦进行认知行为治疗的实践(治疗 10 例以上不同诊断的病例,包括抑郁症和不同类型的焦虑障碍)。

　　一些临床工作者认为他们需要额外的学习才能熟练掌握 CBT。最严格、最完善的临床实践训练项目是由宾夕法尼亚州费城的 Beck 研究所提供的课程(www.beckinstitute.org),该项目针对现场和所外的学员都设置了奖学金。在这些项目中,除了个别案例咨询外,临床工作者通常还会接受大量的教学指导。

　　组织或机构安排的标准化的教育项目是培训临床工作者的另一种方法。例如,我们中的一个成员(J. H. W.)在一个大型社区精神卫生中心为治疗师设置了一年期的课程。参加该项目的临床工作者都没有进行过任何实质性的 CBT 治疗。作为该项目的一部分,四名资深治疗师在贝克研究所获得了所外奖学金,然后成为了作者的助手,为 40 多名临床工作者进行培训。这次培训的开始阶段是由本书作者和 Beck 研究所 Judith Beck 博士主持的一个 8 小时的研讨会。此后,作者每周进行 1 次课堂教学,Beck 研究所的所外奖学金学员进行每周四次的强化学习工作坊和每周一次的督导。在今年的训练结束时,这些所外人员可以通过提供连续的病例督导来继续接受该机构的其他治疗师的培训。尽管需要大量的资源来实施这一培训项目,但它成功地在 CBT 方面培训了大量临床工作者。

　　其他的临床工作者通过参加大型科学会议的研讨会、观看大师治疗师的视频、参加旨在教授 CBT 课程的静修或训练营等活动(如 Christine Padesky 博士和其同事举办的训练营和其他培训课程,www.padesky.com)从而获得 CBT 的基本能力,并得到个别督导(见附录 2"认知行为治疗资源")。认知治疗学院(Academy of Cognitive Therapy,ACT)是 CBT 的一个认证机构,其网站上列出了各种教育机会,并提供了一个认证认知行为治疗师名单,他们可以提供督导或其他培训咨询（www. academyofct. org）。

评估你的进展

评估临床工作者的技能并提供建设性的反馈是认知行为治疗一项历史悠久的传统。在学习 CBT 时，关键是要仔细评估和识别需要改进的具体技能，以及制订具体的学习目标来评估学习进展。有一些评定量表、清单和测验可以用于进展的评估（Sudak et al. 2003）。在这里，我们介绍了四种工具，它们可能有助于评估你在学习认知行为方面的进展。

认知治疗量表

用于对 CBT 的熟练程度提供反馈的主要措施是认知治疗量表（Cognitive Therapy Scale，CTS；见本章附录），由 Young 和 Beck 在 1980 年开发（Vallis et al. 1986）。CTS 包含 11 个项目（如：议程设置和结构，合作性，节奏和时间利用率，引导发现，聚焦于关键的认知和行为，应用 CBT 技巧的能力，家庭作业），这些都被用来评价治疗师在认知行为治疗上的表现。在 CTS 的每一项上，最多可获得 6 分，因此最高得分为 66 分。在认知行为治疗中，通常总体获得 40 分就已非常可喜。ACT 要求申请认知行为治疗资质的候选人提供访谈录像带进行 CTS 评定，评分至少要达到 40 分，此外在认知行为治疗有效性的调查研究中，通常要求参加研究的治疗师的认知治疗量表评分达到 40 分（Wright et al. 2005）。

CTS 可以帮助了解你的优点和缺点，并激励你获得进步。下面这个习题要求你用 CTS 评定你的某次治疗，并和同事或督导师共同讨论。

【习题 11-2】认知治疗量表使用

1. 记录你的某次治疗录像或录音。该治疗会谈最好是和真实的患者一起进行，但是你也可以通过角色扮演会话来进行本次练习。

2. 使用 CTS 对本次会谈进行自我评定，也可以要求督导师或同事对会谈进行评估。

3. 与你的督导师或同事讨论评定过程。

4. 识别你在治疗会谈中的优势。

5. 如果你或你的同事、督导师发现了还可以改进的地方，那么列出你考虑采用的其他治疗方法。

6. 定期对视频或音频录像进行评分，直到你在该量表的评分达到 40 分或更高。

认知解析评定量表

ACT 已经制定了案例解析书写的具体指南,以达到认知行为治疗资质评定的标准。有关案例解析及制订治疗计划的详细说明见认知治疗学院网站(http://www.academyofct.org)。该网站还提供了书面案例解析的示例。许多 CBT 的培训课程采用了 ACT 指南和评分系统,并要求学员完成一个或多个书面案例解析。

我们在第 3 章"评估与案例解析"中所介绍的案例解析系统,就是直接基于 ACT 的指南。因此,你应该已经了解了形成个案概念化的基础知识。个案概念化的每个组成部分都是按 0~2(0=无,1=有但不充分,2=有且充分)的尺度来进行评定。认知解析评定量表主要对三个常见的方面进行评分:①病史(2 个条目),②案例解析(5 个条目),③治疗计划和治疗过程(5 个条目)。ACT 通过的得分标准是 24 分中达到 20 分。该评分标准参见 ACT 网站。

我们发现完整写出个案概念化病例是学习 CBT 最有价值的训练之一。如果你花时间仔细地考虑一下案例解析的过程,获得督导师或其他有经验的认知行为治疗师的反馈,你就可以积累相当多的治疗经验和技巧。尽管写个案概念化病例需要付出努力,但也会让你受益颇多。

【习题 11-3】实例解析的应用

1. 从 ACT 网站(www.academyofct.org)下载个案概念化的说明。另外,回顾网站上提供的书面案例解析和评分标准的示例。

2. 使用个案概念化工作表来安排你的主要观察内容和计划。然后根据指南写一份完整的个案概念化病例。

3. 使用 ACT 评分标准来对你书面案例记录的个案概念化进行自我评定。

4. 请一位督导师或有经验的认知行为治疗师为你的个案概念化进行评分,共同讨论你对该案例的理解和治疗这个案例的想法。

认知治疗觉察量表

认知治疗觉察量表(Cognitive Therapy Awareness Scale,CTAS)最初是用来评估正在接受认知行为治疗的患者对认知行为治疗原理的知识(Wright et al.2002),但随后被用于评估学员在接受培训前后作为对基本概念和术语的知晓情况。CTAS 并不是对 CBT 知识的全面衡量,但它可以用来衡量学习关键理论和方法的进展。这个量表包含了 40 个涉及自动思维、认知错误、图式、思维记录、活动安排和识别认知歪曲的问题。

在 CTAS 的 40 个问题中，每回答正确一个评 1 分。因此如果参加测试的人没有认知行为治疗的知识大约能够得到 20 分的评分。该量表的满分是 40 分。对患者人群中进行 CTAS 的研究显示，在 CBT 治疗后，患者在该量表的得分显著增加（Wright et al. 2002，2005）。例如，在对 96 名接受计算机辅助 CBT 治疗的抑郁或焦虑障碍患者的调查中，CTAS 平均分数从治疗前的 24.2 分提高到 32.5 分（Wright et al. 2002）。对受训学员的 CTAS 的研究也显示学员对 CBT 知识的知晓也表现出显著的积极变化（Fujisawa et al. 2011；Macrodimitris et al. 2010，2011；Reilly and McDanel 2005）。我们对精神科住院医师使用这种量表的经验表明，在认知行为治疗的基础课程之前，CTAS 的均分一般在 25~30 分，在完成课程作业、阅读相关知识和接受其他教育之后 CTAS 的得分会大幅增加。CTAS 由 Wright 等人于 2002 年发表。

认知行为治疗督导清单

如果你正在接受或开展 CBT 的督导，你可能会对认知行为治疗督导清单的使用感兴趣，这个清单是由 AADPRT 能力标准工作组的几位成员制订的（Sudak et al. 2001）。清单分为两部分：①在每次治疗中应表现出的能力（例如"保持合作经验性治疗联盟""展示运用引导发现的能力""有效地设置议程和会谈结构"）；②在治疗或治疗过程中可能表现出的能力（例如"基于 CBT 案例解析设定治疗目标和治疗计划""给患者进行 CBT 模型和/或治疗干预的教育""应用活动或愉快事件计划表"）。认知行为治疗督导清单见附录 1"工作表与清单"。

认知行为治疗的继续实践和培训

为了保持你的认知行为治疗的技能水平，定期练习认知行为治疗并利用研究生教育的机会非常重要。另外，如果你想提升治疗技能的深度和广度，你需要尝试各种深造的机会。我们在培训和督导临床认知行为治疗师的经验表明，如果不经常使用 CBT 和接受正在开展的教育项目，就容易技艺生疏，而不断的学习才能熟能生巧。

在本章的开始部分，我们建议在学术会议上参加工作坊，观看标准认知行为治疗师的视频，参加学习性的度假营或训练营，都可以帮助你获得 CBT 相关的基本能力（见"成为一名合格的认知行为治疗师"）。这些学习经历同样在帮助治疗师维持 CBT 的技能和在新的专业领域方面进一步发展中发挥着重要的作用。例如,在全国和国际会议上通常会举办关于抑郁症、精神分裂症、进食障碍、创伤后应激障碍、慢性疼痛障碍、人格障碍以及其他疾病的课程或学习工作坊(如美国精神科协会、美国心理协会,以及行为和认知疗法协会等团体的年会;详见附录 2"认知行为治疗资源")。

CBT 相关读物也可以帮助你学习并应用新的方法。附录 2 中提供了一些可以扩展你的认知行为治疗知识的书籍。我们已经收录了一些经典的教材,如 A. T. Beck 和他的同事在抑郁症、焦虑障碍和人格障碍方面的研究,此外还涵盖了诸如婚姻问题和团体治疗、精神病治疗,以及高级 CBT 技术等主题的书籍。

另一种提高 CBT 熟练程度的方法是申请 ACT 的资格认证。ACT 的认证标准在本章的前面已经讨论论过,包括提交 CTS 评分的记录材料及遵循 ACT 指南撰写的书面案例解析(见"认知治疗量表"和习题 11-2)。为获得 ACT 的资格证书进行学习和准备提交材料的过程是磨砺认知行为治疗能力的机会。ACT 的认证成员还可以获得许多不错的继续教育机会,包括通过订阅相关信息获得 CBT 的最新进展(如电子邮件),以及参加优秀的临床工作者和研究人员的专题讲座。

作为认知行为治疗的专家,我们最后的建议是参加正在开展的学术会议或 CBT 督导小组。CBT 中心、教育机构和其他临床及研究机构通常会定期提供团体的学习机会。每周一次的小组督导可以对治疗录像进行回顾和评估、进行角色扮演示范以及帮助扩展治疗师在不同专病治疗中的 CBT 能力的学习模块(如难治性抑郁、人格障碍、慢性疼痛障碍)。尽管 CBT 的经验水平从新手到专家参差不齐,但所有参与者都有义务轮流为活动提供材料,为培训做出贡献。如果你周围没有类似的团体,你可以考虑组织一个团体。许多认知行为治疗师都对这样的督导小组给予很高的评价,因为它为学习提供了鼓舞人心的学术论坛。

治疗师的倦怠或耗竭

精力、专注、对良好治疗结果的期望、对难治性患者保持动力,以及许多其他治疗师应具备的能力,都可能因心理耗竭而功能削弱,这可能会损害治疗的效果。

不管治疗师的经验水平如何,他们都要面对心理耗竭的风险。当你对 CBT 有了新的认识并且对技能缺乏信心时,你会因那些没有取得进展的患者感到沮丧。这种暂时的倦怠感会让你想要放弃对患者的治疗，或者放弃做治疗师。如果你能在训练过程中坚持不懈，直到自己的技能得到提高并获得自信，那么这种暂时的倦怠感很可能会消散。然而，心理治疗对于全神贯注的要求可能会导致你周期性的疲倦。

在做心理治疗的时候，你可以采取很多办法来预防或抵抗精力枯竭。难题指导6给出了一些避免这个问题的办法，帮你保持热情，拥有一段很长的认知行为治疗师职业生涯。

难题指导6　避免职业倦怠

1. 你有没有照顾自己的基本需求？ 那些习惯于努力工作而忙忙碌碌的治疗师们会毫不留情地自我鞭策，以至于忽视了自己的日常需求。这个问题的征兆包括：把吃早餐的时间用来继续待在床上休息，过度安排治疗或者在两次会谈期间延误时间，导致治疗师在不同患者的治疗期间没法休息，以及将午餐时间也用来接待患者。要想成为一名治疗师，你必须在精神上敏锐、专注，而不是被竞争性的生理和心理压力分心。如果你想给你的患者最好的治疗，要先安排好工作日程，照顾好自己。

2. 你是否总是超负荷工作？ 在临床实践中，治疗师无法保持每天或每周都进行大量的工作而不造成过度疲劳。当你发现自己太累了，无法维持工作效率，感觉疲惫不堪，无法在下班后做任何事情，不想倾听家庭成员或朋友的烦恼和问题，或在下班后需要自我治疗，这提示你已经超出了自己的极限。当你不再享受工作的时候，这表示你已经超负荷工作了。找到你的极限，并制订每天的日程计划，防止自己工作过度超出极限。

3. 你是否在你辛勤的工作与生活的其他部分之间有一个合理的平衡？ 培养爱好或兴趣，并加入你的日程安排里。除了你的患者，你还有其他值得期待的事情。分一些时间去做其他你觉得有意义的事情。

4. 你有足够的时间来休息吗？ 改善你的睡眠习惯。找些能让你精力充沛的放松活动。安排一个悠长的周末或者一个远离工作的假期来休息，这样可以给你的心灵补充能量。当你不工作的时候，参加一些需要不同认知技能或者生理反应的活动。这种改变会让你的大脑中涉及共情-倾听和解决问题功能的部分得到休息，避免在这段时间内考虑工作。

5. 你需要督导吗？ 如果你认为你的倦怠集中在某个特定的患者身上，那就和你的督导师或同事谈谈你的工作。如果你正在经历反移情，可以在督导中讨论这个问题，并制订应对策略。也许你会发现某些疾病或症状很难处理，或者还没有掌握治疗它们的技能，例如某些临床工作者不喜欢有药物滥用问题或人格障碍的患者。如果你发现这种工作不愉快或感觉无趣，可以找一些专门研究这些领域的同事，把该类患者推荐给他们。

---

6. 学点新东西会有帮助吗? 疲倦或耗竭可能与重复做同样的事情有关。在认知行为治疗中有一种风险:针对特定疾病的方法会变得非常结构化和相似,导致你可能会对日复一日的常规治疗感到厌倦。如果是这样,你可以学点新的东西,比如参加培训班、读书,或者和其他的临床工作者讨论患者的治疗方法。只要你在认知行为概念模型的框架内,就会有大量的创造性的方法来运用这些技能。如:①采用一种新技术(例如:边缘型人格障碍的辩证行为治疗,抑郁症的正念认知治疗,精神病的认知重建;参见第 10 章"慢性、严重或复杂性精神障碍的治疗");②使用计算机程序进行 CBT(参见第 4 章"结构化与教育");③使用诸如白板或绘画材料等教学设备;④推荐自助阅读材料以鼓励患者将替代性的想法带到治疗中来。

总　　结

在本章节我们描述了几种有效评估认知行为治疗熟练程度的方法,并提出了扩展和构建专业知识的方法。不断努力发展使用该治疗方法的技能将会使你获益匪浅。坚持不懈地开展治疗,你将会获得丰硕的成果。除此之外,目前几乎所有的精神疾病都可以使用特定的 CBT 方法来治疗,研究这些方法可以帮助你提高你有效治疗不同疾病患者的能力。尽管在通往 CBT 的道路上,你可能会有耗竭的风险,但你可以采取很多方法来避免这一问题,并在你的工作中获得持久的满足和享受。我们希望认知行为治疗进一步的教育能让你在认知行为治疗范式及如何其改变患者生活的能力方面有更深入的理解。

（王鹏翀　译　李占江　校）

参 考 文 献

Fujisawa D, Nakagawa A, Kikuchi T, et al: Reliability and validity of the Japanese version of the Cognitive Therapy Awareness Scale: a scale to measure competencies in cognitive therapy. Psychiatry Clin Neurosci 65(1):64–69, 2011 21265937

Macrodimitris SD, Hamilton KE, Backs-Dermott BJ, et al: CBT basics: a group approach to teaching fundamental cognitive-behavioral skills. J Cogn Psychother 24(2):132–146, 2010

Macrodimitris S, Wershler J, Hatfield M, et al: Group cognitive-behavioral therapy for patients with epilepsy and comorbid depression and anxiety. Epilepsy Behav 20(1):83–88, 2011 21131237

Rakovshik SG, McManus F: Establishing evidence-based training in cognitive behavioral therapy: a review of current empirical findings and theoretical guidance. Clin Psychol Rev 30(5):496–516, 2010 20488599

Reilly CE, McDanel H: Cognitive therapy: a training model for advanced practice nurses. J Psychosoc Nurs Ment Health Serv 43(5):27–31, 2005 15960032

Strunk DR, Brotman MA, DeRubeis RJ, Hollon SD: Therapist competence in cognitive therapy for depression: predicting subsequent symptom change. J Consult Clin Psychol 78(3):429–437, 2010 20515218

Sudak DM: Training and cognitive behavioral therapy in psychiatry residence: an overview for educators. Behav Modif 33(1):124–137, 2009 18723836

Sudak DM, Wright JH, Bienenfeld D, et al: AADPRT Cognitive Behavioral Therapy Competencies. Farmington, CT, American Association of Directors of Psychiatric Residency Training, 2001

Sudak DM, Beck JS, Wright J: Cognitive behavioral therapy: a blueprint for attaining and assessing psychiatry resident competency. Acad Psychiatry 27(3):154–159, 2003 12969838

Vallis TM, Shaw BF, Dobson KS: The Cognitive Therapy Scale: psychometric properties. J Consult Clin Psychol 54(3):381–385, 1986 3722567

Westbrook D, Sedgwick-Taylor A, Bennett-Levy J, et al: A pilot evaluation of a brief CBT training course: impact on trainees' satisfaction, clinical kkills and patient outcomes. Behav Cogn Psychother 36:569–579, 2008

Wright JH, Wright AS, Salmon P, et al: Development and initial testing of a multimedia program for computer-assisted cognitive therapy. Am J Psychother 56(1):76–86, 2002 11977785

Wright JH, Wright AS, Albano AM, et al: Computer-assisted cognitive therapy for depression: maintaining efficacy while reducing therapist time. Am J Psychiatry 162(6):1158–1164, 2005 15930065

Young J, Beck AT: Cognitive Therapy Scale Rating Manual. Philadelphia, PA, Center for Cognitive Therapy, 1980

附录 11-A 认知治疗量表

治疗师：＿＿＿＿＿＿＿＿＿＿＿＿＿　患者：＿＿＿＿＿＿＿＿＿＿＿＿＿

治疗日期：＿＿＿＿＿＿＿＿＿　治疗次数编号：＿＿＿＿＿＿＿

指导语：按 0~6 级评分，并记录在每一条目的编号旁。本量表提供偶数计分的描述，如果你认为评分在两个描述之间，则选择两者之间的奇数(1,3,5)。

如果你要评估的治疗内容不适用有关条目的描述，则摒弃该条目不用，换用以下更通用的评定等级：

0	1	2	3	4	5	6
差	稍好	中等	满意	好	很好	非常好

第一部分 一般治疗技能

＿＿＿ 1. 议程

0　治疗师没有设置议程。

2　治疗师设置的议程不清晰或不完整。

4　治疗师与患者一起设置了彼此满意的议程，且其中包含有特定的目标问题(如工作中的焦虑、婚姻问题)。

6　治疗师与患者一起设置了适宜的、有特定目标问题的议程，有很好的时间安排，设立了优先解决的问题，并遵照议程进行工作。

＿＿＿ 2. 反馈

0　治疗师不会利用反馈信息来了解患者对治疗的理解或反应。

2　治疗师会利用患者的一些反馈信息，但不会去询问足够的信息以确保患者理解治疗师在治疗中的推理思路，或者确定患者是否对治疗满意。

4　治疗师能询问足够的问题以确保患者在整个治疗过程中理解治疗师的推理思路，并确定患者对治疗的反应。治疗师在恰当的时候根据患者的反馈来调整自己的举止行为。

6　治疗师在整个治疗过程中特别擅长注意语言和非语言反馈信息，并对此作出反应(如注意对治疗的反应、定期检查患者是否理解、在治疗结束时帮助总结重点)。

　　____ 3. **理解**

0　治疗师总是不能理解患者所清楚表述的内容,因而错过关键点。共情技巧差。

2　治疗师通常能对患者所清楚表述的内容有所反应,或者对其进行改述,但不能对进一步的敏感谈话作出反应。倾听和共情技巧有限。

4　治疗师总能对患者所清楚表述的内容及进一步的敏感交谈作出反应,因而总能抓住患者的"内在实质"。倾听和共情技巧良好。

6　治疗师完全能理解患者的"内在实质",并擅长利用这种理解对患者作出恰当的言语和非言语反应(如治疗师的语气传达了其对患者"信息"的感同身受的理解)。倾听和共情技巧出色。

　　____ 4. **人际效能**

0　治疗师人际交往技巧差。对患者表现为敌意的、命令性的或其他有害的方式。

2　治疗师的人际交往方式没有破坏性,但有明显的问题。有时,治疗师显露出没有必要的不耐烦、冷淡、不真诚,或者缺乏自信和能力。

4　治疗师展示出良好的热情、关心、自信、真诚和专业性。没有明显的人际交往问题。

6　治疗师展示出最佳程度的热情、关心、自信、真诚和专业性,对接受该次治疗的患者恰到好处。

　　____ 5. **合作**

0　治疗师并未尝试与患者建立合作关系。

2　治疗师尝试与患者建立合作关系,但在明确患者认为重要的问题,或者与患者建立关系方面有困难。

4　治疗师能与患者建立合作关系,能聚焦患者及治疗师均认为重要的问题,且能建立关系。

6　合作关系非常好,治疗师尽可能鼓励患者在治疗中采取积极的角色(如提供选择),作为一个团队来发挥功能。

　　____ 6. **治疗节奏与时间的有效利用**

0　治疗师完全没有考虑安排治疗时间,治疗没有目的性。

2　治疗有一些目的,但治疗师在安排时间或节奏上明显有问题(如安排时间太少、安排不灵活、节奏太慢或太快)。

4　治疗师能有效地合理利用时间。治疗师能恰当地控制讨论时间和治疗节奏。

6　治疗师能得体地限制次要的及非建设性的讨论,以有效地利用时间。治疗节奏的快慢刚好适合患者。

第二部分　概念化、策略和技术

＿＿＿7. 引导发现

0　治疗师的治疗主要是争辩、说服或"讲课"。治疗师对患者的方式是审问式的,使患者处于防御性位置,或是治疗师将自己的观点强加于患者。

2　治疗师过于依靠说服和争辩,而不是引导发现。然而治疗师的方式是支持性的,故患者并未感觉受到攻击或需要采取防御性方式。

4　治疗师在大多数情况下能通过引导发现(如检查证据、考虑可替代性选择、权衡利弊)而不是争辩来帮助患者找到新的看法。能够合理地利用提问。

6　治疗师在治疗中特别擅长利用引导发现来探索问题,并帮助患者得出自己的结论。在有技巧性的提问和其他干预方式之间能取得很好的平衡。

＿＿＿8. 聚焦关键的认知或行为

0　治疗师并未尝试去获得特定的想法、假设、映象、意义或行为。

2　治疗师能利用合适的技巧引出一些认知和行为,但是难以发现焦点,或将焦点放在与患者的关键问题无关的认知和行为上。

4　治疗师能聚焦于某些与患者目标问题有关的认知或行为,另外还能聚焦于更加重要的认知或行为,对取得进步能提供更多的希望。

6　治疗师对聚焦于问题最相关的主要想法、假设、行为等非常有技巧,并对于取得进展能提供相当大的希望。

＿＿＿9. 改变策略

(注意:本条目聚焦于治疗师改变策略的质量,而非采用策略的有效性或改变是否确实发生)

0　治疗师未选择认知行为技术。

2　治疗师选择了认知行为技术,但是整个改变策略看起来效果微弱,或在帮助患者上没有希望。

4　治疗师的改变策略总体是协调的,并显得相当有希望,且能与认知行为技术相融合。

6　治疗师遵循一贯的改变策略,并看起来非常有效,且能与最合适的认知行为技术相融合。

＿＿＿ 10. 认知行为技术的运用

（注意：本条目聚焦于技巧运用的熟练程度，而不是对目标问题的合适程度或改变是否确实发生）

0　治疗师未采用任何认知行为技术。

2　治疗师采用了认知行为技术，但在采用方法上存在明显缺点。

4　治疗师能较熟练运用认知行为技术。

6　治疗师能非常熟练而机智地运用认知行为技术。

＿＿＿ 11. 家庭作业

0　治疗师未尝试结合使用认知治疗有关的家庭作业。

2　治疗师结合使用了认知治疗有关的家庭作业，但存在明显问题（如：不回顾之前的家庭作业，不对家庭作业进行详细解释，布置的家庭作业不恰当）。

4　治疗师能回顾之前的家庭作业，并能布置与治疗相关的"标准"认知治疗家庭作业。但家庭作业解释不详细。

6　治疗师能回顾之前的家庭作业，并能仔细布置与下一周治疗有关的认知治疗家庭作业。布置的作业是按照患者的具体情况制订的，目的是帮助患者吸收治疗中所讨论的新观点，验证治疗中讨论的假设，对治疗中讨论的新行为进行实验等。

＿＿＿总分

（米　丝　译　李占江　校）

附录 1 工作表与清单①

———————————

　　① 附录 1 的完整版及高清版本可在美国精神病学协会出版社的官网下载:http://www.appi. ogr/wright.

　　② 经作者 Wright JH,Wright AS,Beck AT 同意,从 Good Days Ahead(2016)中选取并改编,版权由加拿大摩洛哥的 Empower Interactive 公司所有。保留所有权利。特许可读者为临床实践目的使用这些项目。

认知行为治疗案例解析工作表

患者姓名：		日期：
诊断/症状：		
成长过程中的影响因素：		
环境问题：		
生物学、遗传学和医学因素：		
优势/资源：		
治疗目标：		
事件 1	事件 2	事件 3
自动思维	自动思维	自动思维
情绪	情绪	情绪
行为	行为	行为
图式：		
工作假设：		
治疗计划：		

自动思维清单

说明:在过去的两周里,你曾经有过哪些负性自动思维? 请在以下符合条件的项目前打"√"。

____我应当在生活中做得更好。

____他/她不理解我。

____我让他/她失望了。

____我再也无法享受乐趣了。

____为什么我如此软弱?

____我总是把事情搞得一团糟。

____我的生活就这样了。

____我处理不好事情。

____我很失败。

____这会让我吃不消的。

____我没有将来。

____事情失控了。

____我想放弃了。

____一定有糟糕的事情要发生。

____我一定是有什么问题。

注:下载地址 http://www. appi. ogr/wright。

思维改变记录

情境	自动思维	情绪	合理反应	结果
a. 描述引起情绪的事件, 或 b. 引起情绪的一系列想法, 或 c. 生理感觉。	a. 写下情绪出现之前的自动思维。 b. 评估对自动思维的相信程度 (0 ~ 100%)。	a. 明确悲伤、焦虑、愤怒等。 b. 评估情绪的强度 (1 ~ 100%)。	a. 识别认知错误。 b. 写下对自动思维的合理反应。 c. 评估对合理反应的相信程度(0 ~ 100%)。	a. 明确并评估后续的情绪(0 ~ 100%)。 b. 描述行为的变化。

摘自 Beck AT, Rush AJ, Shaw BF, et al. : Cognitive Therapy of Depression. New York, Guilford, 1979, pp. 164-165. Reprinted with permission of Guildford Press. Avalilable at: http://www. appi. ogr/wright。

认知错误的定义

选择性提取(有时也称作"忽略证据"或"心理过滤器")

定义:仅根据一小部分信息就得出结论。为了证实自己对现实的偏见,而过滤或忽视显而易见的信息。

举例:一位低自尊的抑郁症男性患者没有收到老朋友的节日贺卡。他想:"我失去了我所有的朋友;不会再有人来关心我了。"他忽视了这些证据:他还收到了其他朋友的贺卡,他的老朋友在过去15年里一直给他寄贺卡,而这一年老朋友由于搬家和换工作非常地忙碌,另外他还和其他朋友都保持着非常好的关系。

主观推断

定义:在证据相互矛盾或缺乏证据的情况下得出结论。

举例:一位恐惧电梯的女性被问到如果她乘坐电梯,电梯坠落的概率有多大。她回答说概率是10%或者更高,电梯会坠到地上,她会受伤。许多人都试图说服她,实际发生灾难性电梯事故的概率是微乎其微的。

过度概括

定义:从一件或几件孤立的事情中得出结论,并且不合逻辑地把结论推广到更多的领域中去。

举例:一位抑郁的大学生在测验中得了 B。他为此感到不满。当他出现"我生活里充满了不合格;我什么事都做不对"的想法时,即发生了过度概括。

夸大和缩小

定义:夸大或缩小某一属性、事件或感觉的意义。

举例:一位惊恐障碍的女性在惊恐发作时开始感到头重脚轻。她想:"我会晕倒;我可能会心脏病发作或中风。"

个人化

定义:当仅有很少的理由或毫无理由时,便将外部事件和自身进行关联。为负性事件承担过度的责任或责备。

举例:经济一直在下滑,以前一直成功的企业现在甚至难以完成年度财务预算目标,公司正在考虑裁员。众多因素导致了预算危机,但是其中一位经理却想:"这是我的错;我早就该料到会有这样的事情发生,并且应该采取相应的措施;是我毁了公司。"

绝对化(又称全或无)思维

定义:在评价自己、个人体验,或者他人时,仅使用两极评价中的一种(例如:全好或全坏,完全失败或完全成功,一无是处或完美无缺)。

举例:Dan 是一位患有抑郁症的男性,他将自己和他的朋友 Ed 进行比较。Ed 看起来有美满的婚姻,孩子们都在学校表现很好。尽管 Ed 在家庭方面的确很幸福,但其实他的生活也远没有达到理想状态。Ed 在其他方面是有困扰的,比如工作不顺、经济拮据、身有疾患。当 Dan 跟自己说"Ed 什么都有了;我却什么也没有"的时候,他产生了绝对化思维。

自动思维证据检验工作表

说明：

1. 识别出一个负性的或有问题的自动思维。

2. 然后列出所有你能找到的支持该自动思维的证据（"支持证据"）或否定该自动思维的证据（"反对证据"）。

3. 在努力发现"支持证据"栏的认知歪曲之后，你可以把修改过的或替代性的想法列于页面底部。

自动思维：

支持自动思维的证据：	**反对自动思维的证据：**
1.	1.
2.	2.
3.	3.
4.	4.
5.	5.

认知错误：

可替代性想法：

注：下载地址 http://www.appi.ogr/wright。

周活动计划表

说明:写下你每一小时的活动,然后在 0~10 的等级范围内对掌控感(Mastery)或成就感的程度加以评定,并对愉悦感(Pleasure)或你所体验到的快乐的程度加以评定。评定为 0 分表示你没有任何掌控感或愉悦感;评定为10 分表示你所认为的最大程度的掌控感或愉悦感。

	星期日	星期一	星期二	星期三	星期四	星期五	星期六
8:00A. M.							
9:00A. M.							
10:00A. M.							
11:00A. M.							
12:00A. M.							
1:00P. M.							
2:00P. M.							
3:00P. M.							
4:00P. M.							
5:00P. M.							
6:00P. M.							
7:00P. M.							
8:00P. M.							
9:00P. M.							

注:下载地址 http://www. appi. ogr/wright。

图 式 问 卷

说明：此清单用于探索可能存在的思维规则。在你认为你有的每一个图式旁打"√"。

健康图式	非适应性图式
____不管发生什么事情，我总能够想办法应付。	____要获得别人的接纳，我必须完美无缺。
____如果在一件事情上我够努力，我就能掌握它。	____一旦我选择做一件事，就一定要成功。
____我是一位幸存者。	____我是愚蠢的。
____别人信任我。	____离开了男人(女人)，我什么都不是。
____我是一个坚实的人。	____我是个骗子。
____人们尊重我。	____永远不能示弱。
____他们能打倒我，但不能打垮我。	____我不可爱。
____我关心他人。	____一旦我犯了错误，我就会失去一切。
____如果我预先准备，我通常能做得更好。	____我和别人在一起时从来都不自在。
____我值得别人尊重。	____我无法完成任何事。
____我喜欢迎接挑战。	____不管我做什么，我都不会成功。
____没有多少事能吓住我。	____这世界对我来说太可怕了。
____我是有才智的。	____不能信任别人。
____我能把事情想清楚。	____我必须总能掌控局面。
____我是友好的。	____我没有吸引力。
____我能应对压力。	____永远不要表露出自己的情绪。
____问题越糟糕，我就越顽强。	____别人会利用我。
____我能够从错误中学习并成为一个更好的人。	____我很懒。
____我是一个好配偶(和/或好的父母、孩子、朋友、爱人)	____如果人们真的了解我，他们就不会喜欢我了。
____没有解决不了的问题。	____我必须总是讨好别人，才能被别人接纳。

注：下载地址 http://www.appi.ogr/wright。

图式证据检验工作表

说明：

1. 识别出你想要改变的一个负性的或非适应性的图式，并写在表格中。

2. 然后列出所有你能找到的支持该图式的证据或反对该图式的证据。

3. 从非适应性图式的证据中找出各种认知错误。

4. 最后，注明你对于改变这一图式有什么想法以及你将这些想法付诸行动的计划。

我要改变的图式：

支持这一图式的证据：	反对这一图式的证据：
1.	1.
2.	2.
3.	3.
4.	4.
5.	5.

认知错误：

现在我已经检查过证据，我对这一图式的相信程度为：

我对于修正这一图式的想法：

为了改变我的图式并使我的行为更健康，我将采取以下行为：

注：下载地址 http://www.appi.ogr/wright。

幸福日记:建立和维持幸福感

情境	体验及幸福感	强度(0~100)	干扰的想法和/或行为	观察者

注:下载地址 http://www. appi. ogr/wright。

安全计划工作表

第1步:警示信号
1. _____
2. _____
3. _____
第2步:内部应对策略——在不联系其他人的情况下,我能凭借自己的头脑做些什么来解决问题:
1. _____
2. _____
3. _____
第3步:能帮我分散注意的人和社交场合:
1. 姓名_____ 电话_____
2. 姓名_____ 电话_____
3. 姓名_____ 4. 地点_____
第4步:我能够寻求帮助的人:
1. 姓名_____ 电话_____
2. 姓名_____ 电话_____
3. 姓名_____ 电话_____
第5步:在危机时我能联系的专家或机构:
1. 临床工作者/机构名字_____ 电话_____
临床工作者的寻呼号码或紧急联系方式#_____
2. 临床工作者/机构名字_____ 电话_____
临床工作者的寻呼号码或紧急联系方式#_____
3. 当地急诊_____
急诊地址_____
急诊电话_____
4. 自杀预防生命热线电话:
5. 其他:_____
第6步:确保环境安全:
1. _____
2. _____
3. _____

续表

第 7 步:活下去的理由——对我来说最重要的事和值得我活下去的事有:

1. _____　2. _____

3. _____　4. _____

5. _____　6. _____

经授权使用(©2008,2012,2016 Barbara Stanley,Ph. D.,and Gregory K. Brown,Ph. D.)。
授权使用及其他资源:www. suicidesafetyplan. com.

注:下载地址 http://www. appi. ogr/wright。

认知行为治疗督导清单[a]

治疗师：_____

督导师：_____　日期：_____

指导语：本清单用于监督和评价认知行为治疗中的各项能力。A 部分所列出的项目是通常在每次治疗中都需要表现出来的能力。B 部分则包括在治疗的整个过程中可能会表现出的各项能力。本清单不适用于第一次治疗和最后一次治疗表现的评估。

A 部分：通常在每次治疗中都需要表现出来的能力

能力	优异	满意	需要提高	没有尝试或不适用
1. 保持合作经验主义治疗联盟				
2. 表达适当的共情、真诚				
3. 展示准确的理解				
4. 保持适当的专业性和边界性				
5. 引导和提供适当的反馈				
6. 演示认知行为治疗模型的知识				
7. 展示使用引导发现的能力				
8. 有效地设定议程及治疗结构				
9. 复习并布置有用的家庭作业				
10. 识别自动思维和/或信念（图式）				
11. 修正自动思维和/或信念（图式）				
12. 利用行为干预或问题解决策略帮助患者				
13. 灵活运用认知行为治疗方法以满足患者需求				

B 部分：可在一个或多个疗程中表现出来的能力

能力	优异	满意	需要提高	没有尝试或不适用
1. 在认知行为治疗解析的基础上设定目标和制订治疗计划				
2. 对患者进行有关认知行为治疗模型和/或治疗干预的教育				
3. 能运用思维记录或针对功能失调性认知的其他结构性方法				
4. 能运用活动或愉悦事件计划				
5. 能运用暴露及反应阻止或逐级任务分配				
6. 能运用放松和/或压力管理技术				
7. 能运用认知行为治疗的复发预防技术				
评论：				

ª作者：Donna Sudak, M. D. , Jesse H. Wright, M. D. , Ph. D. , David Bienenfeld, M. D. , and Judith Beck, Ph. D. , 2001

（米　丝　译　李占江　校）

注：下载地址 http://www. appi. ogr/wright。

附录 2　认知行为治疗资源

自 助 书 籍

Basco MR: Never Good Enough: How to Use Perfectionism to Your Advantage Without Letting It Ruin Your Life. New York, Free Press, 1999

Burns DD: Feeling Good: The New Mood Therapy, Revised. New York, Harper-Collins, 2008

Clark DA, Beck AT: The Anxiety and Worry Workbook: The Cognitive Behavioral Solution. New York, Guilford, 2012

Craske MG, Barlow DH: Mastery of Your Anxiety and Panic, 4th Edition. Oxford, UK, Oxford University Press, 2006

Foa EB, Wilson R: Stop Obsessing! How to Overcome Your Obsessions and Compulsions, Revised Edition. New York, Bantam, 2001

Greenberger D, Padesky CA: Mind Over Mood: Change How You Feel by Changing the Way You Think, 2nd Edition. New York, Guilford, 2015

Hayes SC, Smith S: Get Out of Your Mind and Into Your Life: The New Acceptance and Commitment Therapy (A New Harbinger Self-Help Workbook). Oakland, CA, New Harbinger Publications, 2005

Kabat-Zinn J: Full Catastrophe Living: Using the Wisdom of Your Body to Fight Stress, Pain, and Illness. New York, Hyperion, 1990

Kabat-Zinn J: Wherever You Go, There You Are: Mindfulness Meditation in Everyday Life. New York, Hyperion, 2005

Leahy RL: The Worry Cure: Seven Steps to Stop Worry From Stopping You. New York, Three Rivers Press, 2005

Linehan MM: DBT Skills Training Manual, 2nd Edition. New York, Guilford, 2015

Siegel RD: The Mindfulness Solution. New York, Guilford, 2010

Williams M, Teasdale JD, Segal ZV, Kabat-Zinn J: The Mindful Way Through Depression. New York, Touchstone, 2002

Wright JH, McCray LW: Breaking Free From Depression: Pathways to Wellness. New York, Guilford, 2012

计算机治疗程序

Beating the Blues: U Squared Interactive.
　　Available at: http://beatingthebluesus.com
FearFighter. CCBT Ltd. Available at: http://fearfighter.cbtprogram.com
Good Days Ahead. Empower Interactive.
　　Available at: http://empower-interactive.com
MoodGYM. Australian National University.
　　Available at: http://moodgym.anu.edu.au
Virtual reality programs by Rothbaum B et al. Decatur, GA, Virtually Better,
　　1996. Available at: http://virtuallybetter.com

网 络 资 源

Academy of Cognitive Therapy: www.academyofct.org
American Psychiatric Association: www.psychiatry.org
American Psychological Association: www.apa.org
Association for Behavioral and Cognitive Therapies: www.abct.org
Beck Institute: https://beckinstitute.org
Dialectical behavior therapy: www.linehaninstitute.org
Mindfulness-based cognitive therapy: http://mbct.com
Safety planning resources: www.suicidesafetyplan.com
University of Louisville Depression Center: https://louisville.edu/depression

认知行为治疗大师的视频

Aaron T. Beck, M.D.: Advances in Cognitive Therapy. DVD. Bala Cynwyd, PA,
　　Beck Institute for Cognitive Therapy and Research. Available at: https://
　　beckinstitute.org
Aaron T. Beck, M.D.: Cognitive Therapy of Depression: Interview #1 (Patient
　　With Hopelessness Problem). DVD. Bala Cynwyd, PA, Beck Institute for
　　Cognitive Therapy and Research. Available at: https://beckinstitute.org

Aaron T. Beck, M.D.: Demonstration of the Cognitive Therapy of Depression: Interview #1 (Patient With Family Problem). DVD. Bala Cynwyd, PA, Beck Institute for Cognitive Therapy and Research. Available at: https://beckinstitute.org

Judith S. Beck, Ph.D.: Brief Therapy Inside Out: Cognitive Therapy of Depression. DVD. Bala Cynwyd, PA, Beck Institute for Cognitive Therapy and Research. Available at: https://beckinstitute.org

David M. Clark, Ph.D.: Cognitive Therapy for Panic Disorder. Available at: www.apa.org.pubs/videos

Michelle G. Craske, Ph.D.: Treating Clients With Generalized Anxiety Disorder. Available at: www.apa.org.pubs/videos

Keith S. Dobson, Ph.D.: Cognitive-Behavioral Treatment Strategies. Available at: www.apa.org.pubs/videos

Arthur Freeman, Ed.D.: CBT for Personality Disorders. Available at: https://www.psychotherapy.net

Steven Hayes: Facing the Struggle. Available at: https://www.psychotherapy.net

Marsha Linehan, Ph.D.: Dialectical Behavior Therapy. Available at: https://www.psychotherapy.net

Donald Meichenbaum, Ph.D.: Mixed Anxiety and Depression: A Cognitive-Behavioral Approach. Available at: https://www.psychotherapy.net

Christine Padesky, Ph.D.: Cognitive Therapy for Panic Disorder. Huntington Beach, CA. Available at: http://store.padesky.com

Christine Padesky, Ph.D.: Constructing New Core Beliefs. Huntington Beach, CA. Available at: http://store.padesky.com

Christine Padesky, Ph.D.: Guided Discovery Using Socratic Dialogue. Huntington Beach, CA. Available at: http://store.padesky.com

Jacqueline Persons, Ph.D.: Cognitive-Behavior Therapy. Available at: www.apa.org.pubs/videos

Zindel V. Segal, Ph.D.: Mindfulness-Based Cognitive Therapy for Depression. Available at: www.apa.org.pubs/videos

Jeffrey E. Young, Ph.D.: Schema Therapy. Available at: www.apa.org.pubs/videos

认知行为治疗相关专业组织

Academy of Cognitive Therapy (www.academyofct.org)
Association for Behavioral and Cognitive Therapies (www.abct.org)
British Association for Behavioural and Cognitive Psychotherapies (www.babcp.com)
European Association for Behavioural and Cognitive Therapies (www.eabct.eu)
International Association for Cognitive Psychotherapy (www.the-iacp.com)

推 荐 读 物

Alford BA, Beck AT: The Integrative Power of Cognitive Therapy. New York, Guilford, 1997

Barlow DH, Cerney JA: Psychological Treatment of Panic. New York, Guilford, 1988

Basco MR, Rush AJ: Cognitive-Behavioral Therapy for Bipolar Disorder, 2nd Edition. New York, Guilford, 2005

Beck AT: Love Is Never Enough: How Couples Can Overcome Misunderstandings, Resolve Conflicts, and Solve Relationship Problems Through Cognitive Therapy. New York, Harper & Row, 1988

Beck AT, Rush AJ, Shaw BF, et al: Cognitive Therapy of Depression. New York, Guilford, 1979

Beck AT, Davis DD, Freeman A: Cognitive Therapy of Personality Disorders, 3rd Edition. New York, Guilford, 2015

Beck JS: Cognitive Therapy: Basics and Beyond, 2nd Edition. New York, Guilford, 2011

Brown GK, Wright JH, Thase ME, Beck AT: Cognitive therapy for suicide prevention, in The American Psychiatric Publishing Textbook of Suicide Assessment and Management, 2nd Edition. Edited by Simon RI, Hales RE. Washington, DC, American Psychiatric Publishing, 2012, pp 233–249

Clark DA, Beck AT: Cognitive Therapy of Anxiety Disorders: Science and Practice. New York, Guilford, 2010

Clark DA, Beck AT, Alford BA: Scientific Foundations of Cognitive Theory and Therapy of Depression. New York, Wiley, 1999

Dattilio FM: Cognitive-Behavioral Therapy With Couples and Families. New York, Guilford, 2010

Fava GA: Well-Being Therapy: Treatment Manual and Clinical Applications. Basel, Switzerland, Karger, 2016

Frankl VE: Man's Search for Meaning: An Introduction to Logotherapy, 4th Edition. Boston, MA, Beacon Press, 1992

Guidano VF, Liotti G: Cognitive Processes and Emotional Disorders: A Structural Approach to Psychotherapy. New York, Guilford, 1983

Hayes SC, Strosahl K, Wilson KG: Acceptance and Commitment Therapy: The Process and Practice of Mindful Change, 2nd Edition. New York, Guilford, 2012

Kingdon DG, Turkington D: Cognitive Therapy of Schizophrenia. New York, Guilford, 2005

Leahy RL (ed): Contemporary Cognitive Therapy: Theory, Research, and Practice. New York, Guilford, 2004

Linehan MM: Cognitive-Behavioral Treatment of Borderline Personality Disorder. New York, Guilford, 1993

Mahoney MJ, Freeman A (eds): Cognition and Psychotherapy. New York, Plenum, 1985

McCullough JP Jr: Skills Training Manual for Diagnosing and Treating Chronic Depression: Cognitive Behavioral Analysis System of Psychotherapy. New York, Guilford, 2001

Meichenbaum DB: Cognitive-Behavior Modification: An Integrative Approach. New York, Plenum, 1977

Persons JB: Cognitive Therapy in Practice: A Case Formulation Approach. New York, WW Norton, 1989

Safran JD, Segal ZV: Interpersonal Process in Cognitive Therapy. New York, Basic Books, 1990

Salkovskis PM (ed): Frontiers of Cognitive Therapy. New York, Guilford, 1996

Siegel RD: The Mindfulness Solution. New York, Guilford, 2010

Turk DC, Meichenbaum D, Genest M: Pain and Behavioral Medicine: A Cognitive-Behavioral Perspective. New York, Guilford, 1983

Wright JH, Thase ME, Beck AT, et al (eds): Cognitive Therapy With Inpatients: Developing a Cognitive Milieu. New York, Guilford, 1993

Wright JH, Turkington D, Kingdon DG, Basco MR: Cognitive-Behavior Therapy for Severe Mental Illness: An Illustrated Guide. Washington, DC, American Psychiatric Publishing, 2009

Wright JH, Sudak DM, Turkington D, Thase ME: High-Yield Cognitive-Behavior Therapy for Brief Sessions: An Illustrated Guide. Washington, DC, American Psychiatric Publishing, 2010

Young JE, Klosko JS, Weishaar ME: Schema Therapy: A Practitioner's Guide. New York, Guilford, 2003